Cognitive-Behavioral Therapy for Adult ADHD

成人のADHDに対する認知行動療法

ラッセル・ラムゼイ By J.Russell Ramsay and Anthony L.Rostain
アンソニー・ロスタイン 武田俊信・坂野雄二【監訳】 武田俊信・金澤潤一郎【訳】

金剛出版

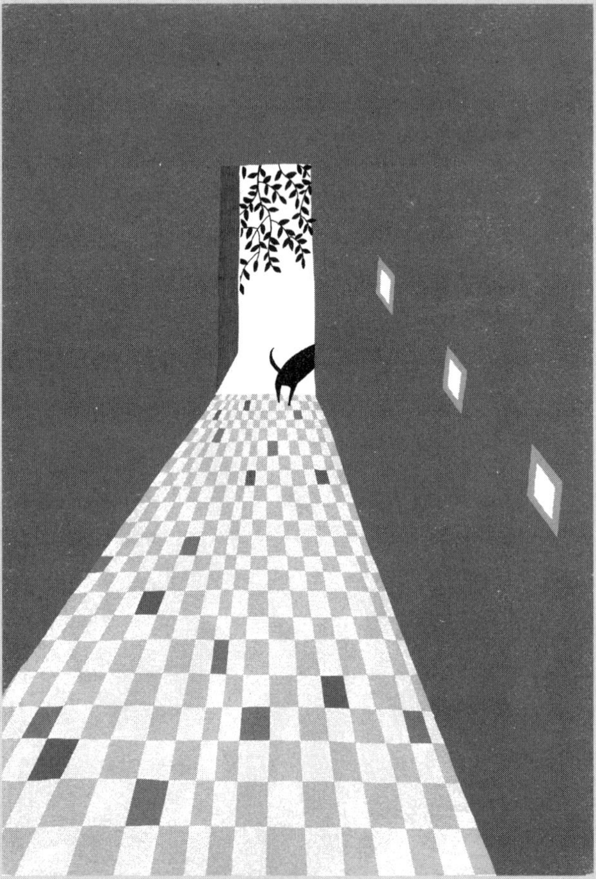

Cognitive-Behavioral
Therapy for Adult ADHD
An Integrative Psychosocial and
Medical Approach

J. Russell Ramsay
Anthony L. Rostain

Copyright ©Japanese translation rights arranged with Paterson Marsh Ltd.
through Japan UNI Agency, Inc., Tokyo.

序　文

「古典とは，人々が読みもしないで賞賛する本のことである」とはマーク＝トウェインの箴言ですが，注意欠如・多動性障害（ADHD）とよばれる精神医学的症候群にもこの言葉があてはまるかもしれません。ADHDという障害に対して，だれもが自分なりの意見をもっていますが，精神保健にたずさわる専門家でさえこの障害を深く理解しているものはほとんどいないからです。これには以下にあげるような3つの事柄が関係していると思われます。ひとつには，多彩な症状を示す複雑きわまりないADHDの特性，そして，ルールに従えないあるいは授業に集中できない子どもを障害として分類することへの賛否両論が古くからあったという歴史的な経緯，さらにはさまざまな専門領域の研究者や臨床家がこの障害の原因と治療に関して議論を戦わせているという現況です。

　ADHDを対象とする研究者や臨床家のあいだでは，この障害を遺伝的要因のつよい神経発達症候群ととらえるのが現在では一般的見解となっており，プランニング，洞察力，選択的注意とその持続，および自己統制に関連する脳部位の機能障害がその原因であるとされています。ADHDの中核症状は不注意，衝動性と多動であり，発達的観点からみてそれらが不相応なレベルにあるといえるかどうかが診断上のポイントです。これらの症状により，この障害を抱えるものは長期にわたって日常生活上の広汎な状況下で不適応を起こすこととなり，その結果として学校，家庭，職場といったさまざまな環境にうまく適応できない状態に生涯悩まされ続けることとなります。ADHDの症状の中には集中困難といった，うつ病や不安障害でもみられる，ADHDだけに特異的とはいえない症状も含まれていますが，ADHDの症状の全体としてのプロフィールには独自な障害としての妥当な根拠があり，他の精神医学的症候群ではうまく説明することができません。

　ADHDにまつわる混乱が生じる一要因として，この障害につきものの症状

である衝動性，不注意，多動は何らかの形でわれわれにもなじみが深いということがあげられます。車の鍵を置いた場所がわからなくなった，授業中に集中力が途切れてしまった，静かにしていなければいけない場面で過度にそわそわとした，思いつきで行動した後にこんな結果になるのはわかっていたのにと後悔した，といったことは誰でも経験していることでしょう。このようなありふれた体験をもとに人々は，ADHDという障害を治療の必要な神経発達症候群ととらえるかわりに，ADHDと診断されるような人はただ単に誰もが生きていれば経験するような困難を適切に対処することを学んでこなかっただけで「本人の気持ちのもちようでそんなものは乗り越えられる」という通俗的なイメージが作り上げられていくのです。

　ここでADHDから少しはなれて他の例をみてみましょう。多くの人は強い恐怖や不安をおぼえたときに，交感神経系が亢進して緊張感や動悸や発汗といった身体的な変化に気づくことでしょう。ただし，こういった感覚はしばらくするとおさまり，その後も多少は違和感が残るにしてもごくわずかです。この状態を精神医学的障害とは誰もがみなしません。このような状態は正常な不安反応であり，環境の変化への適応反応として機能しています。不安障害と診断されるような人も同じような不安や恐怖を感じますが，決定的に違うのは，その頻度，強度，持続時間，不安を惹起する状況の広汎さ，そしてその結果として専門家が介入しなければならなくなるほどまでに日常生活に支障をきたす，という点です。不安障害とは正常な生理的反応が異常といえるレベルにまで亢進したものであるという事実を認めることに加えて，環境要因の影響下で不安障害になりやすい遺伝的素因は人によってまちまちであるという説を多くの人は抵抗なく受け入れることでしょう。現行の薬物療法や心理社会的治療は不安症状に対処する上での妥当な方法とみなされ，また不安障害をもつ人は治療プランに従う責任を負わねばならず，このプランにはほとんどの場合，恐怖の対象に直面することが含まれます。不安障害をもつ人は多くの場合「意志の弱い人」とはみなされず，むしろ妥当性の確立された医学的状態に苦悶している人とみなされます。

　ADHDにも同じような構造を認めることができます。確かに，われわれのほとんどがADHD的な症状を多かれ少なかれ経験していますが，ADHDと

診断されるような人は正常から異常へと続く連続体の一端に位置し，自らの症状に対処しようと日常的にもがき続けているのです。これまでの科学的根拠の蓄積により，ADHDは不安障害と同じように独立した精神障害としての妥当性を確立しています。むしろ小児精神医学の分野でADHDはもっとも盛んに研究され，診断カテゴリーとして確立されているとすらいえるのです。プランニング，系統立て，ワーキング・メモリー，自己調節などのセルフ・コントロールに関わるとされる多くの重要な機能を管理し調整する脳部位の機能不全がADHDの症状に関連しています。これらの機能は集合的に『実行機能』として知られ，注意，衝動制御，感情コントロール，努力，記憶，動機づけなどの日常生活上の基盤となるような多くの精神機能にまで影響を及ぼします。

　イギリスの小児科医スティル卿が1902年に現在のADHDの概念に見合うような子どもたちについて記述してから100年あまりになります（巻末の参考文献中のスティル卿の講義の抜粋を参照のこと）。この間に，ADHDの児童を，育て方や未熟な性格といった原因に帰するよりも，重度ではあるが治療可能な神経行動学的障害ととらえる世間の認識が，徐々にではあれようやく形成されてきたようです。しかしながら比較的近年にいたるまでADHDは単なる発達の遅れとみなされ，思春期まで，遅くとも成人初期には症状は消失すると考えられてきました。そしてADHDの症状が成人期になっても残存しているケースは非常にまれであるとされてきたのです。

　成人期のADHDという概念はここ十年来，成人期のADHDのセルフヘルプ本がいくつか出版されベストセラーとなったのを契機として突然脚光を浴びたような様相を呈しています（セルフヘルプ本に関しては巻末の参考文献を参照のこと）。しかし実際のところ，この30年の間に研究者や臨床家のあいだでは，ADHDの症状は成人になっても完全に軽快することはないことが明らかになってきていました。1960年代にすら，児童のころから多動と衝動性の症状をもち続けてきた成人初期のケースに関する先駆的な研究もあったのです。児童のADHDでは多くの場合，年齢とともに多動の目につく症状（たとえば不適切な場面で席を離れるなど）はしばしば影をひそめていきますが，不注意や衝動性，さらには児童のころより続く内的に落ち着かない感覚は引き続き

残存するというのはその時代からすでに確立された見解です。

　ADHDを抱えていても，不注意や落ち着きのなさに関連した困難をすぐれた知能で補って児童期や青年期を乗り越えることができる人も多くいます。あるいは共感的な両親，好意的な教師や友人の援助に恵まれて乗り越える人もいます。しかしながら，高校になると適応へのハードルが次第に高くなっていき，ついには大学に進学あるいは就職した後に適応できなくなってしまうことも多いのです。一方で診断されないまま何とか大学を卒業して大学院や専門プログラムまで進む人，あるいは能力を発揮できるような適職を得る人もいます。しかしながら多くは，自分の潜在能力を出し切れず，学業，仕事，家庭生活上の何のことはない日常の些事が大きな困難として眼前にたちはだかることに不満を感じ続けています。児童・青年期に適切な診断・治療を受けなかったADHDの人の中には，学校をドロップアウトする，能力以下の仕事に甘んじる，アルコール・薬物依存に陥る，法を犯して逮捕されるなどの不幸な経過をたどる人が数えきれないほどいるのです。

　他の精神医学的障害と同じように，同じADHDでも症状の強度や障害の程度は，症状が比較的軽度で特定の問題を解消する短期の介入のみですむようなものから，慢性的で重度の症状に加えて気分，不安，アルコール・薬物依存の問題を抱えて生活上のさまざまな面に悪影響が出ているものまで幅広いです。ADHDは独立した診断カテゴリーではあるものの，このように成人期の患者への影響は広汎にわたりかつ多様であるのです。

　われわれが成人期のADHDに注目し，ペンシルバニア大学で成人期のADHDの治療・研究プログラムを1999年に立ち上げたきっかけは2つあります。1990年代半ばあたりからすぐれたADHDの成人に関する心理学の書物がちらほらみられるようになりました。それらは熟練した臨床家による臨床的に有用な書物である一方で実証的データに乏しいという印象は否めず，これらの患者に対するエビデンスにもとづいた治療を確立するためには科学的見地からの研究が将来的に必要になることをわれわれは予見していました。特に併存する障害と広汎な機能障害のためにほとんどのケースは複雑な様相を呈していることを考えるとこのことは自明なことでありました。さらには臨床家としての観点から，個々人のニーズと気質を考慮に入れたオーダーメ

イドの治療を施すことは困難であると同時に必要不可欠であることをわれわれは把握していたのです。以上より，われわれは実証的データに裏打ちされ，臨床的に有用な治療法を発展させることをプログラムの目標としました。

　本書はわれわれのグループによる成人期のADHDに対する統合治療アプローチの要約といえます。この本の中で，われわれ自身の研究結果や臨床経験に加えて成人期のADHDをより深く洞察することを目指した先行研究の結果や臨床的介入法，臨床的経験の中で培われた貴重な意見を紹介していきたいと思っています。成人期のADHDを対象とする臨床家や研究者による論文等の出版物，学会などの公式な場での発表，議論や書簡・メールを通じての意見のやりとり，われわれのプログラムへのフィードバック，そして本書が出来上がるまでのサポートに対してわれわれは感謝を捧げます。とはいうものの本書の記述に関する責任の一切はわれわれが負うつもりです。

　本書が多くの読者にとって有益なものとなることを願います。本書が成人期のADHDの構造化治療のガイドラインを求めている精神保健にかかわる専門家にとって理解しやすい資料となることを第一の目標としました。さらにわれわれは本書が精神保健にたずさわる臨床家がトレーニングを受ける過程で有益なものになってほしいと願います。卒業後あるいは医学生の間の臨床研修の期間に成人期のADHDの診断と治療に触れる機会はほとんどないので，本書を医学生，臨床研修の担当者やスーパーバイザーが臨床トレーニングの隙間を埋めるための資料として使用していただきたいです。最後に，本書が成人期のADHDの臨床研究に従事する専門家にとって有益となることを願います。成人期のADHDの科学的根拠に基づいた治療アプローチを本書で提示しようとわれわれは試みていますが，現行の治療を改良するためにはさらなる研究と，いうまでもなくADHDの神経心理学的機能と日常生活上の体験をより深く理解することが必要なのは明らかです。もしも少壮の研究者が本書を読んで，未だに実証されていない問いを立てて，その答えをみつけるべく研究に乗り出すようなことがあったら，われわれは自分たちの努力が報われたと感じることでしょう。

　本書の最初の章では，成人期のADHDの症状，頻度の高い併存障害，DSM-IVやICD-10といった操作的な診断基準には含まれないが日常生活上よくみられ

る問題，有病率，現在の科学的データとADHDの成因に関する理論について述べています。これらの情報は成人期のADHDの生活体験を理解し，患者に治療教育を提供する際に重要となることでしょう。さらに成人期のADHDの包括的な診断評価に必要な構成要素について概観してこの章を締めくくることとします。ADHDの症状を抱えながら，成人になるまで診断されずにきた人も多いでしょうから，正確に診断すること自体がすでに治療的介入の第一歩となります。というのもADHDであることが正確に診断されれば，当事者の中で劇的な視点の転換が生じるからです。具体的にいうと，これまで自分が苦闘してきた困難が自分の性格の弱さや愚かさに起因するのではなく，確立された神経生物学的障害が原因になっていると知ることで自責感から解放されるのです。さて正確な診断がなされた後は，どのようにして成人期のADHDの抱える困難さを軽減するのをサポートできるかということが焦点となります。

　第2章ではこれに呼応して成人期のADHDでよく用いられる治療戦略の記述が中心となります。最初に併存障害と薬物コンプライアンスに顧慮しつつ薬物療法をシステマティックに記述します。加えて，成人期のADHDを理解し治療していく上での認知行動療法（CBT）の枠組みについて簡単に述べます。最後に，薬物療法とCBTを併用した治療法の流れについて概観します。ここでは約6カ月にわたる20セッションのモデルの中で使用される特有な認知的，行動的，社会スキルに基礎を置く介入についても紹介しています。この治療期間の枠組みに適合する患者もいれば，これより少ないセッションで十分な患者，あるいはより以上のセッションが必要となる患者がいることは承知のうえです。あくまでこの枠組みは治療を開始する上で有用な目安であり，治療の過程で逐次，試行錯誤していくものなのです。

　第3章では第2章で紹介した薬物療法と心理社会的治療が科学的根拠に基づいているかどうかを検証し，現在までの研究成果の限界について検討しています。とりわけ成人期のADHDに対する心理社会的治療に関する研究は非常に少ないのが現状です。本書の出版の時点でわずかに9つの治療結果に関する論文があるだけであり，さらなる研究が必要です。成人期のADHDへの薬物療法はこれに対して比較的研究が進んでいるといえます。しかしながら，

成人期のADHDにつきものの高い併存障害率と複雑な薬物投与量の問題がこれらの研究の解釈を困難にしています。さらには、薬物療法が、診断の際に使用される症状群、つまり不注意、多動、衝動性、以外の点でどのような効果があるのかについての報告はほとんどありません。これは成人期のADHDの日常生活上の困難な面に対処する戦略を見出すという観点からすると問題といえるでしょう。注意の時間や集中力が改善したからといって必ずしも、課題をするのを締め切り直前まで先延ばしすることを繰り返す、といった日常生活上の機能面が改善するかどうかは定かではないからです。

　第4章では症例提示が中心となります。ここでは臨床の現場で出会う患者がしばしば直面している問題、患者評価の手順、統合治療アプローチが具体的にどのようになされるかについて記述します。例示されたケースではCBTセッションにおける会話の断片を挿入して、どのように前章で述べた介入を実行に移すのかをわかりやすく提示しました。同様に、薬物療法中にしばしば生じる問題にどう対処するかについても症例提示の中で触れています。

　第5章では成人期のADHDの治療経過で生じる治療に悪影響を与え得る要因について概観します。ここでは、ADHDの症状がどのような形で治療を継続していく上での妨げとなるか（たとえば、予約を忘れて診察にこない、ホームワークをきちんとやってこない）、医師の指示から逸脱した薬物の自己流の服用（必要な薬物量を使用しない、逆に指示された以上の薬物を服用するという両極の問題が生じうる）、アルコール・薬物依存を含む併存障害への対策、失敗することと拒絶されることに対する患者の過剰なまでの怖れにどう対処するか、治療に非現実的なまでの劇的な効果を期待する患者への対応、治療同盟をどのように保っていくか（治療者のよく陥る過ちも含む）などの話題について論じます。

　第6章と最終章では治療終結後の再発の予防と患者がいったん身につけた効果的な対処スキルを維持するのをどのようにサポートするかについて取り組んでいます。ここでは、CBTの最終目標は患者が治療者をもはや必要としなくなり自己治療ができるようになる状態であることを明らかにしています。対処スキルを治療者の援助なしに発揮でき、ADHDの症状が日常生活上の妨げとならないようにライフスタイルを変え、必要な時にはブースター・セッ

ションなどの援助を求めることができるようになればこの目標は達成されるでしょう。さらには薬物の長期間の使用中に生じてくるさまざまな問題をどのように扱うかについても触れています。

　巻末の付録では推薦に値するセルフヘルプ本やインターネットのサイトなどの患者が利用できるリソースを参考にしやすいように簡潔にまとめてあります。それに続く3つの表では，(1)成人期のADHDへの典型的なCBTセッションの骨子，(2) 20セッションにわたるCBT，(3)一般的に処方される薬物とその使用量および副作用，について概観します。

　ADHDはきわめて複雑な障害といえます。日常生活上の平凡な些事がADHDを抱える人にとっては乗り越えられない壁として目の前に立ちはだかっているように思われることがあり，その結果として多くの人が自分の潜在能力を発揮できていない，あるいは自分は人生の敗北者であると感じています。このような患者を臨床家がサポートしようとしても，ADHDという障害の幾重にも折り重なった複雑さを有する特性により，スタンダードな薬物療法的あるいは精神療法的アプローチを確立するのが困難となっています。成人期のADHDの治療にたずさわる臨床家が，患者の症状の理解を深め，より効果的な治療プランをたて，患者が最終目標に到達するのをサポートしていく過程で本書が有益であることを願います。その結果として本書が学生，指導者，臨床家，そしてこれが最も重要なのですがADHDを抱えつつ生活している成人への一助となることを願ってやみません。

謝　　辞

　著者らは多くの方たちに感謝します．彼らなしではこの本を完成することはできなかったことでしょう．まず筆頭に挙げますが，ペンシルバニア大学の成人期のADHDに対する治療・研究プログラムはFred Shvets，DavidおよびShirley Toomin夫妻，Jack Parkerの恩恵に浴しています．彼らは，よりよい治療法の開発とその知見を専門家や公衆に伝えるというプログラムの目的に対して惜しみない支援をしてくれました．

　とりわけ，DavidおよびShirley Toomin夫妻の信じがたいほどの寛大さと励ましに感謝の念を示します．著者らは2002年に夫妻に最初に会って以来，情を深めてきました．この本はToomin夫妻の構想の一つの集大成といえるでしょう．夫妻はADHDをもつ人たちの生活に明確な違いが生じるような再現性のある効果的な治療アプローチの開発および研究の援助を希望していました．著者らの成人期のADHDに対する統合的治療モデルの開発，効果の評価，普及に関する始まったばかりの取り組みへの夫妻の揺るがぬサポートがあったからこそ，本書の内容に結実した成人期のADHDへの治療法の開発と研究が可能となりました．残念ながらToomin氏は自分の献身の果実を見る前にこの世を去ってしまいました．しかし，そんな悲しみの中でToomin夫人は，夫妻の持ち前の寛大さと謙虚さから，夫に対する記念の寄付を募って著者らのプログラムを支援してくれました．本書の出版によりToomin氏の抱いた構想を具体化することで，著者らへの夫妻からの揺るぎない援助に対する負債の一部にでも報いられることができればいいのですが．

　ペンシルバニア大学医学部精神科の同僚たちとDr. Dwight L. Evans科長に感謝します．彼らは，ADHDをもつ患者の生活を改善する臨床的研究の探求を促すような環境を作ってくれました．長年にわたって成人期のADHDの治療と研究のプログラムに関わってくれた以下に挙げる多くの方々にも多大なる感謝の念を捧げます．研究コーディネーターのAndrea Fabricatore,

Jennifer Elliott, Lisa Mimmo, Stacey Garfield, Sarah Charlesworth, Marissa Fernandez, 研究アシスタントのLanre Dokun, Caitlin Howarth, 臨床研究担当のBrad Rosenfield, Hollie Levy-Mack, Meghan Leahy, Lofton Harris, Bruce Berg, 著者らと共同作業した専門家であるWilliam Culbertson, Paul Moberg, Roberta Waite, Amishi Jha, Edward Moss, John Listerud, 事務職員（真の意味で仕事を片付けてくれる人たち）のMichele Cepparulo, Tina Inforzato, Melissa Kahane, Rosellen Taraborelli。

Routledge/Taylor & Francis Groupにも感謝します。特にDana Blissは本書の執筆を持ちかけ，編集，印刷過程を通じて，著者らをサポートしてくれました。Practical Clinical Guidebooksはエビデンスに基づいた臨床的なサービスの提供をテーマにしている精神保健の専門家にとってとても重要なシリーズとなっており，著者らは本書を寄稿することを依頼されて光栄に思います。

最後になりますが，1999年にプログラムを開始して以来，著者らが支援させていただく幸運にあずかったADHDとともに生きる患者に謝意を表します。ADHDの影響と格闘し，最終的には乗り越えていく彼らのレジリエンスと尊厳を目の当たりにできたことを名誉に思います。

私（J. Russell Ramsay）は二人の先生に謝辞を捧げます。学部時代の恩師であるDr. Leonard I. Jacobsonと学位論文の主査であり大学院生のアドバイザーであったDr. Anita L. Greeneは共に研究および臨床において高い水準での専門的技術を維持する上でとても模範となる人物でした。この高い水準はニュージャージーのレッド・バンクにあったCPC Behavioral Healthcareでの博士号取得前のインターンの間にさらに強化されました。ペンシルバニア大学の認知療法センターの同僚たちとDr. Cory Newman所長は私が博士号取得後のフェローとして着任以来，特に近年は成人期のADHDにCBTを適応させようという試みに対して，私が専門家として成長していく上で揺るがぬサポートと励ましを与えてくれました。

1999年にDr. Tony Rostainから誘われなければ私は成人期のADHDの専門家になることはなかったでしょう。Dr. Rostainからは精神科の外来での一

般的な治療では効果が期待できないことが予想される成人期のADHDへの質の高い，エビデンスに基づく治療を提供できるようなプログラムを共同で開発しようという提案を受けました。このプロジェクトは私のキャリアの中心といえます。良き相談相手であり，協力者であり，友人であるTony Rostainとの関係は私の宝物の一つです。精神医学的障害を理解し治療する上で臨床心理士と精神科医が生物－心理－社会モデルで協力する際に，Rostainと私のこの共同作業と専門家としての相互的な尊敬が，良い見本となることをささやかながら希望します。

私は自分のキャリアに専念することがこれまで少なからずできていますが，これは私の職場以外の友人や家族のサポートのおかげです。特にJeff's Demosというサッカー・チームの何年間も交流が続いているチームメートたちにお礼を言いたいです。毎週のサッカーをする喜びに匹敵するのは，唯一試合後の仲間とのパーティーだけです。チームメートとの友情は私の人生の一つ一つの歩みを表しており，私の人生で最も古く，最も価値のあるものです。

祖母Harvena Felty，両親Mary Ann Ramsayおよび故J. Roger Ramsayと妹Jennifer Ramsayの長年にわたる愛情あふれるサポートがなければ教育上，職業上のゴールを追求することは不可能だったでしょう。

最大限の感謝を娘のAbbyとBrynnおよび愛妻Amyに捧げます。私は娘に対する誇りと愛情が大きすぎてうまく言葉で表現できません。彼女たちの父親であることでどれほど私が恵まれているか，彼女たちに知ってもらいたいぐらいです。最後になりますが，妻のAmyは，基本的には幸せには恵まれてはいたものの，時には苦労もあった私の成人してからの人生のすべてのステップを通して信頼できるパートナーであり続けてくれました。私は彼女がこんな私によく我慢してくれているな，と不思議に感じるほどです。彼女なしではこれからの人生を思い描くことすらままなりません，私は今もかつてのように彼女に夢中のままです。

私（Anthony L. Rostain）は，1980年代中期にフィラデルフィア小児病院でADHDをもつ患者の診察を始めた時に限りないサポートと励ましをくれた良き師である，故Dr. David Cornfield，故Dr. Robert Leopold，Dr. Alberto Serrano，

Dr. A. John Sargent にも感謝を捧げます。彼らとの知的な交わりと彼らからの専門家としてのアドバイスは私が真の意味での生物－心理－社会モデルに立脚する「発達志向型家族システム臨床家兼研究者」になるのを後押ししてくれました。また同僚である Dr. Tom Power, Dr. Susan Levy, Dr. Marianne Glanzmann, Dr. Larry Brown のフィラデルフィア小児病院で ADHD プログラムを立ち上げる際の協力に感謝します。彼らとともに ADHD をもつ児童や青年の世界を理解していきながら，彼らやその家族を支援する新しい方法を見つけていくのに費やした時間は私にとって得難い体験でした。フィラデルフィア児童相談所の同僚や友人にも少なからぬ感謝の念を捧げます。彼らはシステム体制をとって ADHD への新しい支援法を発展させることの重要さを理解しており，ひいては私の ADHD という障害の性質への見方を広げてくれました。ペンシルバニア大学精神科の上司や同僚である Dr. Peter Whybrow, Dr. Gary Gottlieb, Dr. James Stinnett, Dr. Trevor Price, Dr. Steve Arnold, Dr. Paul Moberg, Dr. Sydney Pulver, Dr. George Ruff に心からの感謝を捧げます。彼らは私が小児科および児童精神科から成人の精神科の世界に転科するのを容易にしてくれました。彼らの援助で成人期の ADHD の治療プログラムを作るという構想が現実のものとなりました。

　成人期の ADHD に対する私の営為の発展において最も重要なのは，最も親しい同僚であるパートナー，そして共謀者である Dr. J. Russell Ramsay との関係です。この 8 年間の共同作業の間にどれほど二人のチームワークが自然に形成されていったか，どれほど成人期の ADHD の治療アプローチの開発がエキサイティングだったかを書き表すのは難しいほどです。Russ Ramsay は信じられないほど才能ある治療者，かつ勤勉な研究者，そして驚くほど知的な思想家であり，また私の知る限りで最も面白い人間です。彼の行動力，熱心さ，慎み深さ，気立ての良さ，前向きさのため，彼と一緒に働きそして世界中を旅するのは充実感に溢れ，愉快なものです。本書は，著者らの二人の専門家同士の友情の最初の頂点を示しているといえましょう。私はこの関係が今後も長続きしそして創造的なものであってほしいと願います。

　言うまでもないことですが，強力な社会的サポートがなければ，このように骨が折れ，時間もかかる精神障害をもつ患者の治療に進んであたろうとは

しなかったでしょう。その意味で私はこれ以上は求められないような非常に素晴らしい家族や友達に恵まれる幸運に浴していました。私は両親JacquesとGita，および継父のSolときょうだいのCarine, Tanina, Alain Rostain, Laura Engel, David Blancoの愛情とサポートに感謝を捧げます。また友人たち，特にMatt Alexander, Mike Felsen, Louis Freedberg, Steve Hecker, Rob Hoffnung, Red Schiller, Don Schwarz, Michael Silverに感謝します。彼らとの交流のおかげで人生の浮き沈みを乗り越えることができました。

　私は妻であるMichele Goldfarbの信じ難いほどの愛情とサポートにも感謝します。彼女はここ10年，私の最も身近な友人であり，ひらめきの源泉であり続けました。彼女の寛大さと愛情あふれる思いやりは，過去10年間のジェットコースターのような浮沈の間も変わらず揺るぎないものでした。最後になりますが，娘のIsabelleとJulianと継子であるSamとGenに特別な感謝を捧げます。娘たちの愛情は私の人生に特別な意味合いと計り知れないほどの喜びを与えてくれます。SamとGenは私を彼らの人生の重要な一部として受け入れてくれました。子どもたちには言葉では言い表せないほど感謝しています。私の常軌を逸した仕事のスケジュールと対人援助においてベストを尽くしたいという情熱を理解してくれた家族全員に感謝します。I love you all so much!

日本語版への序文

　Cognitive Behavioral Therapy for Adult ADHD : An integrative Psychosocial and Medical Approach の原版が出版されて以来2, 3年になりますが，ここのところ成人期のADHDに対する心理社会的治療の研究および臨床への適用に対する関心が高まっています。認知行動療法（CBT）的なアプローチを主体とする心理社会的治療が成人期のADHDへの効果的な付加的治療であることを示す研究結果のエビデンスが今もなお蓄積され続けています。さらには，これまでの成人期のADHDへの治療プログラムではCBT的治療アプローチの面で若干の相違はあるものの，提案されている介入法や対処方略には共通点が多く見られます。

　また，ここ2, 3年の変化として，成人期のADHDの症状が日常生活に影響することが判明し，その詳細の解明が進んでいます。端的にいうと，ADHDの症状は成人の生活のすべての面に影響を与えます。薬物療法はADHDの中核症状の改善にとても効果的ですが，症状の軽減が必ずしも日常生活上の機能とウェルビーイングの改善に反映されるとは限らないのです。

　成人期のADHDへのCBTはこの日常生活上の機能とウェルビーイングの側面で最も効果的なのです。本書で論じた方略は日常生活上の成人の機能のさまざまな面をターゲットにしており，ADHDをもつ成人が効果的なコーピング方略を持続的に行えるように援助することに焦点を当てています。これらの対処方略は時間管理，系統立て，プランニング，問題解決，衝動制御，動機づけ，感情コントロールなどの面へのADHDによる実行機能への悪影響を抑えることを目指しています。ADHDをもつ成人がこれらのスキルを実行に移すのを促す介入は基本的に行動面のものです。しかし，認知面での介入も欠かせない要素であり，行動上の対処スキルの遂行を阻害する無力感，悲観的思考，感情コントロールの問題を同定することでADHDをもつ成人がADHDの生活上への影響を理解し，変化へのプランを練り上げ，そのプラン

を実行に移すのを援助することができます。このような認知的な介入は，治療者と患者が協働的な治療同盟を確立するのに一役買うことでしょう。ひいては，度重なる治療上の後退に対し我慢強く接し，建設的な変化を成し遂げるというゴールに再焦点化することにもつながるでしょう。

　本書の翻訳によって，ADHD をもつ成人に関わっている日本の臨床家に本書が広く読まれるようになることを期待します。また本書を読んだ ADHD をもつ当事者が ADHD の症状が日常生活に与える影響の理解を深め，ウェルビーイングの向上につながる治療を求められるような有益な情報を見出せることを望みます。最後になりますが本書が専門家としての仲間であり尊敬すべき ADHD の研究者である武田俊信先生の監修により翻訳されたことは光栄の至りです。われわれは彼の尽力に感謝を捧げます。

J. Russell Ramsay, Ph.D.
Philadelphia, PA
April, 2011

目　次

序　文 ··· iii
謝　辞 ··· xi
日本語版への序文 ··· xvi

第1章　成人期のADHD
その診断，症状，病因，評価 ·· 3

第2章　治療モデル
成人期のADHDに対する認知行動療法と薬物療法 ································· 51

第3章　成人期のADHDに対する認知行動療法と薬物療法の研究の概要 ·· 107

第4章　事例検討 ··· 129

第5章　治療を困難にする要因 ··· 179

第6章　治療の継続とフォローアップ ··· 215

付録1　成人期のADHDに関する情報を得るためのリソース ··············· 229
付録2　典型的な成人期のADHDに対するCBTセッションの構成 ········ 231
付録3　20回コースの成人期のADHDに対するCBTの概要 ·················· 232
付録4　成人期のADHDの治療でよく使用される薬物 ·························· 234
参考文献 ··· 237

監訳者あとがき ··· 254

成人のADHDに対する認知行動療法

025# 第1章
成人期のADHD
その診断，症状，病因，評価

メアリーはひどくあわてふためいてクリニックの受付に現れました。一カ月待ってやっと今日は初診だというのに30分も予約の時間に遅れています。とくに今回は初診なので予約の時間に十分余裕をもって家を出るはずだったのですが，出かける予定の一時間前にクリニックから届いた郵便物を開けてみようと思い立ったことから計画がくるってしまったのです。その封筒はもう数週間前には届いており，クリニックの受付係が診察時に必ず持ってくるように，と予約をとった際に言っていたのをメアリーは覚えていました。メアリーは昨日になってようやくその封筒のことを想い出して一時間ほどかかってやっと封筒を見つけ出しましたが，部屋の中で封筒を探し回っている間にイライラしてきてクリニックに電話してファックスで封筒の中身を送ってもらおうとしたほどでした。診察に備えて送られてきた資料を読んでおこうと思い立って封筒を探したのですが，その中には診察までに記入して持っていかねばならない質問紙が多数入っていることに気がつき，メアリーは愕然としました。提出すべき質問紙に回答しなければ予約を取り直さなければならないのではないかという不安が押し寄せてくるのを感じつつ，同時にこんなに大量の質問紙を送りつけてきた医師と今になって思えば明らかに重要な書類が入っていそうな茶封筒を今の今まで開けなかった自分自身に対して，メアリーは腹を立てはじめました。短時間で質問紙に回答しましたが，これから診察があるというのにシャワーもあびていないし着替えもしていないことに気づき，メアリーは部屋の中を右往左往しながら身支度し，大急ぎで家を出ました。

　メアリーはクリニックに最も早く着けるルートを考えながら制限速度を優に超えて車を飛ばし，取り乱していたため気づかずに家の近くの信号を無視してしまったほどでした。そして予期せぬ渋滞に巻き込まれ，さらにはクリニックの近くになかなか駐車スペースを探せずに，ますます緊張が高まりました。やっとのことでクリニックにたどり着き，受付で自分の名前を告げたときにはもう混乱の極みに達していましたが，受付から予約が入っていないと聞かされた時にはさらに気が動転して「私は大へまをしでかして違う日に来てしまった」という考えが頭の中を駆け巡りました。受付が内線電話で医師と話をしている間にメアリーの目は涙で溢れんばかりとなりました。メアリーは自分が予約を間違えたのか確認しようと送られてきた書類に目をやりましたが，質問が表裏両面にあって表の質問にしか記入していないことに気づいただけでした。懲りもせずに恥ずかしい状況に陥っている自分をメアリーは人知れず呪いだしました。そのうちに受付が電話を終え，確かに予約は本日入っており，医師が受付にメアリーの予約について伝えるのを忘れていただけだったことが判明しました。受付に来院の動機を尋ねられてメアリーはすすり泣きを抑えながら震える声で答えました。「自分がADHDなのか診察してほしくてきました」

注意欠如・多動性障害は複雑きわまりない障害です。障害をもつ人はADHDの症状のために，ほとんどの人にとっては造作のないことにすら困難を感じてしまうのです。ADHDの症状は傍目からは無害でちょっと厄介な性質のものぐらいにしか映らないかもしれませんが，治療を受けないとADHDの症状に起因する慢性的で広汎な影響が，教育の恩恵に最大限あずかる，職場で持てる力を発揮する，人間関係を確立し維持する，自己肯定感を保つといった能力にじわじわと重大な影を落としはじめます。

　ADHDは医療関係者にとっても複雑きわまりないものでした。ほとんどの臨床家はADHD，特に成人期のADHDの評価と診断の系統だったトレーニングを受けていません。ADHDの症状はより頻度の高い他の精神障害と鑑別しにくいため，ADHDの診断が見逃される可能性が高まります。一方で，ADHDに関連する病歴やADHD以外の原因による生活上の問題を適切に吟味しなければ，患者の生活上の限られた一面と一握りの申告された症状に基づく過剰診断の可能性も同様に高まるのです。ADHDをもつ人は対象に興味があるか，やりがいを感じた時，あるいは何らかの方法で強いられると課題に対して注意集中することができますが，**「注意欠如」**という言葉はこのような事実を隠蔽してしまいます。このような困難が原因となってADHDは議論の多い精神障害となっているのです。

　これほどADHD，ことさら成人期のADHDが大きく取り沙汰され混乱を巻き起こしているのは診断基準の誤解と臨床家による診断基準の利用の仕方が原因です。「誰もがADHDだ」「ADHDは本当の障害とはいえない」「医者たちは正常の行動に障害というレッテルを貼ろうとしている」などは巷間よく耳にするところでしょう。人間の行動を分類することにつきものの限界があるのは当然です。特に医療の注意を喚起しなばならない「障害」と判断されるほどの問題行動がどの程度のものなのか同定しようとするとこの限界がここではっきりしてくるのです。ことさらADHDの症状の定義は難しい問題を孕んでいます。衝動性や注意の転導性の正常範囲と治療的介入をしなければいけないほどの臨床的に有意なレベルをどこで線引きするかは非常に困難です。この点，特に発達的観点からみて適切な成人期のADHDの症状を定めていく点で今後もさらなる進歩が望まれるのはも

ちろんですが，(児童を想定して策定された)現行の診断基準と成人期のADHDの症状の特異なあらわれかたに関する研究はかなりの進歩をとげています。

　ADHDの現象学，特に成人期のADHDはどのような症状を示すのかを提示することが本章の最重要目標です。ADHDの症状がどのようにADHDをもつ成人の日常生活を侵害するかを知れば，次にあげる2つの点が容易になるでしょう。まず成人期のADHDを正確に診断評価できるようになるということ。さらに効果的な治療プランをたててそれを実行することができるようになります。まずは現行の公式なADHDの診断基準を見直すことから議論を始めましょう。ADHDの診断基準にある症状の基準は児童を想定して策定されたので多くのADHDをもつ成人が経験している困難さを正しく反映していないのです (McGough & Barkley, 2004 ; Ramsay & Rostain, 2006a)。成人期のADHDの公式な診断基準（これに関してはBarkley & Murphy, 2006bの研究成果に基づく成人のADHDの診断基準参照のこと）に代えて，われわれは成人のADHDにみられる明瞭な症状の検討を診断基準の議論に加えました。この議論にはしばしば成人期のADHDの評価と治療を困難にする併存症に関しても言及しています。そして成人期のADHDの疫学，有病率，いくつかの想定され得る病因に関する研究について要約します。本章の最後では成人期のADHDの的確で包括的な診断評価の標準的な特徴について概観します。

ADHDの診断基準と発達の過程で変化する症状

　DSMの最新版である**DSM-IV-TR [American Psychiatric Association (APA), 2000]** で示されている現行の診断・統計マニュアルによるとADHDは「通常，幼児期，小児期，または青年期に初めて診断される障害」の項目に入っており，さらに「注意欠如および破壊的行動障害」の副分類がなされています。

ADHDの症状は不注意と多動性－衝動性の下位分類があり，それぞれ9つの症状から構成されています。どちらかの下位分類の9つの症状のうち6つ以上に当てはまることが正式な診断の必要条件となります。診断基準を満たすにはさらに「不注意」か「多動性－衝動性」あるいはその両方の症状が6カ月以上持続し，その程度は不適応的で，発達の水準に相応しないという条件を満たさなければなりません。**DSM-IV-TR** のガイドラインによると不注意または多動性－衝動性の症状がいくつかが7歳以前に存在し，問題を引き起こしており，またこれらの症状による障害が2つ以上の状況（例：学校，家庭，職場）において存在するという条件を満たさなければなりません。

　この2つの症状の下位分類の有無によりADHDは3種類に分けられます。つまり不注意優勢型，多動性－衝動性優勢型，そして下位分類の症状を2つとも満たす場合には混合型となります。さらには特定不能のADHDというADHDの顕著な症状がいくつかあるが3つの下位分類のどれにも入らない（診断基準を満たすほどではない）という診断カテゴリーもあります。また **DSM** では青年および成人で現在，基準を完全に満たさないが，過去にはADHDの診断基準を満たしたと推定されるものには症状をもつものは，「部分寛解」と特定するべきであるとしています。

　このような症状の基準は，児童のADHDでよくみられる観察可能な行動を同定するために出来上がったことに，留意しておく必要があります。ADHDと診断された児童の最大に見積もって70％は成人になってもADHDの症状をもち続けることはよく知られていますが（Klein & Mannuzza, 1991；Mannuzza & Klein, 1999；Mannuzza et al., 1993, 1998；Rasmussen & Gillberg, 2000；Weiss & Hechtman, 1993；Wilens, Biederman, & Spencer, 2002），ADHDをもつ成人によくみられる困難さを同定するように意図された成人の発達水準に見合った診断基準はいまだにDSMには取り入れられていません。しかしながらDSM第五版の作成委員会は2007年から2011年とされる次の版でのマニュアルの改訂に向けて討議を重ねています。これからADHDの3つの型それぞれの発達的な症状の変遷を概観してみましょう。

ただその前に「誰もがADHDになり得る」というよく耳にする言葉について触れさせてください。確かに誰もが集中力，落ち着かない感じ，衝動の制御といった点で変動を示すことは事実です。しかし慢性度，症状の重篤さ，障害の程度といった必須事項を採用して症状を評価する厳密な診断ガイドラインを適用すると，ADHDでない人はめったにADHDに該当することはありませんが，一方，ADHDと診断されるような人は明らかに多くの問題を報告することが研究により示されています（Barkley, 2002；Barkley et al., 2002）。よって誰もがADHDをもつわけではないのです。これは誰もが気分の波があるからといって気分障害と診断されるわけではないことと同じことです。

注意欠如・多動性障害，多動性－衝動性優勢型

ADHDという言葉を耳にしたときに多くの人の頭に浮かぶのは多動性あるいは過剰で発達の水準に相応しない体の動き（またはおしゃべり）の激しさでしょう。衝動性は多動性と密接に結びついており，欲求充足の遅延および行動の制御の困難さや『考えなしに行動する』ところを特徴とします。多動性－衝動性優勢型は典型的なADHDであるにもかかわらずADHD全体のせいぜい15％を占めるにすぎず，ADHDの3つの型の中で最も低い頻度です（Millstein et al., 1997；Wilens et al., 2002）。多動性のある児童は「じっとしていない」あるいは「エンジンで動かされているように行動する」「落ち着いて座っていられない」「常に動きまわっていて何かせずにいられない」「常にしゃべり続けているか物音を立てている」などとよく形容されます。衝動性のつよい児童は「考えないで行動する」「失敗しても懲りずに同じことをする」「自分の行動の危険性と結果を考えないで行動する」「よく考えないでものをいう」などと言われることが多いようです。こういった行動特性により規則のはっきりした構造化された場面（例えば学校で先生の許可を得ずに席を離れる）でも構造化されていない場面（例えば仲間と遊んでいて順番を守れない）でも問題を引き起こすことになるのです。

多動性－衝動性優勢型と素行障害が併存した場合は他の精神障害，薬物乱用，行動上の問題への高いリスク要因となります。多動性－衝動性優勢型と混合型は不注意優勢型に比して人生のすべての時期においてより重篤な情緒的・行動的な障害を示すことが多いとされています（Fischer et al., 2002；Satterfield & Schell, 1997；Wilens et al., 2002）。

　青年期後半から成人期になると，明らかに目につくほどの激しい多動性－衝動性を示すADHDはめったにみられないことを理由に「たとえ子どものときにADHDがあってもやがては成長とともに治ってしまう」という今になっては古臭い，不正確で陳腐な考えをする人もいました。しかしながら，確かに多動性と衝動性の症状は年齢とともに改善するのですが（Barkley, 2006a；Hart et al., 1995；Weiss, Murray, & Weiss, 2002；Wender, 1995, 2000；Wilens et al., 2002）ADHDをもつ成人は内的な落ち着きのなさ，そわそわ感，さらには足を落ち着きなく動かしている，手で何かを弄んでいる，過度にしゃべるなどの身体的落ち着きのなさの軽微な徴候をしばしば訴えます。

　成人期のADHDでは次々と浮かんでくる考えに容易に中断される思考の流れなどの彼ら自身いうところの精神的多動をしばしば訴えます。このようなさまざまな内的な散漫さは，ADHDをもつ成人の課題への動機づけやその遂行を阻害し，学業，職業，人間関係さらには余暇活動にすら悪影響を与えるなどの機能障害をもたらします。さらには多動性－衝動性優勢型の個人は薬物依存（Wilens et al., 1997），喫煙（Pomerleau et al., 1995），車の運転上の問題（例えば自動車事故）（Barkley, 2006b；Barkley, Murphy, & Kwasnik, 1996a），反抗的あるいは反社会的行動のリスクが高く（Barkley, 2006a；Fischer et al., 2002）結果として健康あるいは対人関係上の，さらには法的な問題にいたります。

注意欠如・多動性障害，不注意優勢型

　全ADHDの約20〜30％は不注意優勢型です（Wilens et al., 2002）。注意欠如というレッテルはややもすると誤解を招きやすいものです。なぜなら

ADHD をもつ人も状況によって外見上は正常の注意を示しますし，一方で ADHD ではない人でもほとんどの人は，課題によっては集中困難で容易に気が逸らされることもあるからです。ADHD において特に問題となるのは効率よく意図的に注意集中の焦点を定めることが不可能なところです。特に課題が勉強，支払い，プロジェクトの企画など本質的に楽しいものではない場合が問題なのです。最新の科学的知見によると，注意は脳の一部の働きによるものではなく，脳内にはいくつかの注意に関するネットワークがあり，注意に関連するさまざまな機能に関係しています。例えば覚醒，警戒，注意の指向性，注意の維持などです。不注意の症状を訴える人ではこれらの機能の一つ以上が障害されています。臨床的な観点からすると，不注意に関連する困難は（たとえ余暇の時間であっても）多様な状況で問題となりそして慢性的な問題となります。そしてそれらの困難により QOL をも阻害するような広汎な困難に至ってはじめて ADHD の診断が適用されるのです。

　ADHD をもつ成人は気を逸らす刺激の誘惑に抗することが困難です。その刺激が即時的な正の強化（たとえば楽しいこと）をもたらすときや負の強化をもたらすとき（例えば興味がわかない課題を止めて新奇な刺激あるいは強制力の少ない課題に飛びつく）にはそれが顕著となります。そのような場合には ADHD をもつ人は刺激は少ないものの究極的にはより重要な課題に気を配るよりも即時的な強化が得られ，より楽しい活動を求める傾向があります。さらにいったん気が逸れると ADHD をもつ人は ADHD ではない人よりもそれまでしていた活動に再度取り組むことが難しくなります。つまり，基本的に面白そうでない課題を開始，持続，完成させるのが非常に困難なのです。

　多動性や衝動性の症状が年齢とともに改善するのと違って，不注意の症状とその結果として二次的に生じる情報処理の障害は年齢を通じて変化がないとされます（Biederman, Mick, & Faraone, 2000 ; Hart et al., 1995 ; Wilens et al., 2002）。さらに集中力，系統立て，時間と労力を管理する能力の要求度は成人するとともに高まり，不注意と系統立て困難に起因する生活上の問題はより重篤となっていきます。ADHD をもつ成人自身の訴えに，配偶者やルームメイトといった身近な人からの情報を付け加えると，ADHD の

成人は健常者に比べてより多くの不注意の症状を訴えることが確認されています（Barkley et al., 2002 ; Murphy & Barkley, 1996b）。DSMの診断基準にある症状に加えてADHDをもつ成人では「物をよく失くす」「ボーッとしている，あるいは白日夢の中にいるようだ」「課題への取り組みを持続して完遂することが困難」「妨害やその場で関係のないようなことで気を逸らされやすい」といった訴えがよく聞かれます（Weiss & Murray, 2003）。不安，「白日夢的」，不活発，反応が鈍い，が特徴の，不注意優勢型の亜型である緩徐認知型［Sluggish Cognitive Tempo（SCT）］の障害が近年脚光を浴びています。SCTでは社会機能の障害と引きこもりが見られがちで，外在化障害（反抗挑戦性障害や素行障害）があまりみられず，症状は典型的なADHDと同等のレベルの症状の重篤さを示すにもかかわらず，薬物への反応性が良好でないというという特徴があります（Barkley, 2006a ; Carlson & Mann, 2002 ; Hartman et al., 2004）。

多動性－衝動性優位型や混合型のADHDの患者と違って，不注意優勢型の成人は成人前に家や学校でそれほど多くの行動上の問題は示していません（Wilens et al., 2002）。むしろ不注意優勢型の成人は学業上の困難を経験し，教師から課題を遂行する，授業に集中する，学習のスキルを身につける，といったことのためにより多くの指導が必要であるというフィードバックをしばしば受けます。成績は宿題を遅れてあるいは不完全な状態で提出する，または提出するのをすっかり忘れてしまうといったことの影響を被ります。不注意優勢型の障害は内在化し教師の注意を引きやすい破壊的行動にいたることがないので大学や社会に出るまで気づかれないことも多いようです。容易に予想できるように，不注意優勢型は不安障害やうつ病のような内在化障害を併存する頻度が高いです（Nigg, 2006 ; Tannock, 2000）。

注意欠如・多動性障害，混合型

混合型は臨床の現場で最も接することの多い下位分類であり，ADHDの約50～70％を占めます（Millstein et al., 1997 ; Nigg, 2006 ; Wilens et al., 2002）。

混合型は不注意と多動性－衝動性の症状を両方示し，認知面と行動面での二重苦を被ります。外在化障害への明確なリスク要因を考慮して，このタイプは多動性－衝動性優位型とひとまとめにされることが多いです。

多動性－衝動性優勢型と混合型は不注意優勢型に対峙する障害として明確な相違があるのか，という論争がADHDに関する論文上でなされています（Hinshaw, 2001；Lahey, 2001；Milich, Balentine, & Lynam, 2001；Nigg, 2006）。さらに多動性－衝動性優勢型の行動を示す児童は後に混合型の特徴を発達させる前兆のようにもみえます。とにかく，混合型では学習への影響が大きい顕著な不注意と行動および情緒面の併存症が高率に存在することから3つの下位分類の中で最も障害が強い傾向があるとされています（Wilens et al., 2002）。

特定不能の注意欠如・多動性障害（NOS）

この最後の診断はADHDの診断基準は満たさないものの，系統立て困難，先延ばし，時間管理が困難などの限定された，ADHDの診断基準を満たすほどではない重篤さの症状による日常生活上の機能障害により医療の援助が必要となる可能性があります。**DSM-IV-TR** によると，この診断は症状の面ではADHDの診断基準は満たすものの，症状の発現が7歳以降の場合にも当てはまります。成人期のADHDの専門家の中には，この7歳以前という基準は恣意的であり，12歳までに症状が明らかとなって成人期まで続いていれば成人期のADHDの診断には十分である（McGough & Barkley, 2004），と主張するものもいます。さらに，近年の研究では16歳でよいという結果であり，この事実は注目に値します（Barkely & Murphy, 2006b）。Faraone（2006）は症状や障害の重篤さの点で，7歳以前にADHDと診断された成人と，それ以降に症状が明らかになった成人とでは違いがないことを示しています。しかしながら，症状の重篤さが閾値に達しない個人ではADHDの診断は注意深くなされるべきであることも示しています。

NOSの診断は以前にADHDと正しく診断を受け，よくいわれるところ

の「残遺型」ADHDと呼ばれる症状に対する維持療法を受けている個人によく当てはまります。そのようなケースでは個人はすでに治療域の薬物療法を受けていることが多く、良好な問題対処スキルを獲得しており、現在の症状と検査の結果は正常範囲内にあることが多いです。しかしながらADHDは慢性の障害で継続的な管理が必要です。この診断があてはまる他の例としては、注意の問題はあるが閾値以下であり、臨床的な介入が必要なほどの機能の障害があるけれども、これらの症状は、他の障害やある種の副次的利得によって説明できるものではないことが示されている場合があげられます。

　ADHDの症状は成人になっても50％以上（最大で80％）で示し続けることが明らかになってきました。しかし、児童期に症状のあった人が児童期にはADHDと診断されずに成人するまで同定されず、これまで評価も受けないできたケースが多かったので、最近になるまで成人期のADHDの有病率はわからないままでした。加齢により症状が軽快するとかADHDの症状のある児童もやがては治ってしまうという考えは（例えばHill & Schoener, 1996）、ADHDの症状プロフィールの加齢に伴う変化を捉え損ねた、不適当な評価に起因する誤った推測である、と現在では理解されています（Barkley et al., 2002 ; Mick, Faraone, & Biederman, 2004）。患者に質問紙を記入してもらい、それだけをもって診断するのでは不十分といえます。BarkleyとFischerら（2002）は児童期にADHDの診断を受けた若年成人をDSMの診断基準を用いて再評価したところ、症状の持続の割合が非常に低かったことを見出しています。しかし、症状の自己申告により標準化したサンプルにおいて、平均より標準偏差の2倍高い（たとえば上から7％）場合に症状が持続していると定義すると、同じ個人でも持続している割合は高くなるようです。両親による同じ若年成人の症状の持続の割合は66％となります。同様にBiedermanら（2000）によると児童期にADHDと診断を受けた若年成人（18〜20歳）を再評価した場合に約40％が症候学的な持続（つまり診断基準を完全に満たす）を示すことを報告しました。しかし、機能的な面から［つまりDSMの症状群のうち少なくとも5つがあり機能の全体的評価尺度（GAF）で60点以下］で持続を定義すると、同じ若年成人の

サンプルでも臨床的に注意が必要な症状が持続している割合は90％となります。次節では成人期のADHDについて近年明らかになってきた有病率と予後について概観します。

児童期からの症状の残存と有病率

　ADHDの診断基準に関連するさまざまな問題があるため，ADHDの有病率を正確に見積もるのは困難です。引用の頻度が最も高い文献によると，アメリカにおける児童のADHDの有病率は3〜7％であり，この数字は専門家の合意をみています［American Academy of Child and Adolescent Psychiatry（AACAP），1997；Faraone, 2005］。さらに高い有病率を報告している研究もありますが，正式な臨床的診察なしで症状のチェックリストのみで診断するとこのように実際よりも高い「スクリーニング有病率」を反映した統計値がでてしまうのです（Nigg, 2006）。より確実な診断手続きを経て算出された有病率には，それを支持するような実証的な証拠があり，またアメリカ以外の諸国からも似たような有病率が報告されています。これは，ADHDはせかせかした国民性と，マスコミとテクノロジーに溢れかえった文化の結果としてのアメリカだけの現象ではないことを示しています（Biederman & Faraone, 2004；Faraone, 2005；Faraone et al., 2003）。しかしながら各国での有病率にはばらつきがあります。これはADHDの操作的な定義と症状の評価法（例えば不注意の症状よりも観察されやすい多動の徴候に焦点を当てる）の違いや親や教師が子どもの症状を明らかにする際の文化的な相違に依存していると思われます（Gingerich et al., 1998）。

　ADHDではない児童でもADHDの症状を多少は示す，という研究結果の存在を根拠にADHDの診断に批判的な意見があることにBarkley（2006a）は注意を喚起しています。このような研究データをよくみてみるとDSMの最低限の必要な症状の数（つまり少なくとも6つの症状を満たす）と症状の重症度（つまり症状はしばしば生じ発達の水準に相応しない）が閾値

を越えているかどうかよりも個々の症状に注目していることがわかります。

　Barkley（2006a）は確立された診断基準（**DSM** や International Classification of Diseases（ICD），World Health Organization, 1993）と児童と青年への診断面接を併用した ADHD の有病率に関する研究結果を要約しています。**DSM-III**（APA, 1980）の診断基準を採用すると児童・青年期の有病率は 2 〜 9.5%（平均 4.9%）で **DSM-III-R**（APA, 1987）の診断基準を採用すると成人期で 1.4 〜 13.3%（平均 5.9%），児童・青年期で 1.4 〜 8.9% です。Nigg（2006）によると，構造化された行動評価と **DSM-IV**（APA, 1994）の診断基準を使用した障害の評価を併用した 5 つの研究をレヴューし，ADHD の有病率の中央値は 6.8% で混合型と不注意優勢型はほぼ半々であると報告しています。

　成人期の ADHD の有病率を確定しようという試みはありますが，いまだに研究方法が確立されていないという問題があります。研究者や臨床家は健常の成人の発達と日常生活上の能力を基準にして，成人期の ADHD という発達的な障害を正確に映し出す整合性のある診断基準を作成しようと試みています。また，ADHD と診断された児童を成人期まで縦断的に追跡する研究にもさまざまなバリエーションがあります。具体的には，DSM の診断基準だけを使用するか，DSM の診断基準にはない ADHD の症状を採用するのかといった違いに始まって，成人期にも ADHD の診断基準を完全に満たしたときのみ，あるいは部分的に満たした場合も，はたまた診断基準を完全に満たさなくても，治療を要するような症状が存在するときに，成人期の ADHD と定義するかどうかといった相違が研究によって存在します（Biederman et al., 2000）。多くの縦断研究では ADHD をもつ児童が成人期に達するまでに DSM が改訂され診断基準が変化しています。しかしながら近年実施された全国的な併存症に関する調査では，児童期に DSM-IV（APA, 1994）の ADHD の診断基準を満たした参加者に，成人期になってから再度自己記入式の症状質問紙に回答してもらった場合，その 36.3% がその後も診断基準を満たし続けることがわかりました（Kessler et al., 2005）。この研究の著者らはこの 36.3% という数字は低く見積もられた控え目な値であろうと推測しています。なぜなら DSM の診断基準にある症状は 4 歳か

ら17歳の児童のために考案されたものであり，その多くはADHDをもつ成人が困難を感じている症状に適応できないからです。

これまでに行われたADHDの症状の成人期までの残存率と有病率の研究の問題点として，児童，特にクリニックに紹介された男児の多動性－衝動性優勢型に焦点が当てられているものが多いということが挙げられます。そのような観察しやすい行動は不注意優勢型の症状に比べて定義しやすく，評価者にとっても同定しやすいものです。それゆえに不注意の症状は研究では低く見積もられがちであり，成人になって困難に出くわすまでは治療を求めて医療機関を訪れる可能性が少ないのです。しかしながら，最近の児童に対する地域対象者研究も含めると，以前に考えられていたより男児と女児の有病率と症状の重症度は変わりがないことがあきらかになってきました（Beiderman et al., 1999；Biederman et al., 2002, 2005）。最後になりますが，成人期のADHDの研究では妥当性のある診断を確定するために児童期のADHDの病歴を十分に評価していないものが多いです。

このようにADHDを定義，研究する上での限界はありますが，成人期のADHDの有病率は2％（Spencer et al., 1996）から最大5％と推測されています（Barkley, 2006a；Biederman, 2005；DuPaul et al., 2001；Heiligenstein et al., 1998；Murphy & Barkley, 1996b）。近年終了した大規模地域疫学調査であるNational Comorbidity Survey Replication（NCS-R）では，アメリカ成人におけるADHDの有病率は4.4％と確認され（Kessler et al., 2006），労働人口においては4.2％でありました（Kessler, Adler, Ames, et al., 2005）。このようなアメリカにおける精神医学的障害に関する規模の大きい重要な疫学研究にADHDが含まれたという事実は成人期のADHDは注目と研究に値する障害であると認知されたという意味で注目に値します。これらの知見を総合するとアメリカでは800万～1000万の成人がADHDを抱えていると推測されます。

成人期のADHDに気づいて治療を受けるまでの経過を複雑にしている要因として，ADHDの症状を覆い隠すような問題が非常に頻繁に併存しているという事実があります。次節では成人期のADHDによく見られる併存症とADHDをもつ成人が経験している多くの生活上のハンディキャップにつ

いて論じ，ADHD は多くの場合に治療を必要とするような日常生活上の障害を引き起こし得る症候群であることを明らかにしていきます。

成人期の ADHD の併存症と予後

　未診断，未治療の ADHD をもつ児童が成人になって治療を求めるころには，ADHD が単独のあるいは主たる受診の理由となることはむしろ珍しいといえます。成人期の ADHD が治療を必要とする時点で，70 〜 75％の割合で，少なくとももう一つの精神医学的障害をもっていると推定されています（Angold, Costello, & Erkanli, 1999；Biederman, 2004；Shekim et al., 1990；Wilens et al., 2002）。診察におとずれた成人期の ADHD の不安障害（24 〜 43％）とうつ病（大うつ病 16 〜 31％；気分変調症 19 〜 37％）の有病率は児童期の ADHD と同程度であり偶発的に併存する可能性よりも高率です（Barkley, 2006a；Biederman et al., 1993；Fischer et al., 2002；McGough et al., 2005；Safren et al., 2001；Tzelepis, Schubiner, & Warbasse, 1995；Wilens et al., 2002）。物質使用障害も一般人口の有病率の 2 倍であり，32 〜 53％はアルコール使用の問題，8 〜 32％は他の薬物の使用の問題があるとされています（Barkley, 2006a；Biederman et al., 1998；Biederman et al., 1999；McGough et al., 2005；Shekim et al., 1990；Tzelepis et al., 1995）。

　これらの数字から判断すると，ADHD の評価や治療で併存症を扱うのは例外的なことではなく，むしろ必須事項であることがわかります。また高率で併存症があるために ADHD の症状を評価するのが困難になります。なぜなら不注意や系統立て困難といった訴えが ADHD の慢性的で広汎な症状に由来するのか，あるいは他の障害の結果なのか，または上記の 2 つの組み合わせによるものなのかを見分けるのが困難なことが多いからです。

　精神医学的併存症に加えて成人期の ADHD では能力の発揮を妨げるような多くの重大な生活上のリスクがあります。ADHD ではない成人に比べて ADHD のある成人は学歴が低く，就業率が低く，給料が少なく，転職の回

数が多く，仕事の査定でマイナスの評価を受けやすく，離婚率が高く，人間関係の満足度が低く，精神医学的障害と物質乱用のリスクが高く，さらには日常生活上必要となることを遂行する能力の問題を訴える率が高いです（Barkley, 2002；Barkley, Murphy, & Kwasnik, 1996b；Biederman, 2005；Fischer et al., 2002；Murphy & Barkley, 1996a；Rasmussen & Gillberg, 2000；Weiss & Hechtman, 1993）。

　最近行われたADHDではない人の対照群と比較した成人期のADHDの予後調査では，ADHDをもつ成人は，その症状のために自我同一性，生活への満足感，さらに人生上の選択肢などにマイナスの影響を被っていることが明らかになりました。ADHDではない人の対照群と比較すると，成人期のADHDでは児童・青年期の体験を回想したときに，課外活動（団体スポーツを含む）や学外での教育的・文化的活動への参加や異性との交際，余暇の時間を家族や友人と過ごす時間が少ないという自己記入式評価の結果が得られました。ADHDをもつ成人はADHDではない人に比して教師，親，クラスメートから好かれた思い出が少なく，自分が否定的な考えや負の社会経験をもつと申告するものが多くみられました。また，ADHDをもつ成人はADHDではない人に比して高校中退率が高く，また特別な学業上の援助を受けている率が高いにもかかわらず，低い成績を報告するものが多数いました。成人期のADHDでは72％の割合で症状が生涯にわたる影響を与え，職場や人間関係の問題を非常に多く抱えていました。はたしてADHDをもつ成人はより暗い前途を予期し，自己受容度の質問紙においても低得点でした。

　対照群に比してADHDをもつ成人は，学歴に関わらず就業率が低く，低収入でした（Biederman & Faraone, 2005）。実際，学歴や学業成績の違いがすべてADHDの症状に由来すると仮定すればADHDという障害による推定年間個人収入損失は一人当たり大きく見積もって10,300～15,400ドルであり，総数ではADHD関連で年間775～1,159億ドルの収入を損失している計算になります。

　低学歴による収入の損失に加えてADHDは職場での低水準の職務遂行能力にも関連しています。アメリカの被雇用者の調査によると，ADHDがあ

ると全般的に低い職務遂行能力が予測されることが明らかになっています。具体的には，ADHD は 13.6 日の欠勤と 21.6 日相当の低い職務遂行能力に関連し，これは ADHD の被雇用者一人当たり年間最大 7 週間の労働時間に匹敵する生産性の損失であり，5,661 ドルの給与に相当する損失です。アメリカの労働力への影響は 1 億 2,080 万週間の労働時間の損失と予測され，これは給与に換算すると 196 億ドルとなります。

　かつては大学を卒業できるような人なら，ADHD であるはずがないと考えられてきました。しかし，ADHD の症状があっても高い知能を有する場合も多く，この場合は高い能力と実行機能障害の併存という独特のもどかしい状態となります（Brown, Patterson, & Quinlan, 2003）。知能指数 120 以上の成人期の ADHD の 42％程度が少なくとも一回は中等教育後に学業上の挫折をしています（Brown, 2005）。高校さらには大学ですらも ADHD の症状を抱えながら，何とかそのハンディキャップを補って卒業する場合も多数あります。しかし，大学院や職場に入ってからは，克服困難な強いストレスの原因となる仕事量の多さと仕事の内容の複雑さに直面することになります。

　また縦断研究あるいは横断研究により ADHD の成人は ADHD ではない成人に比して学業・職業上の成績が低い，転職が多い，交通違反の数が多い，離婚率が高い，（精神科診療でかかるコストを割り引いても）医療費が高い，薬物依存や精神障害にかかるリスクが高いといった結果が一致して明らかになっています（Barkley, 2002, 2006a, 2006b；Weiss & Hechtman, 1993；Weiss, Hechtman, & Weiss, 1999；Wilens et al., 2002）。

　さらに ADHD は公衆衛生上の問題とも大いに関連があるらしいという調査結果があります。児童期の ADHD を若年成人期まで追跡した縦断研究によると，青年期の ADHD は ADHD ではない青年に比して早くに性交渉をもち，また避妊法を用いず，当然の結果として性病にかかる率が 4 倍高く，女性では 20 歳になるまでに妊娠する率がほぼ 10 倍高いとされています。同様に ADHD の人は ADHD ではない人に比して医学的な治療が必要となるような大きな外傷を負う可能性が高く，また交通違反をする率と交通事故を起こす率が高いとされています（人身事故を起こす率も高く，さらに交通違

反歴と運転シミュレーターでの能力から推定した金銭的損害も高額です)。

　ここまで成人期のADHDによくみられる併存症や転帰に加えて診断基準，予後・経過，有病率について論じてきました。ADHDにともなう負の転帰をみるとなぜこのような症状が生じるのかという疑問がわいてきます。次の節ではADHDの病因に関する研究結果について簡単に概観することにします。

病　　因

　ADHDは強い遺伝的そして神経生物学的な基礎をもちます。ADHDの症状の遺伝性の研究では血縁や一卵性と二卵性双生児，そして養子縁組をした家族でのADHDの症状の有病率に焦点を当ててきました。ADHDの遺伝率は80％に近く，遺伝的要素のつよい障害であることが一致した結論です。

　同様に多くの脳の構造や機能に関する神経画像的研究では，ADHDをもつ人とADHDではない人の脳の差異を明らかにしています。より多くの被験者による追試によってこの研究結果の再現をする必要がありますが，ADHDがしつけの問題や貧しい食生活の結果，あるいはせかせかしたアメリカ文化に限られたものではなくて，むしろ非定型的な神経発達の経過の結果であるという確証がこれまでに得られています。Martha Denckla (1991) がいうように「ADHDとは，小脳や前頭前皮質が関係する，取りかかり，方向づけ，動機づけ，覚醒の維持の神経基盤を含み……これが実行機能と関連し，また影響を与え……この注意や意図のネットワークの接続ポイントのいずれかに関連した機能障害がある不均質な一群へのレッテルである」(参考文献にあるPennington GFの編著へのまえがき10ページより抜粋)。

ADHD の神経生物学

　神経画像の技術の進歩により，これまでより詳細に脳の構造や機能を研究することが可能になりました。これらの研究は少数の被験者によるものであり，また研究によって結果がまちまちなため，課題によって異なる脳の活性部位と不活性部位の意義を研究者が現在整理しようとしている最中であり，結果の解釈には注意を要します。このような限界はあるものの神経画像研究はADHDの神経生物学的基盤を明らかにしはじめています（概要についてはPliszka, 2002, 2003, 2005 ; Spencer, Biederman, Wilens, & Faraone, 2002 を参照のこと）。

形態的神経画像研究

　定型発達の人間の脳では右半球が一般に左半球より大きいとされています。MRIを使って脳の形態を調べる研究ではADHDではADHDではない人に比して平均で5.2％右半球が小さいという結果が出ています（Castellanos et al., 1994 ; Filipek et al., 1997 ; Hynd et al., 1990 ; Pliszka, 2003）。よってADHDの脳はADHDではない人の脳に典型的にみられるよりもむしろ左右対称性があるといえるでしょう。

　右半球が小さいという事実には機能的な意味合いがあります。脳のこの部位は人が嫌悪刺激を知覚したときの回避行動に関連しています。つまりマイナスの結果が生じ得る状況に直面したときに神経学的な「危険信号」を点灯する役割をはたしているのです。さらに右半球は行動の結果を評価し，さまざまな選択肢の中でリスクと利益を査定する役割を果たしています。ADHDをもつ人は想定され得るマイナスの結果を全く顧慮せず，ある状況に飛び込んだり，あるいは成り行き任せでやってみるといったことがよくみられ，さらにたとえ結果の出ない行動でも同年代のADHDではない人に比べて長時間続けてしまいがちです。これをみると，複数の要因が衝動的あるいはリスクを伴う行動に関係している可能性がありますが，この

「危険信号」システムの故障も関連していることは間違いなさそうです。

　また小脳，尾状核，淡蒼球といった特定の脳部位もADHDの右半球では小さいとされています（Pliszka, 2003）。脳幹の上部にある小脳は運動，特に反復学習の結果としての自動的な行動の運動制御に関わっています。たとえば靴ひもを結ぶのを覚えるにしても，たいへんな注意・集中と運動制御を必要とするのです。2本の靴ひもを複雑な形に結んで足に靴をしっかりと固定するためには多くの複雑な目的志向の過程を遂行していかねばなりません。しかし靴ひもを結ぶのは日常で自動的に行えることであり，下を見ずに靴ひもを結ぶ動作にさして集中せずおしゃべりしながらできてしまうことですらあります。このような自動的な巧緻動作では前頭前野や頭頂葉から小脳に制御中枢が移っているのです。

　小脳全体，特に中心部にある虫部と呼ばれる部位の容積がADHDをもつ児童では小さめです（Castellanos et al., 1994, 2001 ; Mostofsky et al., 1998）。虫部は小脳で唯一ドーパミン受容体のある部位であり，一方小脳全体はノルエピネフリン受容体が主となります。虫部はこのドーパミン系とノルエピネフリン系両方の出力に関連があるようです。ADHDにみられる運動制御の問題，非効率的な手続き学習，並行作業の困難さなどの神経心理学的な障害は小脳の発育不全を一因とすることが現在ではわかっています。

　尾状核と淡蒼球は脳の中心部に位置し，神経化学的な指令を出すことで行動を開始する上での役割を果たしています（Pliszka, 2003）。これらを2つ合わせて線条体といい，大脳基底核として知られる部位の重要な構成要素となっています。

　大脳基底核の組織の変性によりパーキンソン病やハンチントン舞踏病に見られる不随意運動が生じます。ADHDの児童の脳における尾状核に関する所見は研究によって一致をみていません（Castellanos et al., 1996 ; Filipek et al., 1997 ; Semrud-Clikeman et al., 2000）。ADHDの児童では右の尾状核は左に比して大きいものの，ADHDではない児童に比べると小さいという研究がある一方でADHDではない児童では左の尾状核は右の尾状核より大きいがADHDの児童ではコントロール群に比して左の尾状核が小さい（この場合，ADHDの児童の左の尾状核は右よりも大きい）という研究もあります。

Semrud-Clikeman らは左の尾状核が大きい子どもの方がストループ課題における抑制のコントロールの検査で得点が高いことを見出しています。

　これらを総合すると，形態的神経画像検査による ADHD ではない人と ADHD の人の比較研究の結果，両者には捕捉しにくいわずかな相違のある脳部位が存在するようです。そして違いがあるとされる脳部位は ADHD において高頻度で障害されている行動群を制御する役割を果たしています。しかしながら，これらの研究はほとんどが児童か青年期の少人数の被験者で行われていることが多く，また前述した形態上の違いは ADHD の臨床症状をもつ人の少数にしか当てはまらない可能性があるため，結果を慎重に吟味する必要があるといえましょう。

脳機能画像研究

　脳の形態的な違いだけでなく，ADHD をもつ人のさまざまな脳部位の活動性の違いが明らかになってきています。特に前頭葉は高次の認知処理，たとえばプランニング，系統立て，優先順位づけなどのいわゆる自己コントロールと称される多くの機能に関連していますが，この部位が ADHD をもつ人では機能不全となっていることが多いようです（Barkley, 1997a, 1997b ; Brown, 2005, 2006）。Zametkin ら（1990）の画期的な研究では，ポジトロン断層撮影法（PET）を用いて成人期の ADHD と ADHD ではない人でグルコース代謝率の比較をしています。著者らによると成人期の ADHD ではコントロール群に比べて前頭葉でのグルコース代謝が遅く（コントロール群に比して 8％活動性が低い），ADHD ではない成人に比して ADHD をもつ成人では前頭葉の働きの効率が悪いことがわかりました。この後のErnst ら（1998, 1999）の PET を使用した研究では ADHD の女児では ADHD ではない女児に比して脳全体のグルコース代謝の低下が示されていますが，男児ではそのような相違はみられませんでした（Pliszka, 2003 でも言及されています）。Zemetkin らは自分たちの結果を再現することはできませんでしたが，前頭葉，特に前額部のすぐ裏にある前頭前皮質に研究者たちの注目が集まっています。この部位は脳の指令センターとみなされ，いわゆる

実行機能の中枢といえます。

　この10年の間に，さまざまな方法を使用した多数の類似した脳機能画像研究が行われてきました（この話題についてはBush, Valera, & Seidman, 2005のすぐれた総説を参照のこと）。研究者は撮影装置の中にいる被験者にいろいろな神経心理学的検査を施行して，ADHDをもつ患者が情報を処理し認知課題を解く様式の決定的な違いを同定しようとしています。例えば前帯状回の背側部は通常は誤りの検出に寄与し注意，動機，反応選択，さらには決定の調整に関与していますが，カウンティング・ストループ課題を施行した時にADHDをもつ成人ではこの部位が賦活されません（Bush et al., 1999）。そのかわりに前帯状回以外の周辺部位がADHDの脳では賦活されており，この課題を達成するには非効率的であるといえます。ADHDをもつ青年ではGo（特定の運動課題を実行）／No-go（特定の反応を抑制）課題で反応の抑制時にADHDではない青年に比してより多くの脳部位が活性化され，この抑制行動がADHDではない人に比してADHDの人ではより困難を伴い，より多くの労力を必要とすることを示しています（Schulz et al., 2004）。

　最近の研究成果によると実行機能の障害は確かにADHDの顕著な特徴であり，この機能の制御に関連する脳部位がコントロール群に比して非効率的に働いていることが示されています。また実行機能の障害の重症度と障害の範囲，さらには最も障害を受けている脳部位もADHDの個々人によって大きく異なっていることも明らかになってきています。同じ障害をもつ患者の間でも所見にばらつきが大きいためADHDの明確な病態生理を特定するのが困難となっており，現段階では脳機能画像検査を診断に使用することは有益とはいえません。

実行機能

　実行機能は前述の多数の脳部位が関連する認知機能を統合，調整する働きをする高次の認知過程です。脳はスイス製のアーミーナイフのように機能化された構造をもち，状況に即して，問題解決上必要となる多くの重要な働きをします。このような特殊化された機能・モジュールは生存や繁殖にとって特別な利点をもたらすという点で進化の上で有利であるとみなされています（Barkley, 2001；Pinker, 1997）。実行機能は言語や「こころの理論」といった特定の精神機能を供給するわけではありません。そのかわりに実行機能はセルフ・コントロール，覚醒の維持，学習，将来の見通しといったADHDでは障害されている人間の能力の中核をなす高次の認知機能の多くを監視するメタ組織化のモジュールとして機能しているようです（Barkley, 1997a, 1997b；Brown, 2005, 2006）。このようなADHDの理論的枠組みが近年提出されてはいるものの，ADHDのすべてのケースが前頭前野の実行機能で説明できるわけではありません。実行機能は組織プロセスであり，人生上のさまざまな困難を乗り切る上での脳の柔軟性であると多くの人が考えています。イェール大学のThomas Brown博士はADHDをもつ人にみられるさまざまな症状の中核として実行機能の障害に焦点を当ててきました（Brown, 1996, 2005, 2006）。Brown博士は実行機能とそれに関連する脳部位は生後には十分に発達しておらず，成人早期まで発達・成熟を続けていくと仮定しています。これらの構造や機能は髄鞘化，シナプスの刈り込み，ドーパミンやノルエピネフリン・システムの精緻化の過程に依存しており，生物学的要因と発達上の経験の相互作用に由来しています。実行機能の障害は発達上の障害，脳の外傷，疾病，加齢による衰えにより生じ得ます。Brown博士はADHDを実行機能障害による発達障害と捉えており，ADHDの多動性－衝動性優位型と不注意優勢型をこの中核的実行機能の障害の異なった形での顕在化であると捉えています。ADHDの人の脳における実行機能の発達はADHDではない人と比べると遅れており，多くの場合はADHDではない人に追いつくことはありません。しかしなが

ら,多くの場合は非常に寛容な環境あるいは実行機能障害の影響を埋め合わせるような「足場」に恵まれます (Brown, 2005)。実行機能が正常であることの必要性が青年期,成人期になって増加していくのに伴って,ADHD に関連する実行機能の能力の障害が生活上の実行機能の必要性を上回った時点で問題として浮かびあがってきます。

一方で Barkley 博士は ADHD を行動面における衝動制御の障害と捉えています (1997a, 1997b, 2006a)。これは抵抗しがたい刺激に対する優勢な反応,すなわち直前のあるいは過去にその反応に関連する強化があった場合にそれを抑制することが不能であることを意味します。博士は行動面での衝動制御の問題がどのように実行機能に影響を与え,ひいては ADHD でみられる症状となるかについての検証可能で洗練された理論を提出しています。この理論は多動性 - 衝動性優勢型にみられる障害によく当てはまっています。Barkley 博士は ADHD の不注意優勢型を多動性 - 衝動性優勢型とは質的に異なった障害である可能性があり,この行動上の衝動制御困難理論ではうまく説明しきれないと捉えているようです。実行機能の障害の原因と,実行機能の障害が ADHD に与える正確な影響がどの程度のものなのかに関しては現在も議論が絶えませんが,ADHD をもつ学童にみられる学業不振といった困難さに実行機能の障害が関係していることについては一致をみています (Biederman et al., 2004)。その証拠に成人の ADHD を診断するための新たな症状を定める研究によると ADHD を同定する上での7つの最も鋭敏な症状のうちで実行機能障害が関連する症状から選択されたものが6つあります (Barkley & Murphy, 2006b)。また実行機能障害は ADHD をもつ人と ADHD でない人との脳の構造や機能の違いに関連しているという知見が蓄積されてきています。そして,これらの ADHD の脳の神経生物学的構造や機能の違いは遺伝的素因が関連している可能性があるのです。

遺伝的特徴

　遺伝学的研究の結果で一致しているのは，共有する環境因子（すなわち社会階級，家庭環境），非共有の環境因子（すなわち神経学的損傷や有害物質への曝露といった非遺伝的因子），そして遺伝的因子はADHDの症状における個人間の差異の原因のそれぞれ0～6％，9～20％，平均80％近くと推定されています。この結果はADHDが最も遺伝性のつよい精神障害の一つとされる所以です（Barkley, 2006a；Coolidge, Thede, & Young, 2000；Faraone et al., 2000；Faraone, Tsuang, & Tsuang, 1999；Gilger, Pennington, & DeFries, 1992；Levy et al., 1997；McGuffin, Riley, & Plomin, 2001；Nigg, 2006；Pliszka, 2003；Rhee et al., 1999；Thapar, Hervas, & McGuffin, 1995；Thapar et al., 1999）。

　遺伝研究における究極の判断基準は一卵性双生児研究です。この研究によってさまざまな障害の発生に遺伝的因子と環境的因子が，それぞれどのように寄与しているかを可能な限り分けて考えることができます。一卵性双生児は同じ受精卵から発生するので，同じ遺伝子を共有しています。いわば自然に生じたクローニングといえます。それに対して二卵性双生児は2つの別個の受精卵から発生します。このタイプの双生児では同一の生物学上の親をもつきょうだいと同じく，遺伝子の半分を共有しています。双生児が一緒に育てられた場合は，お互いが同様の環境下で生活したと基本的にみなされます。一卵性双生児は二卵性双生児に比べて，遺伝的影響下にある特性あるいは前提が類似していることが予測されます。多動性と不注意の双生児研究によると遺伝がADHDの症状の大きな要因となっていることが一致して示されています（遺伝率推定値0.39～0.81；Thapar et al., 1999）。ADHDをもつ児童が養子の場合は親子の間に遺伝関係はありません。養子を被験者とした里子研究でADHDをもつ児童に環境因子が与える影響がどの程度のものなのか比較しています。この里子研究でもADHDの子どもは行動評価の結果，里親（養父母）よりも生みの親（生物学上の親）に有意に行動上の近似性があることが明らかになりました（Sprich, Biederman, Crawford, Mundy, & Faraone, 2000）。ADHDに連座する主要な

候補遺伝子はドーパミン伝達に関連しています。例えばD4ドーパミン受容体の7反復アレルは世界的に21％の頻度でみられますが，これが存在するとD4レセプターのドーパミンへの感受性が弱まります。これはADHDの中程度のリスク因子とされてきました。また第五染色体上にあるドーパミン・トランスポーター遺伝子（DAT）もADHD研究の焦点となってきましたがADHDの候補遺伝子としてD4と同様に有望です。DATはシナプス間隙から前シナプス内へのドーパミンを再取り込みを規定しており，近年のADHDの神経画像研究では再取り込み機能の変化に関連していることが観察されています（Krause et al., 2003 ; Krause et al., 2006）。前シナプス終末へのドーパミンの再取り込みはドーパミンの効果を停止させる主要なメカニズムであるため（Pliszka, 2003 ; Swanson et al., 2000），DATの活性が増すことによりシナプスから神経伝達物質がより早く消失することとなり，ひいては機能的なドーパミンの枯渇につながります。これは非常に説得力のあるADHDの病態生理の説明といえます。それゆえ現在いくつかのドーパミン作動性の遺伝子に対する集中的な研究が行われています（優れた総説としてはFaraone et al., 2005 ; Faraone & Khan, 2006を参照のこと）。

　分子遺伝学研究の重大な進歩をよそにNigg（2006）はADHDの遺伝は確率的なものであり決定的なものではない，と冷静に注意を喚起しています。ADHDの発生には複数の経路が存在する確率が高いと予想され，このことがADHDの研究を複雑にしています（Acosta, Arcos-Burgos, & Muenke, 2004）。同様に成人期のADHDを評価して他の精神障害の症状と鑑別するのは臨床的に困難といえます。誤診を避けるには成人期のADHDを注意深く評価することが不可欠でしょう。各種の症状チェックリストや簡易な質問紙はスクリーニングには有用でありますが，成人期のADHDを評価するのに近道はなく，精神保健に関わる有資格の専門家による詳細な評価が必要です。次の節では，成人期のADHDに対する適切な評価の中心構成要素に言及します。

成人期のADHDの評価

> 私はさまざまなところで診察を受け，これまでに長い時間を費やしてきました。診察にあたって心配なのは，また自分の問題が見過ごされてしまうことです。普通の人は，月曜日の午後はいつもと変わりなく平凡に仕事をしているだけでしょう。ところが私にとっての月曜日は，張り巡らされたレーダー網の中を知らずに通り過ぎるような危険が待ち構えているようなものです。あるいは，蹄の音が聞こえたら馬の蹄の音だと皆が思うのに，私だけシマウマの蹄の音と取り違えるような大きなミスを犯しているようなものです。
>
> （ADHDの評価を受ける前の女子大生の言葉）

　ADHDの症状を的確に同定する，さらには他の障害と鑑別するのは前述したように困難なことです。そこで成人期のADHDの診断にあたって包括的な診断評価バッテリーを使用することが重要となります。本節では成人期のADHDの包括的な評価の構成要素として現病歴の検討，発達歴の検討，過去と現在のADHDの症状の評価，神経心理学的スクリーニングなどについて論じます。

現病歴とその検討

　どのような臨床的評価においてもいえることですが，どうして患者が援助を求める気になったのかを明らかにしておくのは有用です。患者自身が生活上の問題をどのように見ているのか，またその問題がこれまで患者の日常の機能にどのような変化をもたらしたかを把握しておくのは重要なことです。どのような環境下でより困難を感じるのか，患者の問題がどのように日常生活に影響を与えているか，問題に対処するためにこれまでどのようなことをしてきたかを質問することにより患者の現在の状況に関する重要な臨床的な情報が得られます。

　成人期のADHDの評価においてはどのようにしてADHDの診断を意識

するようになったのか，ADHDという診断に関する患者の私見，ADHDが現在の状況とどのように関連しているのかについて質問するのも有益です。多くは一般向けの成人期のADHDの本を読むか，友人から「ADHDっぽい」と言われて自己診断しています。一方でADHDの診断（という概念）には懐疑的で家族や恋人に熱心に勧められてやっと診察を受ける者もいます。患者が自分のADHDへの私見に基づいて症状を過大あるいは過小報告しているように思われる場合に，こういった情報は臨床家にとって有用なものとなります。現在の生活上の困難の原因の可能性について話し合うときに「ADHDの症状がどのようにあなた自身あるいはあなたのかかえる問題に影響を与えていると思いますか」「もしもADHDではなさそうだとわかったときに，自分が直面している問題をどう説明できると思いますか」という2つの質問を患者にすることは適切といえましょう。

評価に際してADHDの面ばかりに焦点を当てて，広い視野から個人のウェルビーイングをみることを怠るのは拙速といえます。「ADHDが原因と思われる問題以外であなたの人生において重大なあるいは取り組まねばならない課題は何ですか」と簡潔に質問するのがよいでしょう。最後になりますが，患者の長所と支援システム・資源について評価しておくことは重要です。

発達歴

次に妊娠・出産時，早期発達の問題などの患者の発達歴を検討することが重要です。この際には各年齢の発達課題を達成していたかを聴取し，子宮内での神経毒への曝露（たとえば母親の妊娠時の喫煙）やADHDの症状の原因となり得る乳幼児期の疾患や外傷を除外します。このときにできる限り直接あるいは質問紙や手紙で患者の両親や患者の幼少期を知る人物から情報を得ることができれば，すこぶる有益といえましょう。

家族歴

　患者の家族歴および現在の家庭環境を把握しておくことも有用です。患者に影響を与え得る家庭内の葛藤がこれまでにあったかどうかを明らかにするとともに，医学的疾患あるいは精神障害の遺伝的な素因はないかを明らかにするために医学的，精神医学的な家族歴を点検するのは重要です。家族内の遺伝パターンを見きわめるために包括的な家族図（ジェノグラム）を作成しなくてはなりません。兄弟姉妹，両親，遠い親戚も含めてADHD，学習障害，自己コントロールや情報処理に関連した問題があると診断されたあるいは疑われるものがいないかという端的な質問もその一部となります。ADHDへの社会の認知度は最近になってやっと高まってきたため，1960年代中頃以前に生まれた人がADHDと診断されることは当然のことながら稀なことです。衝動的な面，学校生活上の問題，系統立て困難，患者と同じような困難をもつものの家族内での有無を質問することでADHDの家族歴に関する手がかりが得られるかもしれません。

教育歴

　一般の診察においては最終学歴と修学年数を確かめることで十分な教育歴を得たといえるでしょう。しかし成人期のADHDの場合はたとえ大学院を出ていたとしても学歴には反映されない患者の見落としてはならない学業上の情報があるかもしれません。例えば，落第や不完全履修，留年，サマー・スクールの受講，教育上特別なサポート，大学で単位を落とした経験などについて質問するといった，学習上または行動面（授業態度やレポートの提出）の成績について小・中・高・大の各段階で点検しておくと有力な情報が得られるかもしれません。同様に患者の聴きとり能力，授業への集中力，読書課題の完遂能力，レポート課題の系統立てと完遂の能力，時間のやりくりの能力，勉強での系統立てを維持する能力，制限時間のある

テストを受ける能力,締め切りまでに課題を終える能力について尋ねることで重要な情報が得られるかもしれません。課題を読もうともしなかったとか,追加の課題提出による単位の取得によってなんとか進級し,特に勤勉に課題をこなすことなく進学した,といったたぐいの話は患者からよく耳にするところです。ある男子大学生は,読書課題の最初の10ページしか集中できませんでしたが,自分が読んで理解した最初の数ページの内容をもとに授業での議論を支配することでこのハンディを補っていました。彼は授業への参加態度では高得点を得ましたが,自分が読んでいない部分から試験問題が出題されると手も足も出ない状態でした。

職　歴

　社会人の場合も学歴同様の詳細な職歴の吟味が必要とされます。たとえ職歴に問題がないようにみえても,職業にまつわる困難,例えば企画を時間どおりに終わらせることができるか,仕事に遅刻しないか,系統立ての問題はないか,時間管理の問題がないか,同僚や上司との人間関係の問題がないかなどを問診しておくことは有用です。過去に転職した理由やこれまでずっと苦手としてきた仕事内容や環境について再点検しておくことも役立つかもしれません。自営業の場合は自営業に特有な仕事上のニーズ(たとえば顧客との関係,スケジュール調整,財務会計)をどうやりくりしているか,および自営業は自己選択なのか他の選択肢がないのでそうしているのか(たとえば「他の仕事には就けない」)について尋ねた方がよいでしょう。

身体的・精神科的既往歴

　身体的・精神科的既往歴を一通り聴取しておけば,身体疾患や頭部外傷が受診の契機となる不注意や衝動性の訴えに影響を与えている可能性を除外する際に有用となります。身体的あるいは精神科的な疾患で治療歴

（ADHD を含む）のある場合はその疾患名と所見，さらには薬物それ以外の治療への反応性について問診しておくと有用です。問診により ADHD と症状が類似する可能性のある精神科的あるいは身体的疾患の存在が明らかになるケースもあります。身体疾患が ADHD の症状の原因と疑われる場合は他の科への紹介も必要となります。例としては睡眠障害を除外するためのスリープ・スタディや甲状腺機能障害を除外するための血液検査などがあげられます。ADHD の症状の把握を困難にする，ADHD の症状に併存する，あるいは ADHD の症状に類似した精神障害を評価するには詳細な診断面接が非常に大切です。

診断面接

　前述したように成人期の ADHD では少なくとも一つは他の精神障害が併存している可能性が非常に高いです。さらに成人期の ADHD では必ずしも ADHD の診断を支持するに足るだけの情報を把握することができず，そのかわりに気分障害，不安障害，薬物使用障害，人格の偏りなどの他の要素が患者が抱えている問題の原因であることが明らかになることもあります。それゆえに成人期の ADHD の診察においては構造化された診断面接を試行することは不可欠といえます。

　ペンシルバニア大学における「成人期の ADHD の治療と研究プログラム」では精神科診断面接マニュアル SCID（First et al., 1997）をすべての患者に施行しています。SCID では薬物乱用・依存，気分障害（双極性障害を含む），不安障害，精神病性障害，摂食障害を評価します。SCID 施行の目的は成人期の ADHD の患者が抱える問題に関連し得る多様な要素を包括的見地でみることであり，このことは患者にも伝えるようにしています。

　SCID には ADHD の項目はないので問診，症状チェックリスト，近親者が回答する質問紙，それに ADHD の症状の評価を補完する情報を組み合わせて診断しています。最後にさまざまな気分や人格に関する質問紙を施行して患者の症状や生活上の機能の客観的なデータを幅広く収集します。こ

れは診断に役立ち，臨床的に価値があり，患者にとっても有益です。

ADHD の症状の評価

包括的な評価の主目的はADHDの症状の評価であるのはいうまでもないことです。前述の診察では患者の日常生活上のADHDの症状を聴取します。ADHDの症状の有無を評価するうえで適切な診察をすることはこのうえなく重要といえます。しかしながら児童期，成人期の両方におけるADHDの症状のための客観的なチェックリストや臨床尺度を試行して診察で得た臨床データを補完することが必要です。

ADHD に関連する行動上の問題の聴取

ADHDに関連する頻度の高い生活上の機能の問題について聴取することは有益です。時間の管理，書類仕事などの系統立て，独力での仕事の完遂能力，締め切りの遵守（これには締め切り間際になって急いで仕事を仕上げることも含まれます）などの仕事や学業上要求される機能を患者がどのように遂行しているかに焦点を当てた質問が有用です。請求書の支払い（延滞料の発生も含む），家事の管理，取り決めの遵守，家計のやりくり（衝動買いに関する質問も含む），整理整頓を保つ（物の紛失に関する質問も含まれる）などの身辺の雑事をどのように処理しているかについての質問によって患者が成人期の課題をどのように処理しているかを明らかにしていきます。日々の責務を果たす，過ちから学び態度を変える，最後に自分の潜在能力を出し切るといった能力を患者自身がどのように評価しているかに関して一般的な質問をすることで得られるものは多くあります。ADHDをもつ成人の質問への回答や来歴をきいていると胸が締め付けられる思いのすることもあります。ほとんどのADHDではない人なら，たまにあるぐらいの，しか

もそれほど深刻でもない生活上の困難のエピソードを挙げるだけでしょう。一方，ADHDをもつ人はADHDに起因する機能的な問題が日々の苦痛の種となっており，数え切れないほど頻回に繰り返される困難のエピソードを語ってくれます。

ADHDの症状チェックリスト

　われわれは児童期と成人期になってからのADHDの症状の有無を症状チェックリストで評価し診断に役立てています。チェックリストと問診を併用することで，特に問診とチェックリストの反応に食い違いがみられるときに，臨床家が患者の特定の症状の有無について追加の質問をして確認することができます。われわれの経験ではBarkleyの症状チェックリストとその標準化データはこの目的にはすこぶる有用です（Barkley & Murphy, 2006a）。問診でも同様の症状の評価はしますが，われわれはそれに加えて，児童期と成人期両方について自己記入式のこのチェックリストに患者に書き込んでもらうようにしています。それに平行して観察者用の児童期と成人期のチェックリストもあり，第三者の視点で患者の行動を評価します。可能なら必ず両親，兄弟，配偶者，ルームメイトなどの重要な他者にこの観察者用のチェックリストを記入してもらうように患者に依頼しています。現行のBarkleyの質問紙が近年の研究成果で同定された成人期のADHDに特異的な症状を取り入れて近いうちに修正されるのを期待しています（例えばBarkley & Murphy, 2006bを参照のこと）。

　現行の症状チェックリストでは質問項目はDSM-IVの診断基準と一致しており不注意の症状と多動性-衝動性の症状の項目が交互に並んでいます。回答者は症状の重症度について「**ない，もしくはほとんどない**」（0－症状なし）から「**非常にしばしばある**」（3－重度）の4段階で評定します。採点基準にしたがって，「しばしばある」（2－中度）以上の頻度で生じると回答された症状は臨床レベルとみなされます。それぞれの症状は不注意優勢型と多動性-衝動性優勢型の2つの下位分類のどちらかに該当します。いず

れかの下位分類で9つの項目中6以上が中等度以上の重症度であればその下位分類の基準を満たすことになります（両方のクライテリアを満たせば「混合型」）。ただし，われわれの場合は多数の項目で「軽度」と評定され，ADHDに特徴的なプロフィールを示し，成人期になってから実行機能に関連する困難をかかえている患者の場合もADHDの基準を満たしているとみなしています。

　われわれの診察では使用していませんがWender Utah Rating Scale（WURS）（Ward, Wender, & Reimherr, 1993）はよく研究目的で使用され，読者も親しんでおくべきスケールといえましょう。WURSは61項目の自己記入式の評価スケールであり多動性，不注意，衝動性，気分易変性，易怒性・かんしゃく，系統立て困難，低いストレス耐性といった成人期のADHDの症状を評定します。これらの7つの症状群はWenderの成人期のADHDモデルを反映しておりユタ基準として知られています（Wender, 1995）。

　WURSは両親からの情報による児童期のADHDに関する行動に強い相関を示す25項目から成り，ADHDの症状の児童期における有無の遡及的な評価として成人期のADHDの研究に用いられています。WURSに対しては，DSMの改訂による診断基準の変化に併せて改訂が行われていないこと，さらには不注意優勢型への適用が困難な場合があることの2点が欠点としてあげられています（McGough & Barkley, 2004）。

標準化された成人期のADHD評価スケール

　典型的なADHDの症状は成人の患者でも注意深い問診により評価できますが，児童期とは様相が異なることが多いものです。DSMの診断基準は児童期を主に想定して考案されたものであり（McGough & Barkley, 2004）成人の評価には発達的にみて不適当である（Barkley & Murphy, 2006b）ことを考慮すると，DSMの症状の基準の有無に頼るだけでは成人期のADHDの診断評価として必要十分とはいえません。

　Conners' Adult ADHD Rating Scales（CAARS）（Conners, Erhart, & Sparrow,

1999）やBrown Attention Deficit Disorder Scale for Adults（BADDS）(Brown, 1996) などの標準化された客観的症状評価スケールにより成人のADHDの症状は広い範囲で評価することができます。われわれの診察では両方のスケールを使用しており，両者ともに有用であり，それぞれから独自の臨床的情報が得られることから，この併用は実用的であると考えています。

　CAARSのロング・ヴァージョンは成人期のADHDの症状を広い範囲で評価する66項目からなる自己記入式の質問紙です。Barkleyの症状スケールと同様に患者は各項目について，「**一度もない**」から「**とても頻繁にある**」の4件法で回答します。CAARSでは総得点と下位スケール得点（「不注意・記憶に関する障害」「多動性・落ち着きのなさ」「衝動性・感情易変性」「自己概念の問題」）が得られます。ADHDに関連することの多い多様な障害を測定することができる。加えてDSM基準に合わせた3つの下位スケール得点（DSM-IV 不注意症状，DSM-IV 多動性－衝動性症状，DSM-IV ADHD症状総得点）とさらにはADHDインデックスも算出することができ，これは問診で収集した臨床データを確証するのに役立ちます。回答は表にまとめられ，回答者の性別と年齢別にまとめられた標準化されたデータに基づいた採点シートでTスコア（平均50，標準偏差10）に変換されます。CAARSには簡略版とスクリーニング版もあり自己記入式フォームに加えて観察者用フォームもあります。

　BADDSの成人版は40項目からなる検査者が施行する質問紙であり成人期のADHDの症状を広い範囲で評価します。BADDSは注意の持続能力を評価するだけでなく課題にとりかかる，注意を向けてそれを持続する，課題を完遂するのに必要な努力を維持する，気分を調整する，日常生活上の情報を想起する能力をも評価します。BADDSでは総合スコアと前述した実行機能に関わる5つの下位項目スコア（取りかかり，焦点化，努力，感情，記憶）が得られます。各項目は症状の頻度にしたがって，「ない」から「ほぼ毎日」の4件法で評価されます。CAARS同様，回答は表にまとめられ，標準化された成人のデータに基づいた採点シートでTスコアに変換されます。

　これらのADHD症状の他者評定は有用で質が高いのですが，臨床家がそれだけで成人期のADHDを正確に診断できてしまうような評価スケールは

現在のところありません。いうまでもなく，これはほとんどの精神障害にあてはまることです。病歴，問診，そして可能ならば最低一つは他者による評価法で査定した後に初めて診断ができるのです。ですから，たった一つの質問紙だけの結果をもとにADHDの診断をすることはおすすめしません。中にはいくつかのチェックリストや客観的な測定において症状を過少に報告しがちなADHDをもつ人もいることから，他の側面からの評価も重要です（Barkley, et al., 2002）。それゆえ問診と症状の評価を神経心理学的機能検査で補うのはとても有益といえます。

神経認知的検査によるスクリーニング

実行機能の障害がADHDの原因であるという概念化にともない，ADHDにおける神経生理学的機能の特異的な障害を同定して，診断に役立てようとする研究が急激に増えました。それにもかかわらずADHDを診断あるいはADHDの人とADHDではない人とを鑑別できる信頼性のある検査は今のところ見つかっていません（McGough & Barkley, 2004）。しかし，このような限界はありますが，神経認知的検査によるスクリーニングは臨床的な症状の評価と併せることで実行機能障害の同定および患者の認知プロフィールを明らかにする際に有用なことがあります。

これから成人期のADHDの評価に有用であることが判明した神経生理学的検査について論じていくわけですが，その前に成人期のADHDへの神経生理学的検査の使用について他の研究者ら（例えばMurphy & Gordon, 2006）と同様の警告をしておかなければなりません。これから言及するどの検査もADHDを確実に診断できることは証明されていないので，これらの結果をもって診断すべきではないのです。それでも，検査中に患者がどのように持続的注意，衝動制御，ワーキングメモリーを要する課題をこなすのか臨床家は観察することができるし，また患者の能力を評価することもできます。そのような臨床データは，少なくとも施行した検査が測定する能力における患者の相対的な長所と短所を詳細に明らかにしていく上で有用と

なるでしょう。検査の開始前に「これから認知検査の十種競技をしてもらいます。いろいろな検査をしてもらうことになりますが，これらの結果によってあなたの脳が課題にどのように反応しているかを知ることができます」と，われわれのグループでは患者に説明しています。

聴覚性ワーキングメモリー検査の一つであるSelective Reminding Test（SRT）（Buschke 1973；Spreen & Strauss, 1991）が驚くほど有用であることをわれわれのグループは見出しています。SRTでは1セット12単語からなる単語リストを患者に複数回読み上げて提示する検査です。被験者は単語リストをすべて聞いた後に12の単語を自由再生しなければならないという教示を受けます。各試行で被験者は覚えている限りの単語を再生し，その後に被験者が再生できなかった単語を検査者が指摘します。そして被験者は次の自由再生試行に入り再度12のすべての単語を再生するように求められます。検査は被験者が完全に12の単語を3回連続で再生できれば終了し，それができない場合は最長12試行まで続けて終了とします。SRTは記銘，記憶想起，記憶の定着を測定できる検査です。このテストは年齢および男女別で標準化されており，再テストのための別の単語リストも用意されています。遅延再生能力をテストする際には他の活動を5分間した後，あるいは5分から漸次間隔をあけて患者に自由再生をしてもらいます。

また**ウェクスラー成人用知能検査3版（WAIS-III）**（Wechsler, 1997）から抽出した下位項目をわれわれのグループはよく利用しており，これにより全般的な知的機能と特定の認知スキルの遂行力の概略を得て，学習障害の有無の簡略なスクリーニングをしています。使用する下位項目としては単語，積木模様，数唱，符号であり，それぞれ言語性スキル，非言語性の問題解決能力，数字に対する聴覚性のワーキングメモリー，認知処理速度の検査といえます。下位項目の得点に特定なパターンや言語性検査と動作性検査の得点に大きなディスクレパンシーがあるからといってADHDの診断の信頼性が高まるわけではありませんが（Murphy & Gordon, 2006），これらの下位項目により治療上有益となる患者の知的機能における長所と短所を得ることができます。

Conners' Continuous Performance Test-II（CPT-II）（Conners, 2004）な

どの持続的処理能力を測定する課題は上記の検査以上に頻繁に成人期のADHDの評価に用いられます。CPT-IIは持続的注意と覚醒度を測定するコンピュータ化された課題であり，被験者は提示される間隔が変化する刺激を視覚的にモニターしなければなりません。被験者はスクリーンにあらわれる刺激群から特定のターゲット刺激にはスペース・バーを押して反応し，非ターゲット刺激には反応を抑制するように教示を受けます。CPT-IIで得られる評価指標としては正反応数，見逃しエラー数，お手つきエラー数（非ターゲット刺激に反応した数），反応時間の変動性係数（反応時間のばらつきの指標となる）などがあります。評価には約14分を要し，青年と成人用の標準化されたデータを利用して成績の解釈をします。

Penn Abstraction, Inhibition, and Working Memory Test（AIM）（Glahn et al., 2000 ; Gur et al., 2001）はペンシルバニア大学の研究者により開発された抽象化，抑制，ワーキング・メモリーといった実行機能のいくつかの側面を測定するコンピュータ化された検査であり，健常者と統合失調症の患者の集団で妥当性が確認されています。実行機能が統合失調症とADHDで共通して障害されていることを考慮して，われわれはこの検査を成人期のADHDの評価のプロトコルに組み込んでいます。AIMは抽象化と抽象化＋記憶の下位テストより構成されています。抽象化下位テストでは5つの図形がコンピュータの画面上に現れます（2つは右上，2つは左上，1つは中央）。中央の図形を右上と左上の提示される2つの図形のセットのどちらかにマッチさせるというのが被験者に与えられた課題です。マッチングの規則は検査の施行中に変化します。つまり正しいマッチングを構成する要素が変化し，被験者は課題をしながら正解あるいは不正解のフィードバックに基づいてルールを認識してそれを適用していかなければなりません。抽象化＋記憶下位検査は中央のターゲット刺激が500ミリ秒だけ提示されて消える以外は抽象化下位検査と同じ内容です。スクリーンの両隅に2つのセットの図形が提示されるまでにはターゲット刺激消滅後2.5秒の間隔があります。

AIMは抽象的思考と思考の柔軟性を測定し，記憶および非記憶両方の試行における被験者の反応の正確さと正確に反応したときの反応時間のzス

コア（さらには正確さと反応時間の総合得点も）を算出します。標準化されたデータは思春期，成人期の健常者のデータが利用できます。記憶および非記憶下位検査両方の正確さのスコアと反応時間のスコアを概観することで，トレード・オフの関係にある正確さと反応時間についての被験者の相対的な強さと弱さに関する有用な情報が得られます。しかしながらこの検査の成人期の ADHD に関する有用性の検討にはさらなる研究が必要です。

　ここで紹介した諸検査やその他の神経心理学的検査の成人期の ADHD における結果はまちまちです（Gallagher & Blader, 2001；Hervey, Epstein, & Curry, 2004；Riccio et al, 2005；Solanto, Etefia, & Marks, 2004）。これは成人に限らず ADHD の神経心理学的検査全般にいえることです（Murphy & Gordon, 2006）。つまり成人になると個人は適当な補償戦略や認知スキルを獲得しており（いうまでもなく最新のコンピュータ化された検査で測定される注意機能にもそれらは反映されており，結果が高く出ます），比較的短時間の検査の間であればそれらを駆使することが可能なようです。それゆえ明らかに ADHD の臨床的な症状のある成人でも実行機能に関連する多くの検査で正常値をとることがあり得るのです。臨床家がより正確な診断するのを補助するような検査を見出すために引き続き成人期の ADHD の神経心理学的機能に関する研究が必要です。

成人期の ADHD と併存障害

　この章の初めに併存する精神症状の有無を調べるために包括的な診断評価が必要なことについて触れました。また，この手順をふむことは ADHD の中核症状と患者が治療を求めている ADHD と関連がない障害に起因する問題を鑑別するのに重要です。正確な鑑別診断をするとともに現在の症状を把握しておくことは患者にとって有益な治療プランを策定する上で重要な第一段階といえます（Ramsay, 2005c）。

　一方で成人期の ADHD の臨床像はこれまでも述べてきたように多彩で型

にはまったものではありません。ほとんどの場合，ADHDの成人の長期にわたる困難の過程でさまざまな発達上の挫折，精神症状，生活上の問題などが絡まりあって複雑な様相を呈しています。中にはADHDの症状のために生涯を通じて奮闘努力を続けたにもかかわらず，人より多くの失望を味わう結果に終わっていることを本人が気づいていながらも適切な評価と診断を受けていないケースもあります。一方で，高校を卒業後に大学に進学して就職し，さらには家庭をもつという過程を傍目にはまったく問題なく通過しているようにみえる者もいます。そのような人でも詳しく話をきいてみるとこれまでの人生で無駄の多い行動パターンなどの困難を繰り返し体験してきたことに同意するものです。小さい頃は大きな問題がなくても成人期になると生活上の要求水準が次第に高くなり，ADHDの症状を抱えつつ日常生活をやりくりするのにさらなる努力が必要となります。こういった場合にADHDをもつ人は自分は偽者であるという感覚をもち続けながら人生を送っていくか，対処しきれない難問に直面し続けているという感覚が強まっていくかのどちらかです。生活上の要求水準と精神的苦痛が重なって，その人のもつ問題対処戦略が奏功しなくなると，ついには援助を求めることになります。ほとんどのADHDの代表的な症状，ひいては実行機能は衝動コントロールや行動の計画と完遂の障害などの行動面での調整の障害にかかわります。特に成人期のADHDの治療にあたっては実行機能が感情に与える，逆に実行機能が感情から影響を受けている程度を考慮することも非常に重要といえます。抑うつ（例えば悲しみ，罪悪感，恥ずかしさ），不安（例えば心配，懸念，恐怖），怒り（例えば憤怒，苛立ち）やその他の辛い感情は，より高次の認知過程に悪影響を与える可能性があります。その逆にADHDという障害により日常生活上で要求される多くの課題をこなすのが困難となり，結果として感情的苦痛をおぼえることもあります。もちろんADHDと気分や感情面での障害への素因が共存することもあり得ます。

　ADHDが先か感情的な障害が先かにかかわらず，多くの成人期のADHDにおいてそれらが共存するという事実は，診断の見立ての過程で重要であり注意を払う必要があります。さまざまな内的な誘引や外からの刺激に反

応して比較的短時間の感情の動揺や爆発について，ADHDをもつ人の多くが報告してくれます。大うつ病エピソードのようなより安定した継続的に問題となる気分の状態には至らないものの，このような情動の不安定性はそれ自体が気持ちを乱し破壊的となります。以下の記述は併存症をもつADHDの場合と，何らかの診断基準を満たすほどではない感情の動揺の短期間のエピソード（例えばシャドウ症候群［Ratey & Johnson, 1997］）に困惑しているADHDの場合の両方に適用できます。

うつ病

　過剰な悲しみ，易疲労性，涙もろさ，興味・喜びの著しい減退（例えばアンヘドニア），自己の価値・世界・未来の否定的な評価が少なくとも2週間のあいだにほとんど毎日存在する，が大うつ病の顕著な特徴といえます。すでに先延ばしや集中困難と格闘している成人期のADHDにうつ病が重畳すると注意を持続する，行動を開始するなどの問題を悪化させることがありえます。うつ状態にある人が注意の転導性や物事を完遂できないことから自分はADHDなのではないかと思い違いすることもあります。うつ病とADHDの違いのキーポイントの一つとしては，たとえ慢性のうつ病であっても大抵はうつ状態が改善に伴って集中力や落ち着きのなさといった症状も改善したと報告することがあげられます。ADHDではうつ状態が改善してもこれらの機能的な問題は残存します。

　いうまでもなく，それが生活上の度重なるフラストレーションや士気喪失の結果としての続発性のものであれ，真の意味で両疾患がたまたま同時に生じた場合であれ，うつ病とADHDは併存し得るのです。われわれの臨床的な経験からするとうつ病とADHDが併存するケースはフラストレーションと失敗体験に対して非常に敏感になっているようです。この併存症のパターンのある場合は課題がちょっと難しくなった（あるいは本人が難しいと思った）だけで容易に課題を投げ出してしまいます。このようにうつ病とADHDの併存したケースでは生活上の重篤な機能不全をかかえている

か，このような現況に不平を漏らしながらも妥協するといった禁欲的な態度を身につけています。

不安障害

　不安はほとんどの場合，神経がピリピリ，緊張，集中困難（頭が空っぽになるなど），懸念，イライラというかたちで現われます。この不安の感情は被害を被り得る何らかの脅威と結びついています。見知らぬ犬が近づいて来たとか，交通量の多い通りを横断しようと身構えているときなど一定の危険な状況に直面している場合にこのような感情が生じるのは，適応的であるといえます。しかし不安障害をもつ人では状況から想定される程度から不釣合いなほどの高い覚醒レベルの状態にあり，さまざまな状況を脅威の対象として過剰に評価してしまう結果，それらの状況を避けるようになります。成人期のADHDでは学業や職務上の過去に困難や挫折を引き起こした任務・課題を避けるといった行動パターンについて述べることが多いのです。

　自分の課題遂行および完遂能力の変動性が大きく，不安が集中力を妨げることから，不安障害をもつ人の多くは自分がADHDであると思い込みがちです。しかしながらそういった不安はほとんどの場合，脅威と結びついた特殊な状況と課題に関連しています。不安障害をもつ人はストレス要因に晒されなければ（ADHD様の）症状は出現しません。一方，ADHDをもつ人は（ある一定の要求とか状況においてその困難さの訴えが強くなるとはいえ）さまざまな場面における継続的なADHDの症状に関連する困難を訴えることが多いのです。

　不安障害とADHDの併存は高率にみられます（Biederman et al., 1993；Safren et al., 2001；Schatz & Rostain, 2006）。この場合，真の併存の結果，つまり両方の症状が（同時に）生じたのかもしれません。しかし，そうでない場合はADHDの症状から二次的に不安障害が派生した可能性があります。日常生活上で必要となることを何とかやりくりしようとした結果，

ADHDの人は大きな困難と挫折に直面します。多くの日常的な，一見ちょっとした課題にしか見えないものがADHDをもつ人には脅威として知覚され，結果として困惑，恥辱や苦悩といった感情を覚えるのです。結果として，ADHDの成人はこういった課題に直面すると注意集中困難が悪化し，それがさらに回避，先延ばしなどの課題を完遂することに関連する困難を悪化させる可能性が高まります。

双極性障害

　双極性スペクトラム障害の中核的な特徴は気分の著明な変動，ほとんどの場合は気分の高揚（躁状態，軽躁状態）と気分の落ち込み（うつ状態）の間の動揺です。重症の躁状態の場合には治療のために入院が必要となるような精神病性の症状や危険な行動がみられることもあります。双極性スペクトラム障害でもそこまで重症でない場合は，躁状態と軽躁状態では睡眠欲求の減少，観念奔逸，衝動性，目標志向性の活動の増加，自尊心の肥大などが出現します。こういった症状の多くは成人期のADHDの症状に似通っています。成人期のADHDでは対象に過度の集中（より正確には固執というべきか）を示したり，一時的に著しく生産性・活動性が高まる傾向がみられます。しかしながらこういった多産な期間は躁状態や軽躁状態からみると非常に短く，数日間続くことはありません。

　多くの成人期のADHDでは（熱中するあまり）思考を止めることができないために入眠困難を示すことがありますが，これは双極性スペクトラム障害にみられるものとは質的に異なります。経験的には成人期のADHDの場合は疲れを感じてはいるが，固執（例えばテレビゲームに熱中する），過集中，睡眠の必要性の判断低下，内的ソワソワ感に関連する入眠障害などが睡眠を阻害した結果としての睡眠障害です。むしろ睡眠欲求の減少というよりもADHDではたいていの場合，結局は疲れてしまって，朝起きられずに寝過ごしてしまったりします。軽躁状態や躁状態の場合は疲れ知らずで睡眠時間が短くても外見的には十分に機能できる頻度が高いです。軽躁，

あるいは躁の期間の行動はより目的志向的だが夜遅くまで部屋の家具の模様替えをするあるいは浪費や危険を伴う行為をするなど通常の行動パターンからはずれたことをします。

さらに双極性スペクトラム障害では持続性の興奮や易怒性がみられることもあります。成人期のADHDでも冷静さを失って怒りなどの感情が噴出することがありますが，それは短時間で落ち着き，取り乱してしまったという自覚があることも多いです。双極性障害では気分変動の経過中に正常の気分になる期間もありますが，それに対してADHDでは毎日のように自分の症状に苦しんでいます。当然，双極性障害とADHDの両方の症状を示すケースもありますが，これは診断や治療にあたって特別な注意が必要な組み合わせといえましょう（Nierenberg et al., 2005）。鑑別診断は困難ですが，ADHDが双極性障害と誤診される可能性がその逆よりも高いです。また経験的に双極性障害とADHDが併存したケースではADHDの症状が双極性障害の症状に間違われることがその逆よりも頻度が高いです。

ADHDと双極性スペクトラム障害の併存したケースでは日常の機能，ひいては自己イメージも極度に不安定です（Nierenberg et al., 2005）。仮に彼らが離婚や予期せぬ転職などの生活上の大きな混乱を何とか避けたとしても，雇用者や同僚との意見の相違，退屈，日常生活上の些事をこなす必要性などのストレス要因に強く反応してしまう傾向があるでしょう。ある意味，多くの成人期のADHDでは生活上の無秩序を好んでいる，あるいは好き好んで事を荒立てているようにもみえます。しかしこういった混乱が原因でADHDをもつ成人は著しい生活上のストレスに直面し，また自分自身に苛立つか他人に（あるいはその両方）怒りを覚えるのです。

物質依存

未治療のADHDは生涯を通じて物質依存のリスク・ファクターとなります。一方で物質依存はさまざまな認知機能を損ないADHDの症状と類似した重篤な機能面での問題を生じます。たいていは病歴をよく聴取して，

物質使用の開始と引き続く物質依存以前の児童期にADHDが存在したかを確かめれば十分といえましょう。ちなみに，ADHDをもつ人が不快なADHDの症状をやりすごそうとして物質を使用すると仮定する自己治療仮説には多くの臨床医が賛同しています（Khantzian, 1985 ; Whalen, Jamner, Henker, Gehricke, & King, 2003）。ADHDの場合はアルコールとマリファナが物質依存の中で最も頻度が高く報告されています（Barkley et al., 2002 ; Fischer et al., 2002 ; Wilens, 2004）。患者はこれらの物質の効果について「脳が落ち着く」あるいはADHDに関連したストレスや不安を和らげると表現します。また一方で衝動的でセルフ・コントロールの困難なケースではマイナスの結果を考慮しないで物質依存などのリスクある行動を始め，依存行動から抜け出せなくなる危険性が高いとも考えられます。

　物質依存が長期にわたる要因として，生理的な物質への渇望に加えて，さまざまな情緒的，認知的，行動的なパターンが関連しています。情緒的なストレスや生理的な不快感が原因で安堵を得ようと物質を使用し（例えば仕事が遅れたため生じた不安をアルコールで鎮める），物質使用への信仰ともいえるほどの理想化が継続する依存を正当化する根拠となり（例えばマリファナを吸えば創造力が広がる），行動上の習慣により自動的に物質使用を続けてしまうのです（例えば授業の後にマリファナを一服する）。

　物質使用がADHDの自己治療として，または自己コントロールが困難なため，あるいはその他の理由で始まったのかを明らかにすることは治療計画をたてる上で重要です。成人期のADHDではマリファナやアルコールが最も使用頻度の高い嗜癖物質ですが（Wilens, 2004），コカインを試したことがあるケースにドラッグ体験について尋ねてみると興味深い答えが返ってきます。多幸感やハイな感じはなく，どちらかというと集中できるようになったと回顧するものが非常に多いのです。もっとも，こう答えたからといってこれだけでADHDの診断を確定するのに十分とはいえません。

　物質使用・依存に関する懸念事項は2つあります（1）物質依存が薬物療法の治療効果に干渉する，（2）物質の効果が適応的な対処スキルの獲得およびその使用を阻害する，あるいは弱体化してしまう。経験上，重篤な物質依存がある場合は，ADHDの外来治療を本格的に始める前に入院による

断酒やリハビリテーションといった物質依存に対する治療を通じて安定化を図ることが必要です。一方で，物質依存さえなければ比較的適当に機能している慢性の物質依存のケースでは，物質使用は外来における治療計画の重要なポイントとなります。物質使用行動をADHDに関連した問題と概念化し治療的に取り組む課題として設定します。患者が物質の使用を続けたがる場合は，物質使用の問題を改善させる余地を少しでも残しておくために，治療や薬物調整に関する話し合いの中で率直にこの話題をするように促して，少なくとも物質が健康に与える影響に関する説明を患者が受けた上で，物質の使用の継続に関する決断をしてもらうようにしています。ほとんどの患者はこのような提案に同意してくれます。

　こういった問題がどのように形成され現在の形に収束したかはケースによって違いますが，情緒，実行機能，環境が複雑に織り交ざって経験の糸を編んでいき，これらの経験を通して，われわれは自分自身，自分の周りの世界，自分の将来の見通しの概念化をするものなのです。これらの関係性を同定し理解することで，以前にはコントロール不能な衝動とされてきたものを変化させてコントロールできるようになるための第一歩を踏み出すのです。

要　　約

　ADHDは精神医学的に妥当性のある神経発達的障害であり，実行機能障害の結果，自己コントロール，認知，行動，学習に著しい影響を与えます。ADHDと診断された児童の優に半分以上は成人になってもADHDの症状をもち続けることが明らかになっているのですが，現行では成人期におけるADHDの症状の出現の仕方に特化して考案された公式な診断基準がないので，これでも有病率を低く見積もりすぎているかもしれません。多くのADHDをもつ人が同定されず治療も受けないまま成人となっているのです。

成人期まで持続する ADHD の症状に加えて，加齢にともない多くのマイナスの結果が蓄積していきます。ADHD の人生上の問題としては，平均より短い教育歴，不完全な雇用，より多い転職回数，対人間・夫婦間の不和，ADHD 以外の精神医学的問題や物質使用の問題が挙げられます。ADHD は遺伝的素因が関連しているようであり，その症状は特定の脳部位の構造あるいは神経生物学的な機能に関連しています。ADHD と環境要因との間には弱い関連があるにすぎません。

　ADHD をもつ成人が援助を受けるにあたって，まず適切で包括的な診断評価を受けなければなりません。そのような評価の中心構成要素としては学業，職業上の機能に重点をおいた包括的な病歴の聴取，現在の問題と機能の吟味，併存症あるいは現在の問題をよりよく説明することができる ADHD 以外の状態の存在を評価するための構造化された診断面接，幼児期と成人期の ADHD の症状の客観的な評価，患者がどのように困難な認知課題を処理することができるかの概観を得るための神経認知的な検査があります。

　成人期の ADHD と診断が確定しその他の関連要因と併存症の有無が明らかになった時点で成人の ADHD に関連する問題と症状に取り組むべく治療プランをたてることに注意を向けることに集中することができるのです。次章では認知行動療法と薬物療法の併用に重点をおいて成人の ADHD の治療モデルについて記述します。

第 2 章
治療モデル
成人期のADHDに対する
認知行動療法と薬物療法

不注意の問題を解決してくれる人をずっと昔から探してきました。これまではADHDの症状を抱えながらもどうにかくぐり抜けてきたのですが，大学，結婚，仕事，育児……と生活が変わる中で，自分が家族や同僚にしてきたことについて悩み，押しつぶされそうです。私は今，薬を服用していて効果を感じています。でも，薬を飲んでもこのADHDの症状が消えてなくなるわけではないのです。

（32歳のADHDをもつ患者の手記より）

　第1章でお伝えしたように，ADHDは生涯にわたって続く神経心理学的障害です。ADHDをもつ児童を追跡した最近の縦断的研究では，ADHDをもつ人は仕事，学校，対人関係，精神的問題を併存する率が高いなど，多くの生活上の問題を抱えていることが示されました。さらにADHDをもつ成人は，ADHDではない人と比較して否定的な思考をもち，将来に対する希望をもちにくく，自分のことを受け入れることが難しいといわれています。

　ADHDの症状は生活の広い範囲に影響を与えるために，すべての年齢層のADHDをもつ患者に対して複合的治療が推奨されています（AACAP, 1997；Attention Deficit Disorder Association ［ADDA］, 2006；Murphy, 2005；The MTA Cooperative group, 1999）。複合的治療とは，薬物療法，心理療法，ADHDコーチング，学習面での特別な配慮やサポート，職業カウンセリングを中心としたさまざまな治療様式を組み合わせることを意味します。このようなアプローチは，当事者にとってもっとも問題となっている事柄への専門的な支援を行う上で望ましいものです。ADHDをもつ大学生の場合は学習面での特別な配慮が3番目に重要な治療方針となりますが，ほとんどの場合は薬物療法と心理療法が治療の基本となります。

　ADHDの中核症状が生活能力と高い併存症の発症率に与える影響を考慮して，われわれは薬物療法と認知行動療法（Cognitive Behavioral Therapy：CBT）という心理療法を組み合わせた治療アプローチを推奨しています（例えば，Ramsay, 2005a；Ramsay & Rostain, 2003, 2004, 2005b, 2005c, in press；Rostain & Ramsay, 2006a, 2006c；Safren, 2006）。薬物は脳の神経薬理学レベルでの「ボトムアップ」の介入として働くことで，実行機能を改善します。併存症状を緩和する薬物を追加することもあります。一方で，CBTはADHDの症状

が生活場面での行動・心理にどのように影響を与えるかを患者が認識できるように手助けする「トップダウン」の介入です。ADHDの症状が生活場面でどのように影響しているかを患者が認識することで，ADHDの症状が生活場面に影響を与えるパターンを変えるための方法を習得し，それを実行に移すことが容易になります。そこまでは無理な場合でも，なかなか変えることができないパターンに気づき，受け入れるための手段を得ることができます。それぞれの治療要素は，患者がより良い生活を送る上でとても役に立ちます。

　薬物療法はADHDの治療の第一選択肢とされています。ほとんどの研究は成人を対象としておらず児童を対象としていますが，薬物療法はあらゆる年齢のADHDをもつ患者の症状を著しく改善することがこれまでに示されています。成人期のADHDで薬物療法を活用する場合には，医学的・精神医学的な併存症に対しての薬物の追加や，至適な用量の調整が必要となるといった難しさがあります。とは言うものの，比較的軽度で悪化因子（例えば，併存症がない）がなく，安定した生活環境（例えば，職に就いている，支援ネットワークをもっている）にいる患者であれば，薬物療法のみで顕著な効果があります。薬物療法については，この章の後半で説明します。

　薬物療法は多くのADHDをもつ成人に効果はあるのですが，薬物療法のみでは成人患者の約50％には十分な効果がありません（Wilens, Spencer, & Biederman, 2000）。薬物は症状を軽くしますし，実行機能を改善しますが，多くのADHDをもつ成人の生活を十分には改善してくれない可能性があります。つまり，適した用量の中枢刺激薬を服用することで集中することはできるようになりますが，だからといって先延ばしをしなくなったり，自信がついたりするわけではないのです。したがって臨床的な改善を促進するために，薬物療法に加えて心理社会的介入が必要となることが一般的です。われわれは心理社会的介入として，特にCBTが役に立つことを見出しています。以下にCBTについて説明を行います。

成人期の ADHD に対する認知行動療法

　一言で言うと，CBT は精神障害の理解と治療のために役立つ枠組みとして認知（思考，イメージ，信念）に焦点を当てた心理療法の体系です（Beck, 1976）。もう少し具体的に言うと，CBT では人それぞれの認知のパターンや信念の構造に気づき，代替の思考と信念へと修正できるように促します。代替の認知を検討する際には，今までにない行動と感情体験をするきっかけとなる新しい見通しを作り上げ，それを試します。新しい見通しを試すという経験が認知や行動や感情を修正する源となり，その結果として臨床的改善につながります。元来，CBT は大うつ病への治療法として開発されましたが（Beck, 1967；Beck et al., 1979），不安やパニック障害，物質乱用，双極性障害を含む多様な疾患へとうまく適用されてきました（Beck, 2005 参照）。

　誤解のないようにはっきりさせておきますが，否定的な考え方が原因で ADHD になるわけでは**ありません**。第 1 章で説明したように，ADHD は遺伝的，さらには神経心理学的要因が複雑に影響を及ぼしあった結果として引き起こされます。ですが，ADHD 症状をかかえながら生活をしていく中で，特に成人期まで診断を受けていない場合は，**認知の三要素**（Beck, 1967）として知られる「自己」「世界（周囲）」「未来」についての信念体系ができあがってしまう可能性があります。われわれの生活のさまざまな面で，思考と信念は，行動と感情との間で相互に影響を与えあっています。CBT のモデルでは，思考と信念が必ずしもすべての感情や行動を引き起こしているとは考えませんが（感情プロセスがまず生じる場合も多くあります。また ADHD の特徴である衝動性は，深く考えずに行動することです），認知のパターンについての理解と修正はとても役に立ちます。

　さらに言えば，さまざまな状況で瞬間的に浮かんでくる非適応的な思考パターンを特定して修正することが，成人期の ADHD への CBT では最優先事項となりますが，治療者はこのような自然に浮かんでくる思考は氷山の一角にすぎないと，正しく認識しておくことが大切です。このような自

然に浮かんでくる思考は，包括的で個人に合わせた治療計画を立てる上で大切な，その他の多くの認知的・発達的過程のほんの一部を表しているだけかもしれません。これから説明をする事例の概念化は，個々の患者についてどのようにすればADHDと共に生きることができるのかについての枠組みを作るために有用であり，ひいては，個人に合った治療の青写真をもたらします。これから事例の概念化について説明することから成人期のADHDに対するCBTの話を開始し，われわれの心理社会的介入を紹介したいと思います。

事例の概念化

　CBTの事例の概念化とは，患者が現在抱えている問題や臨床的問題がどのように起きているかを明らかにするために生育歴を精査し，将来の生活機能の合理的な指針を総合的に理解することを指しています（Beck, 1995；Persons, 1989, 2006；Ramsay & Rostain, 2003）。事例の概念化を行うことで，患者が援助を求める臨床的問題の明確化と優先順位の決定を促進することができます。

　この枠組みは，治療者と患者が共に「認知行動療法の専門家のように考える」ために役に立ちます。事例の概念化は，治療計画と介入の選択の指針になるとともに，治療者が心理療法の経過の中でどの問題を取り扱うかや，心理療法の経過をどう評価するかについての無数の臨床的問題を理解する手段となります。事例の概念化は治療者の頭の中だけで納めておくのではなく，患者と協働して共有しながら話し合います。事例の概念化では，新たに得る情報によって修正を重ねていき，患者が感じる困難さに関する悪循環を少しずつ明確にしていきます。そして，個人が直面している特有な問題の発生と維持に影響する要因についてのさまざまな仮説を立てます。患者の経験によって裏付けられないような仮説は除外し，患者の経験によって実際に説明できそうな仮説はそのまま残します。

さらに，CBTの事例の概念化は洞察と自覚を促すことだけを目的としているのではなく，物の見方が変わり，行動が変わる可能性を高めてくれます。したがって，事例の概念化によって示された枠組みは，患者の生活の中で生じる厄介な状況の理解と分析，および長年のパターンを変化させる方法を考え付くためのシステムをもたらします。究極の目標は，患者が自分自身の治療者となることです。これから，図2.1で示す成人期のADHDに対するCBTにおける事例の概念化の構成要素について説明します。

```
┌─────────────────┐
│ 神経心理学的特徴と │
│  環境の相互作用   │
└────────┬────────┘
         │
    ┌────┴────┐
    │  生育歴  │
    └────┬────┘
         │
    ┌────┴────┐
    │ スキーマ │
    │ 中核的信念│
    └────┬────┘
         │
    ┌────┴────┐
    │ 補償方略 │
    └────┬────┘
         │
    ┌────┴────┐
    │ 現在の状況│
    └────┬────┘
    ┌────┼────┐
  ┌─┴─┐┌─┴─┐┌─┴─┐
  │認知││情動││行動│
  │   ││生理的││   │
  │   ││反応 ││   │
  └───┘└───┘└───┘
```

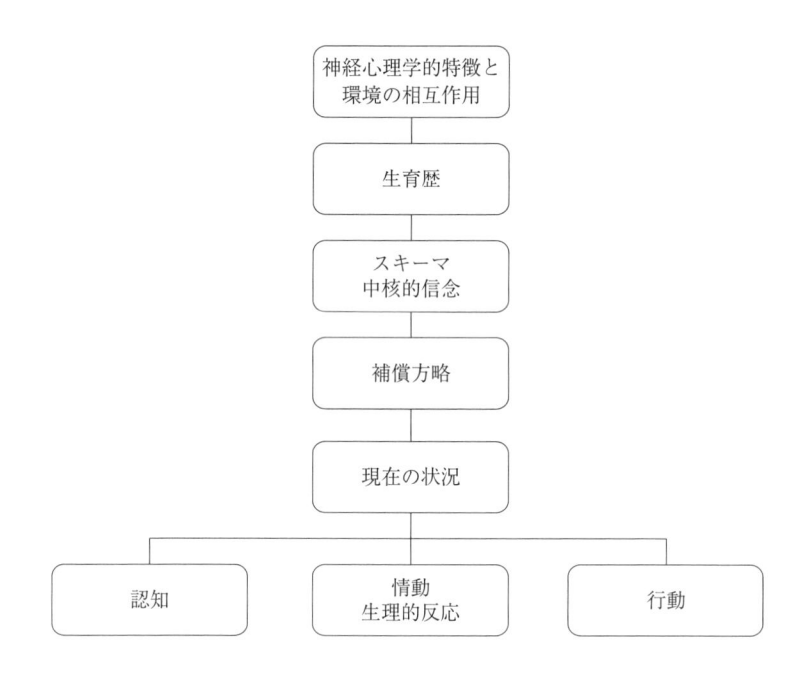

図2.1　成人期のADHDに対するCBTにおける事例の概念化の略図

神経心理学的特徴と環境の相互作用

　われわれの成人期のADHDに対するCBTは，ADHDが実行機能の障害を本態とする遺伝性の高い発達障害であり，それが幼児期から生活に影響を与えていたということを当事者に気付いてもらうことから始まります。たとえその影響が比較的軽度で，年齢を重ねるまで診断されなくとも，ADHDは注意，認知過程，自己統制のさまざまな領域に作用するため，生きていく中でのほとんどの状況や対人関係に影響を及ぼします。ADHDのほとんどの人は，人生のある時点である種の仕事や課題，あるいは状況が他の人と比べて困難だと気づいたり，他の人とは違う方法でやっていることに気づくと話してくれます。そのため，その方が幼児期からADHD症状をもっていたか，そしてどのようにADHDが人生に影響を与えてきたかを理解することが大切です。

　より具体的に言うと，ADHDの症状は注意と集中，知覚，自己統制のさまざまな領域の広い範囲に影響を与えます。ADHDは個人が行おうとする活動の種類，対人関係のスタイル，学習に取り組む姿勢に影響を与えやすく，また他の刺激を無視してある刺激に選択的に注意を払う際に影響を与えます。ほとんどのADHDをもつ人に見られる問題としては，抑制が困難なこと［Barkley, 1997aは，優勢反応（prepotent response）と呼んでいます］，集中しなくてはならない時や他の重要なことを行わなければならない時に，好みの刺激から注意を移行させることが難しいことがあげられます（Brown, 2005）。多くのADHDをもつ人にとって，実行機能の障害の結果としてこれらの問題が積み重なり，学業，仕事，対人関係などのさまざまな事柄をうまくこなしていくことが困難になっていきます。

成長過程での経験

　CBT は「いま，ここで」起きていることを扱う心理療法であるため，測定可能で観察可能な症状の改善と行動の変容に焦点を当てます。そのため，成長過程での経験を重要視しないとしばしば誤解されます。しかし，このような経験は根底にある思考を形作る元となるためにきわめて重要です。これまで述べてきたように，ほとんどの ADHD の成人は，明らかに日常生活を妨げる程ではなくとも，児童期や青年期にある程度の症状を経験しているため，成人期の ADHD では特に成長過程での経験は重要です。治療を受けている ADHD をもつ成人が抱えている問題は，長年にわたって対処すべき問題の最新の兆候であることがほとんどです。したがって，成長の過程での経験を過去の終わったこととしてしまうのではなく，それについて洞察を深めることは，現在，そして将来の生活を改善する上で役に立ちます。

　ADHD の症状をもちながら成長することは，その方がどのように環境と相互作用をして，どのように日常生活で必要となることを乗り切っていくかに影響を及ぼします。ADHD に関連する困難によって，自分自身を理解し自分の居場所を見つけることが難しくなり，人生の多くの側面で欲求不満が募ることもあります。もちろん ADHD の症状をもつ方の成長過程での経験すべてが否定的というわけではありません。サポーティブな家族や教師との交流や上手くやれた活動もあったかもしれません。また，特別な技術や才能を見出し，育んできたかもしれません。しかし，ADHD という診断を受けるような場合には，同一性や自信を育む対人関係，学業，職業上の問題を伴います。そのため，成長過程での経験の影響を理解することは大切です。

　発達過程におけるいくつかの段階，およびさまざまな場面での患者像を得ておくことが役に立ちます。患者の気質，家族との関係，学校での教師や同級生との交友体験，成長過程での重要な転機（例えば，小学校から中学校，中学校から高校，高校から大学への進学または就職など）について質問す

ることで，重要な背景情報を得ることができます。さらに，回顧的に患者の児童期の学業，趣味や興味，自尊感情，その他の思い出をたずねることで，有益な情報が得られる可能性があります。最近の研究では，ADHDの成人はADHDではない成人よりも，児童期をより困難で否定的だったと思い出すことが示されています（Faraone & Biederman, 2005）。当然のことながら，このような経験は自己と自分の能力について，その見方の形成に影響を与えます。

スキーマと中核信念

　「**スキーマ**」と「**中核信念**」という用語はよく同じ意味で用いられますが，理論的には異なります（Beck, 1995；Young, 1999；Young, Klosko, & Weishaar, 2003）。「**スキーマ**」とは，生活の中で私たちが出会うさまざまな刺激に対する評価と解釈を行う認知的構造，もしくは心理的な概念です。人間には経験したことをどのように感じ，意味づけをするかについての一貫した基本的な傾向があります。この傾向によって人間は，経験したことを分類し，環境についての情報を収集するため，スキーマは生存するためになくてはならないものです。スキーマは私たちが直面する新しい状況の評価と対処を容易にします。ですから，スキーマは主に私たちの成長過程での経験の影響を受けています（表2.1参照）。

　スキーマは無意識的に作用し，「この世の中がどんなものか，この世の中がどうやって動いているか」についての絶対的で疑いの余地のない感覚で，自己認識と自我同一性に関連するものであり，フロイトの概念で言う無意識のCBT版のように見えるかもしれません。スキーマは経験と社会的学習から蓄積された，この世の中での生存のために必要な自分なりのルールブックから成り立っています。異なる領域のスキーマは私たちの経験の分類を反映し，世の中に順応する上で役に立ちます。異なる領域のスキーマとは，例えば分離と拒絶，低下した自律性と能力，肥大した自己，他者志向性，過度の警戒，抑制などです。スキーマは世の中を映すレンズに例え

表2.1　成人期のADHDで一般的にみられるスキーマと中核信念

自己不信	「やらなくてはいけないことをすることができない。落ち込んでしまう」
落伍者	「期待に添えない。失敗し続けてきたし，これからも失敗を繰り返すだろう」
無能感	「私は日常の些細なことができないほど無能だ」
不適切／無能	「私は基本的にダメな奴だ」
不安定さ	「私の人生はいつも混乱状態である」

注記　"A Cognitive Therapy Approach for Adult Attention-deficit/hyperactivity Disorder," by J.R. Ramsay and A.L. Rostain, 2003, Journal of Cognitive Psychotherapy : An International Quarterly, 17, pp.319-334. Copyright ; and "Adult with ADHD? Try Medication + Psychotherapy," by A.L. Rostain and J.R. Ramsay, 2006, Current Psychiatry, 5 (2), pp.13-16, 21-24, 27. Copyright. Adapted with permission of the author.

られます。もし誰かが透き通ったレンズ越しに，小さく，ほんの少し楕円形の黄色い皮の果物を見たとすると，その人は簡単にそれがレモンだとわかるでしょう。しかし，もし同じ果物を青いレンズを通して見ると間違ってライムと思うでしょう。したがって，私たちのスキーマは，私たちが世の中をどう見るかに重大な影響を及ぼし，結果として私たちの生活にも大きな影響を与えます。スキーマは思春期までは確立しませんが（Hammen & Zupan, 1984），早い時には，8歳になる頃には行動に影響を及ぼし始めます（Taylor & Ingram, 1999）。

　「中核信念」は規則や条件文（例えば，もし〜だと……）という形式をとった，あるスキーマ領域の特定の表現形で，患者の日々の生活に影響を与えています（表2.2参照）。信念が異なるスキーマ領域の特定のテーマ同士をどのようにまとめるかを明らかにすることで，潜在的に関連するスキーマについての仮説を立てることができます。このようなスキーマと信念は個人の経験の産物であるために，スキーマと信念は次に説明する補償方略という重大な行動に影響を及ぼします。健康的で適応的なスキーマと中核信念も存在し，レジリエンス（回復力）とウェルビーイングに対して重要な役割を担っています。しかし，ここではわれわれが特定したADHDをもつ成人の自己破壊的な行動として，患者のウェルビーイングを損なう非適応

表2.2 成人期のADHD患者に一般的にみられる認知の歪み

過度の一般化	特定のミスから一般的な結論を出したり，元々のミスと関係があろうがなかろうが，その結論を他の状況に適用すること
魔術的思考	問題解決を自分が制御できないこと（例えば，運）に過度に頼ること（「適切な用量の薬物療法を受ければ，すべての問題を解決できる」）
相対的思考	他人と比較して自分がどれほど上手くできているかで自分を評価する（「試験で時間を延長してもらう必要があるのはクラスで私だけだ。私は大学についていけないだろう」）
公平さの誤認	すべての点で人生は公平であるべきだという信念（「教科書を1章分読むのに，ルームメイトよりも時間がかかるなんて公平じゃない」）
全か無か思考	起きたことを二分して，黒か白のようにみる傾向（「私のスーパーバイザーがいくつかの項目で『改善の必要がある』と書いていた。私がやったことは全くダメに違いない」）
読心術的推論・占い	確固たる証拠もないのに，他者が当人を否定的に捉えており，状況が悪化するだろうと推論すること（「きっと同僚は私を信用できないと思っている」）
べき思考	自分自身や行動の一側面に関する非現実的で非適応的な規則をつくる（「座って考えたりせずに私はスケジュールの優先順位を付けるべきだ」）
不適切な非難	不公平な自分や他者への叱責とその他の要因の見落とし（「彼女は私がADHDであることを理解すべきであり，デートをすっぽかしたことを怒るべきではない」）

注記 From Feeling Good, by D.D. Burns, 1980, New York : Signet. Copyright ; and "Adult with ADHD? Try Medication + Psychotherapy," by A.L. Rostain and J.R. Ramsay, 2006, Current Psychiatry, 5（2），pp.13-16, 21-24, 27. Copyright. Adapted with permission of the authors.

的なスキーマと信念に焦点を当てて，次から説明していきます。

補償方略

「**補償方略**」はCBTにおける概念化の重要な構成要素であり，治療介入の上でも重要です。ここでの補償方略は，これまでADHDの研究で検討されてきた「補償」と混同してはいけません。補償はADHDを呈する人が

ADHD症状への対処法を学んだり，悪影響を小さくすることです。例えば，同僚に何かしなければならない約束を常に忘れてしまうADHDの方は，誰かにEメールでその約束を再度送ってもらうように頼むことによって補償できることを学習します。この方略を用いて重要なリマインダーを受け取ることで，ADHDをもつ従業員は約束を果たすことができる可能性が高まります。Eメールのリマインダーをto-doリスト（やることリスト）に書き写す前に消去したり，その後にはやることを忘れてしまったりするなど，すぐにうまくいかなくなりますが，補償はポジティブな対処を試みることを指しています。

　CBTモデルでの「補償方略」は，当初は適応的にみえるが，知らぬ間に維持され最終的には不適応的な信念となるスキーマと中核信念です。また，補償方略は自己破壊的な行動とも考えられます。先延ばしは，成人期のADHDで最もよくみられる一般的な補償方略です（表2.3）。

　例えば，ADHDをもつ大学生であるサラは読書に集中して内容を理解することがずっと困難でした。彼女は読字障害などの問題はありませんが，注意が散漫で，読書をしていると退屈で身体的に落ち着きがなくなり，同級生よりも読書の課題を終わらせることに時間がかかってしまいます。サラは教科書がこれまでよりも長く，難しくなった高校の初期に読書の課題に怯えるようになりました。実際，彼女は教科書を読むことを完全に止めてしまい，代わりにノートと授業中に聞いたことに頼った勉強をするようになりました。

　大学に入って初めての学期をむかえて，サラはなんとか読書の課題に遅れずについていこうとしていますが，読書に対して苦手意識をもっています。彼女の今のネガティブな信念は「こんなに読書に時間がかかるなんて，私はバカだ」です。言い換えると，この信念は「私は他の学生ほど賢くない」という非適応的なスキーマに繋がっています。そのため，生物学の授業での高度に専門的な本を読まなくてはならない時に，「こんなの読めるわけがない！」と考えてしまいました。この考えがきっかけで身体的にストレスを感じ，それが落ち着かなさと注意散漫をさらに助長してしまうのです。サラは結局，他の楽しいことをするという先延ばしをしてしまいます。

表2.3 成人期のADHD患者に一般的にみられる補償方略

予期的回避／先延ばし	未解決の課題の困難度を拡大視してしまい，自分がその課題を完遂する能力に疑いをもつ。結果として，先延ばし行動を合理化する
瀬戸際政策	課題を完遂することを最後の最後まで待つ傾向。締め切りが差し迫ってやっと完遂する
課題のジャグリング	その前から始めた計画の進展がないにもかかわらず新しくて刺激的なことに取り組み，「精力的で生産性が高い」と感じる。
疑似成功感	優先順位の低く簡単な課題をいくつか終わらせて，優先順位の高く難しい課題（例えば，仕事の報告書を書き終える）を回避する
禁欲主義的思考	生活上の望ましい変化の見込みを過度に悲観的にとらえることで，平然と置かれた状況を受け入れる

注記 "A Cognitive Therapy Approach for Adult Attention-deficit/hyperactivity Disorder," by J.R. Ramsay and A.L. Rostain, 2003, Journal of Cognitive Psychotherapy : An International Quarterly, 17, pp.319-334. Copyright ; and "Adult with ADHD? Try Medication + Psychotherapy," by A.L. Rostain and J.R. Ramsay, 2006, Current psychiatry, 5 (2), pp.13-16, 21-24, 27. Copyright. Adapted with permission of the author.

短期的には，サラは先延ばしをすることによって自分自身を無力と見なさずに済みますし，不快感といらだちを避けることができます。さらに，教科書から注意をそむけた時にストレスから解放されたと感じ，自分自身で「これは後でやろう」と決心します。しかし，サラは読書の課題に結局は戻らず，次の生物学の授業までの時間が過ぎてしまいます。結果的に，サラは生物学の授業で教授が読書課題について意見を尋ねてきた時に何も用意していなかったために恥をかいてしまい，「私はバカで大学をやっていけないとよくわかった。もうここにはいられない」と悲惨な結論を出してしまいます。サラの結論は偏っています。彼女は読書をどうしようもないものと思いこみ，その予想に基づいて回避したため，実際には読書を始めてもいません。しかし，彼女の経験は彼女の信念システム（スキーマの集合体）と一致しているため，別の可能性を試さずに，彼女の不適切な信念の確固たる証拠として確信されてしまいました。

　この例からわかるように，補償方略を特定し，それを用いて特定のスキーマ，中核信念，重要な状況に関する感情を引き出すことは，事例の概念を

形成する中で重要なステップとなります。また補償方略は，行動変容を促進するための個人に合った実験をする上での明確な目標を提供してくれます。サラの場合，CBTの初期にただ単に予想される推論に頼るというよりも，実験的に教科書を読むことについての情報を集めることに同意した上で，個人に合った実験（薬物療法の助けを借りて）を行います。このような具体的なエピソードによって，スキーマと中核信念を浮き彫りにすることができ，さらに自動思考，感情，行動上の反応のような，その人がまさにその瞬間で経験したことに関する重要な情報を得ることができます。これらはすべて，治療者が患者の視点で世の中を見るためにも役に立ちます。

自動思考，感情，行動

　CBTの特徴の一つは，一瞬の思考やイメージであり，出来事とそれに対する私たちの反応を仲介する自動思考という概念を考えることにあります。自動思考は，進行中の経験に関連する持続的な一連の思考です。自動思考はフロイトの前意識の概念と類似して，重要性に気づけば簡単に認識することができますが，瞬間的に気付かないうちに生じます。これらの思考は絶え間なく続く思考，イメージ，その他の認知の中で生じるため，多くの場合は気づく余地がありません。ほとんどの自動思考は心理的には中立である傾向があります。しかし，自動思考は急速に生じ，そして気づく余地がないために，特に状況がその個人にとって意味のある場合やスキーマが強い感情を生じさせる場合に，容易にゆがめられ，または不完全な情報に立脚したものとなり得ます。例えば，仕事仲間である2人が廊下ですれ違い，1人が「こんにちは」と挨拶をして，もう1人が返答をせずに通り過ぎたとします。挨拶をした人は「聞こえなかったのだろう」と考え，この事を気にしないかもしれません。しかし，同じ状況で「故意に無視をした」という自動思考がある場合，その人は無視されたことに腹を立てるかもしれません。自動思考は気分，行動，その後の認知を危険なサイクルへと変えてしまう可能性があります。

ヘビを見た時に（または庭のホースをヘビと勘違いした時に），交感神経系が亢進するように，感情と反射的行動は高次の認知プロセスに先立って起きることがありますが，思考は気分の変化と行動の選択に影響を与え，私たちが出来事をどのようにとらえるかに関わってきます。衝動的な行動も，ADHDをもつ方が頻繁に報告するなかなか消えない罪悪感，否定的な思考，自己批判によって不適切に助長されていることが，振り返ってみるとわかることはよくあります。ADHDをもつ成人の否定的な信念は歪んでいるのではなく，過ちや失敗の正確な解釈であることがままあるということは重要なことです。例えば，時間管理で苦しんでいるジョンは，彼女と映画を観るための待ち合わせに30分遅れました。彼の最初の自動思考である「遅刻したので，もう映画が始まってしまった。一緒に映画を見ようと言っていたので彼女は落ち込んでいるだろう」は，おそらく的を射ていて歪んではいません。しかし，このような状況はADHDをもつ成人には頻繁に起こることなので，二次的な自動思考として「僕はなんて負け犬なんだ。彼女に会わせる顔がない。彼女は僕を嫌っているだろう」と，実際の経験を超えた結論を出してしまい，有効な対処を行うことを妨げてしまいます。CBTはポジティブな思考の動力となるというよりも，変化できない事を受け入れること，変化への回復力を高めること，変化できる事のあらゆる可能性を探すことの間のバランスをとるという考え方の原動力となります。ジョンの場合，自分の失敗を受け入れ，彼女に謝り，「負け犬だ」という彼自身の思い込みに挑み，良い彼氏になるためのいろいろな方法に気付くことです。ジョンは遅刻して良い気分ではないでしょうが，一つの失敗によってその一日や彼女との関係を不必要に台無しにする必要はありません。

　事例の概念化を行い，ADHDをもつ成人の経験と学習過程のレンズを通して見ることで，明らかな自己破壊的行動も完全に理解することができます。読書が遅い大学生のサラの場合は，高校時代の苦難の視点から見ると，大学での課題が難しく，彼女が不適応を感じることは当然のことです。読書が遅いことはストレスとなり，高校以前になんとか乗り切っていた頃の自信をむしばみます。大学でさらに困難さが増していく結果として，彼女が読書を回避したことは理解できます。しかし，この信念体系と結果と

して起こる行動は，サラの向学の意思と一致しません。

　CBTが上手く進むためには，その状況での新しい考え方を検討することができるようになることと，新しい行動とスキルを試す意欲が必要となります。軽度のADHDの場合には，全般的に健全に，もしくは大きな問題もなく成長し，適応的な信念体系をもっていることがあります。そのため，軽度のADHDへのCBTでは入念な事例の概念化を行わなくとも，自動思考と行動を修正して，対処スキルを身につけることができるかもしれません。しかし，中程度から重度で，特に併存症と複雑な生育歴がある場合には，否定的な信念と補償方略が臨床像に影響を及ぼす可能性が高いために事例の概念化を行うことが必要となります。

臨床診療での成人期のADHDに対するCBT

　事例の概念化は，患者の経験を理解するための土台として役立ちます。これは，ADHDに関連する臨床的問題を同定し，有効な介入をして，ADHDをもつ患者が治療目標に達するために用いられる，臨床場面での発見的問題解決法（ヒューリスティック）です。この節では，成人期のADHDに特化したCBT介入に続いて，CBTアプローチのいくつかの構成要素の概要を説明します。いくつかの箇所については，例えば治療同盟の重要性などは，CBT特有のものではないですし，ADHDの治療として特別なものではありません。しかし，成人期のADHDに対するCBTでは，これらの治療構成要素がさらなる事例の概念化をする上で，また患者がADHDの症状を抱えながら生活するという，独自の環境と結びついている思考と信念の影響を理解する上でどのように役に立つかに重点を置きます。同じように，いくつかの節は，診断を受けることに折り合いをつけることなど，伝統的なCBTでは強調されていない点であり，成人期のADHDに特有なものです。

ADHDの診断と悲哀反応

　慢性的な困難さがADHD症状によく合致し，彼等のこれまでの主な困難さの原因について，批判的にではなく理路整然と説明をうけることで，患者はしばしば安堵感を覚えます。われわれの患者の何人かは，長期にわたる問題が未診断のADHDを抱えながら生活していたことが原因であったことが突然わかり，涙を流しました。実際のところ，正確な診断は彼等の困難さの最初の認知的再構成となります。この時点で，ほとんどの患者は生活上の困難さを，人間性の欠陥（例えば「私は怠け者だ」，「私はバカだ」）の証明とみなしています。多くの患者は，同じような困難をかかえている人は大勢いることを学ぶことで変化への期待を抱き，すぐにでも治療を開始しようとします。

　一方で，特に成人期へとアイデンティティが移行しようとしている大学生の方に多いのですが，患者の中には診断に疑いを持ち続ける人もいます。若年成人では，ADHDが人生を追い求めていく過程で大きな影響を与えることを考えることすら耐えきれないのかもしれません。壮年成人は診断を受けることで，ずっと抱えてきた困難がもっと早く特定できれば別の人生を歩んでこられたかもしれないと考え，怒り，悲しむかもしれません。

　一部の患者にとってADHDの診断という新しい発見は何度も心の中で失意を繰り返し，援助を受けることができたかもしれなかったという喪失感のきっかけとなります。このような反応を治療で取り扱うことはCBTでは大切なことです。喪失の問題は解決できないこともありますが，患者の感情処理と治療者の適切な共感の両方が必要です。この過程では患者が今の状況を受け入れる力を高めることで，ADHDに対処していく段階へと移行できるようにすることが目標となります。

　例えば，化学薬品製造会社で働いている45歳の生物学者のレジーは，彼の症状がADHDの診断基準を満たすことが確認され，そのフィードバックを受けるセッションに来所しました。評価者からの結果を聞いて，レジーは専門職の同僚と同じ程度の仕事ができないと日々感じていることを

話し，涙を流しました。彼には，自分の高い知能と集中できないことや仕事を完遂できない能力の間のギャップがどうしても理解できませんでした。彼は学生時代に感じていた自己不信感を思い出しました。授業を理解している割には成績が悪く「まじめに取り組んでいないからだ」と教師たちにいつも言われてきたことを思い出しました。ほとんどの人と同じように，レジーにとってADHDのアセスメントと診断は，ただ単に治療の選択肢を伝えるという形式的なもの以上のことなのです。これは重要な個人的出来事であり，自己概念と自己認識に影響を与えるのです。

　成人期のADHDの治療を始めるということは，単純に診断を確認し，治療目標を設定し，必要な対処方法を学べば良いというわけではありあません。例えば，定職に就いていてソーシャルサポートを多く持っており，精神科的な併存症がない場合のような比較的軽度で複雑ではないADHDの場合，CBTは特定の問題に焦点を当て，対処方法を紹介し，比較的限局化した否定的な思考の修正に取り掛かることができます。しかし，より複雑な場合には，彼等の症状がどのように生活のさまざまな場面に影響を与えてきたかについて，診断という新しい情報の観点から個人的な目標を熟慮するなど，診断に対して時間をかけることが求められることもあります。このような点について時間を取って患者と話し合っておくことで，患者のCBTへの参加動機が高まります。

変化への準備性

　適切なADHDの診断評価を受けた結果，ADHDの症状が与える影響について一定の明確な理解を得ることになりますが，個々の患者の治療に対する参加意欲は異なります。ある患者は診断とADHDの影響という新しく明確になった認識に反応し，治療と自己の変化に熱心に取り組みます。一方で，ある患者は診断や，変化させようがないような認知面や行動面での衝動性や，治療の一部（薬物療法）に対して慎重な態度を示すこともあります。このような事柄について時間をかけ，患者の治療のペースに合わせて

CBTを行うことは治療へのコンプライアンスと効果を高めます（変化への準備性については第5章の治療を困難にする要因で詳しく説明します）。

心理教育

　認知機能の所見と実行機能が日々の生活に与える影響についての情報提供を患者に適した形でADHDの診断と共に伝えることは，ほとんどの患者にとって有益です。これまで説明してきたように，この情報はある患者にとっては過去を振り返り，大切な人生の出来事にADHDの症状が影響していたという新たな洞察を得ることに繋がります。

　評価の過程で起こった自己認識に加えて，患者に対して明確にADHDについての心理教育を行うことは，治療の第一段階となります（Ramsay & Rostain, 2005a, 2007）。ここでの治療目標はADHDについての誤解，治療，症状が患者の生活に与える影響をわかりやすく説明するところにあります。このセッションでは，説教のように一方的に情報を伝えるわけではありません。どちらかというと友人やメディアから得たADHDの症状や病態について，あるいは治療選択肢についての患者からの質問に答えたり，場合によっては患者に欠けている情報を伝えたりします。

　自己認識をさらに高めるために，成人期で生じやすい問題や，信頼できるオンライン上の情報源（付録1）について患者が自ら調べることを勧めます。これらの情報は治療の補助としてとても役に立ちますが，患者によってはこの方法が適していないこともあると伝えて注意を促しておきます。この点についてあらかじめ注意しておくことは，ADHDについての一般向けのセルフヘルプ本やウェブサイトでは取り扱っていない併存症をかかえていたり，機能障害が重度の場合に重要となります。実際のところ，われわれのCBTと薬物療法を組み合わせた治療の目標は，患者に特徴的な症状と長所に焦点を当てており（例えば，事例の概念化，薬物への反応），その個人のニーズに合わせて調整しながら適切な治療アプローチを確立していきます。

治療目標の明確化

　当然のことのように聞こえるかもしれませんが，治療目標が不明確であると治療効果も不明確となります。患者が治療に持ち込む問題は，いつも単純で測定可能なものとは限りません。しかし，治療者と患者は，患者が治療に参加することで何を得たいかを話し合い，相互の合意をみるべきです。合意した治療目標が定まれば，患者，治療者の双方が治療の経過を観察し，明確化し，そして必要に応じて修正をすることができるようになります。

　ADHD は患者の生活を広範囲に障害するため，不明瞭な治療目標を立ててしまいがちです（例えば，「先延ばしをあまりしないようにしたい」，「もっと系統立てができるようになりたい」）。しかし患者が日々の生活で直面する固有の問題を特定する方が（「この一週間を振り返って，先延ばしをしたり整理整頓で困ったことがあれば話してもらえますか？」），ADHD による悪影響を理解するためにも，新しい対処方略を探るためにも賢明です。これによって治療者と患者が情報を共有する可能性を高め，治療者が患者の視点で世の中を見る上で有益です。

　例えば，ADHD をもつ大学生がある授業で「優」をとることを目標としたとします（例えば，Ramsay & Rostain, 2004）。これは価値のある目標ですが，合理的な治療目標ではありません。より合理的な治療目標は，前の学期よりも出席数を増やす，無理のない程度に勉強時間を増やす，試験や課題に必要な時間だけ勉強する，学業支援の資源を活用するなどになるでしょう。「学期の始めはすべての授業に出席しますが，最終的には欠席が増えてしまって出席日数が足りなくなってしまいます」といったことを話し合うことで臨床的に役に立つ情報を得る可能性が高まります。治療者はその大学生が欠席し始めた頃のことと，それからどのように欠席が増えていったかのパターンについて質問します。このように，患者にとって意味のあることを話し合うこと自体が，望ましい改善を促進する可能性が高い治療目標の作成に繋がります。

その他に患者がよく訴える例として，「もっと系統立てできるようになりたい」があります。この場合も，先ほどと同様に立派で納得のいく目標ですが，どのように治療を進展するべきかについては不明確です。患者が過去1週間で系統立てができずに困ったことや，例えば「これから2カ月後，CBTの効果があるとすれば，生活にどのような形で効果が表れると思いますか？」のように将来についての質問をします。この質問に対する「クレジットカードの支払記録をつけて毎月きちんと支払う」といった患者の答えは，患者の日常的な困難を浮き彫りにするため，治療目標を立てる上で有益です。

　「この問題がADHDと関わっているのかどうかわからないのです」というように，心理療法の治療目標やアジェンダの項目を挙げることをためらう人も時々います。われわれはこのような場合，あらゆる生活上の問題は「ADHDセラピー」として格好の標的となることを率直に伝えます。これまで述べてきたように，われわれの論理的根拠としては，ADHDを実行機能障害の結果としての発達障害と考えています。実行機能障害は，生育歴，対人関係，社会との交流，自己概念など広い範囲で影響を与えます。したがって，対人関係やキャリア・プランニングのように，患者がADHDと関連する問題と思わないことでさえ，たとえ僅かだとしても，ADHDの症状は影響を与えるのです。しかもADHDをもつ成人では，多くの場合，少なくとも一つの精神障害を併存するため（内科的合併症や対人関係の問題などの悪化因子は言うまでもなく），患者は治療アジェンダの一部として，全般的なウェルビーイングに関する事柄を自由に挙げても良いのです。多くの患者は，これまでADHDの症状を認識できなかった結果として治療を受けてこなかったわけです。成人期のADHDにCBTを行う際にも，ADHDに関連する問題を見逃さずに，しっかりと認識しなければなりません。

治療同盟

　治療同盟の重要性は，心理療法の文献では至る所で取り上げられています（Horvath, 2001；Lambert & Barley, 2001）。治療同盟はあらゆるタイプの心理療法の効果に影響する共通因子と考えられています。ADHDの文献では，これまであまり注目されてきませんでしたが，患者が自らの困難さを認識し，新しい対処方法を身につけ，各種の感情について話し合う場を患者が安全な場所と思えることが重要なことは明白でしょう。

　ADHDをもつ成人に働きかける治療者は，受け身的な態度であってはならないという点については臨床的に一致した見解です（Hallowell, 1995；Ramsay & Rostain, 2005a, 2007）。治療者は白紙状態になるのではなく，積極的に患者の体験について質問し，セッションに集中させ，患者がADHDの影響を受け入れること，および行動変容がバランスをとれるように手助けします。このような積極的な治療態度によって，セッションにおける創造性を犠牲にせず，支持的な状況下で患者が有益でタイムリーな行動的フィードバックを得ることができます。例えば，セッションがアジェンダから逸れていることを治療者が確認した場合，患者にそれを適切に伝え，患者と協働してアジェンダに再焦点を当てるか，もしくは新しい話題に焦点を当てるようにアジェンダを修正します（例えば「今日取り上げたいとあなたがおっしゃった話題から少し逸れているようですね。アジェンダを変えたいですか，それとも元の話題に戻りましょうか」）。

　もうひとつよくある治療的問題は，典型的な「治療阻害行動」と考えられる行動をどう扱うかです。セッションへの遅刻や治療的ホームワークの未完遂など，これまで伝統的に敵意や抵抗の表れと見なされてきた行動は，ADHDの症状と関連する実行機能不全の現れと考えた方が理解し易いでしょう。このような行動をADHDの症状を理解する機会とするのです。さらに中核症状と繰り返される問題によって生じる感情的なフラストレーションを屈辱的なものではなく，建設的なものにできるような新しい対処方略を身につける機会とするのです。実際，このような「治療阻害行動」

が治療過程の中で起きるということを予測しておくことは，ADHDの問題を解決するための手がかりとして有用です。

　ポジティブな治療関係がADHDをもつ成人にもたらす最大の利益は，ADHDの症状に対処していく上で協働的に問題解決をしていく姿勢を築くことができることです。ADHDをもつ成人は失敗を繰り返すことを恥ずかしく感じたり，両親，教師，同級生から生涯にわたって批判を受け続けることがよくあります。そのため，ホームワークを完遂できなかったり，忘れていたりした場合に，治療者が怒るのではないかと考えています。「私に苛立っていますよね」，「ホームワークでこんなに問題を起こしている人は，私以外にはいないでしょうね」などと話す人が多くいます。治療関係は，患者の治療外での対人関係の再現となり易いものです。例えば，ある患者が，治療の進展が遅いことや頻繁な遅刻について治療者が怒っていると感じたと仮定します。その結果として，努めて愛想を良くしたり，申し訳なさそうになるか（例えば，「遅刻して申し訳ありません。スケジュールの取り直しが必要なのは納得しています。遅刻したからといって，私が治療をさして重要だと思っていない証拠だととらないでいただきたいのです」），もしくは治療者の方針を避けようとする可能性があります（例えば，「少し遅れたことは分かっています。でも普段どおりの時間をとってもらえますよね。それがあなたの仕事なのですから」）（例えば，Bemporad, 2001；Bemporad & Zambenedetti, 1996）。

　治療者の反応についての患者の行動や考えを引き出すことは（例えば，「この状況に対する私の反応について，何か思うことはありませんか」），このような状況での協働的な概念化を深める上で役立ちます。このようにすることで非現実的な思考を修正することができますし，この先に起きるであろう類似した問題を回避するための対処法を話し合うことができます。さらに大切なのは，成人期のADHDによくありがちな恥ずかしい体験を繰り返す代わりにこのようなアプローチを行うことで，CBTの経過中に起こりうるADHDに関連する問題に対して前向きに取り組む上で重要な，患者の面目を保てるようになることです。こうした問題解決的なアプローチをとることで，患者が安心して問題となる行動パターンを検証し，変容すること

ができる環境を作ります。

セッションの構造

　ADHD をもつ成人は，他の心理療法に比べて CBT のセッションが構造化されている点にまずは魅力を感じるようです。ある人は他の人以上に高度な構造化が必要というように，構造化の度合いはクライエントによって異なりますが，各セッションには共通の枠組みがあります。

　各セッションは一般的に，気分の状態，現在の生活，前回にやり残した課題，薬物療法に関する問題点（例えば，服薬コンプライアンス，副作用）の確認から開始します。次にホームワークの振り返りを行います。一般的にホームワークのコンプライアンスは CBT において問題となりますが，成人期の ADHD のケースではさらに問題となります。患者がホームワークを完遂していない時は，重要な情報を収集するよい機会なのです。完遂しなかった要因を特定することは，完遂したホームワークを復習するのと同程度に有用です（例えば，「どうして完遂できなかったかを検討してみませんか」）。時にはホームワークから得られた情報の検討を，1 回のセッションを費やしてアジェンダとして組み込むこともあります。

　アジェンダとは，セッションで何を主要なトピックとするかを焦点化することです。アジェンダを設定することでセッションの時間を有効に使うことができると共に，セッションの最後になって話し合うべき大切な事柄を思い出すという可能性を低くすることができます。アジェンダは，創造力や洞察を抑制する目的で設定されるわけではありません。むしろ，ソクラテス式質問法，および特定の問題について熟考することは，ケースの概念化と患者の自己啓発において重要となる思考，感情，行動の連結を強めるために役立ちます。

　一度アジェンダの合意をみれば，セッションはそれぞれのアジェンダに取り組むことに焦点を当て，それぞれの患者の包括的な治療目標に留意しながら進んでいきます。ある出来事を繰り返し語ることで消化していくこ

とは重要な過程ですが，変化はそれだけで起こるわけではありません。目標となるのは，困難な状況の実例を用いて，その困難な状況と将来的に生じうる困難な状況に対処できるような新しい方法を決定することです。この対処法の決定は，思考と感情のような患者の内的な体験について質問して，はたして患者のこの内的体験がその状況の文脈，およびその状況における患者のとった行動と，その結果から考えて適当なものなのかどうかを確かめることで達成することができます。治療者が患者の認知，感情，行動のパターンに気付くように促す質問法であるソクラテス式質問法を用いることで，特定の状況についての患者の解釈が，どのような形で適応的な対処法を制限しているかについての患者の気付きを促します。このような質問をすることで，困難な状況に対してこれまでとは違う解釈と対処法を探ることができ，さらに将来生じうる類似した状況を解決できるような洞察を患者がどのように用いることができるかについて予測することができます。

　概念的な事柄（自動思考，系統立て，注意といった構成概念についての話し合い）を取り扱うよりも，CBTの治療者は外在化する問題について尋ねます。より正確に言うと，ADHDをもつ成人が日々の生活で直面する機能の問題を強調します。このアプローチによって，これらの概念的なレベルの事柄を，治療者と患者の双方にとって現実的で体験的なレベルの事柄にすることができます。さらに過去の出来事が影響を及ぼす患者の内的体験についての重要な情報を得ることもできます。そのため，治療やホームワークから得られる資料に加えて，このような現実場面での実例を検討することで，ケースの概念化を容易にし，また洗練することができます。

　患者がうまく対処できた状況を再検討することも同じように重要です。対処方法を適切に行ったこと，および自己破壊パターンを回避したことを強調することは（例えば，「どうやったらこれまでのような先延ばしのパターンに陥らずに，プロジェクトを開始することができたか話してもらえますか」），適切な対処法を支持し，信念を修正する下地となります。だからといって，CBTのアジェンダでとりあげる題材を毎回このように効果的に作用するように設定しなさいと言っているわけではありません。CBTや一般の心理療

法では，仕事に関しての重要な選択をする，あるいは複数のセッションが必要となる長期的な目標に取り組む際に，将来の見通しが不明確であるために患者が不快にならないよう，多くの時間を費やします。しかし，認知的パターンと行動の結果の原因を何に求めるかを決定する帰属スタイルについての認識を発達させることで，ADHDをもつ患者は衝動的な決定ではなく，行動の選択肢を熟慮し，合意の上で選択肢の決定をすることができるようになります。

小さく始める

　CBT開始時に治療目標を設定する際や各セッションの開始時のアジェンダ設定の際に，われわれは慎重すぎるほど「スモールステップ」に分けること，および性急に大きな問題に挑まずに，現在の問題でなお且つ扱いやすい問題に焦点を当てるように留意しています。ADHDをもつ人は優先順位付けや，日々の生活で複数の課題をこなすことが苦手なことが多いため，このアプローチを用います。CBTの開始時に大きな問題に取り組むと，進展に時間がかかり多大な努力を要するために，一部の患者は治療に対して不満を抱いてしまい，結果として早期のドロップアウトにつながる可能性があります。大きな目標を設定し，それをどのようにCBTの中で取り扱っていくかを話し合うことは大切ですが，初期のセッションでは，ADHDの症状から派生している日常生活上の小さな問題を取り扱うことが有益です。重要で大きな目標については，小さく小分けにして取り扱いやすい治療目標とすることで，患者が圧倒されてしまう可能性を低くすることができます。

　例えば，21歳の大学生でADHDと不安障害の診断を受けたジェフは，授業に集中できず，また勉強を先延ばししすぎたために4年制大学を中退しました。教育の重要性は理解しているし，勉強しなくてはいけないとわかっていてもできないために，不安が増悪していました。CBTを開始した時，ジェフは実家で両親と暮らしながらアルバイトをしつつ，短期大学に

通っていました。彼は高等教育を受ける必要があることは自覚していましたが，授業に興味を持てずに頻繁に欠席していました。彼は授業のトピックにはあまり知的好奇心が湧かず，自動車や電子装置をいじる方が好きでした。家では学業に専念しないことで両親と対立していました。両親は何とか卒業して学士の称号を取るように説得しました。しかしジェフは学歴を追い求めるか，自分の関心事である機械と電子装置の専門学校に進むかで迷っていました。

　短大に留まるか，工業系の専門学校に進むかどうかの問いは，ジェフにとって中核的な問題でした。しかし，手頃な行動的目標について尋ねてみると，ジェフは決まり悪そうに，返却期間が過ぎたレンタルビデオが，車のシートの下に数本あることを話してくれました。レンタルビデオの延滞料金を払うことが，自分の責任能力のなさを現しているように思えて，ジェフは悩んでいました。同時に，わざわざレンタルビデオを返却するためにビデオ屋まで行くことが，時間の無駄のように思えました。ジェフは用事で出かけるついでに，時間外返却箱にレンタルビデオを入れようと考えてきましたが，外出する度に忘れてしまいました。ジェフと治療者は，彼の将来についての選択を重要な治療目標とすることに合意していましたが，CBTを開始するにあたって，返却期限が過ぎたレンタルビデオの返却を最初の治療目標としました。レンタルビデオの返却自体はさして重要な問題ではありません。しかし，この問題をどのように解決したか，この問題にADHDの症状がどのように関与したか，この過程でどのような内的体験をしたかを後に振り返ってみるのです。こうすることで，レンタルビデオの返却についてだけではなく，将来の進学についての彼の意思決定の苦手さについての概念化を一般化するための鋳型を作ることができます。

　一旦CBTの方向性について相互理解がなされ，具体的な問題リストが作成されると，次にそれぞれの問題領域を克服する上で有益となる実践的な認知的・行動的介入に移ります。認知的・行動的介入の目標は，自分のおかれた状況，自分自身，そしてその生活を支える方法についての患者の視野を拡大することです。以下の記述では，便宜上，行動的介入か認知的介入のいずれかに分類して説明しますが，思考と感情と行動がいや応なく

お互いに影響しあっていることを、読者の皆さんには理解しておいていただきたいです。

認知的介入

> 左を考えてください、右を考えてください、下を考えてください、上を考えてください。おや、あなたがしようとするように考えることができるのですね。　　　（Dr. Seuss,「Oh, the Thinks You Can Think!」）

　CBTでは、治療者は、患者の過去の体験を振り返っていたり、行動的介入を行っている時、または、それ以外の問題について話し合っている時であっても、常に患者の認知が露わになる瞬間を見過ごさないように敏感に耳を傾け続けます。「こんなことできない」、「こんなことは私にはうまくいかない」、「私は完全に負け犬だ」などのように患者が語った時は、その患者がそのような結論を出した過程と、中核信念やスキーマを探しだすチャンスです。認知的介入ではこれから説明するように、患者の生活が建設的に変化する可能性を維持するために、状況の解釈と行動の結果の原因を何に求めるか（帰属）を柔軟に検討できるように手助けします。

認知の変容

　「認知の変容」、もしくは思考の変化は、自動思考のレベルから始めます。自動思考に注目することや自動思考の影響を子細に観察することは、多くの患者にとって初めてのことであり、認知スタイルの影響を認識する上で役に立ちます。まずは単に自動思考を特定し、言葉に言い表すことから始めると良いでしょう。その後、代替の思考を考えることに焦点を当てます。
　ここで役立つツールが日常思考記録表（Daily Thought Record：DTR）（Beck et al., 1979）です。これは問題となる状況、思考、感情、その結果の関連を記録するシンプルな表です。最初のコラム（列）には、気分や思考が変化した状況や出来事に関する詳細を記録します。また先延ばしのよう

に，ADHDに特有の問題が起きた状況を記入します。2列目には，1列目の状況での自動思考（もしくはイメージ）を記入します。3列目には，結果として起こった感情を記入します。患者にDTRに慣れてもらうために，CBTで初めてDTRを導入する際には，問題となる状況での感情と思考だけを記録してもらうようにします。記入してもらった例をセッションの中で振り返り，どのようにDTRを使うのか，そして状況の新しい解釈を考えるにはどうすれば良いかを話し合います。

　DTRの4列目には，代替となる思考を考えて記入します。まず，自動思考は認知の歪みのタイプに基づいて分類されます。認知の歪みのタイプは，情報を無視するかもしくは誇張して認知を歪めるといった，非適応的な外界の捉え方の系統的なパターンを示したものです。認知の歪みを特定すると共に，患者がその状況下での建設的な認知を考えられるように手助けします。DTRの下部の余白には，「あなたの友人があなたと同じ状況にいて，同じように考えているとします。あなたは何と声をかけますか」，「起こり得る最高のことはなんですか。起こり得る最悪のことはなんですか。それを切り抜けることができますか。どんな結果が最も起こりそうですか」など，記入の際のコツが記載されています。最後の列には，この過程の結果を記入できるようになっています。DTRによって成人期のADHDをもつ方の多くに関連する感情への影響を観察することが可能になるとともに，注意の散漫さの評価，先延ばしに費やした時間など，ADHDに関連する行動の記録にもDTRは適用することができます。

　ADHDをもつ成人の自動思考が，目の前のことをうまくできないことに対する自己批判になりがちなことは，ごく自然なことでしょう（例えば，「またクレジットカードの料金を支払うのを忘れてしまった。なんてバカなんだろう」）。この問題に取り組んでおかないと，こういった否定的な思考はさらなる自己批判，感情的苦痛，回避的行動という悪循環の引き金となり得ます。治療者と患者は協働して，状況の新しい解釈を作り出すことで（例えば，「同じ状況にいる友人に何と声をかけますか？」），患者の自尊心を維持し，問題への対処の余地を残します（例えば，「支払いを忘れてしまったことは苛立たしいことだけど，他の人も忘れることだってある。次の支払期日をリマ

インダーとしてカレンダーに書くようにしよう」)。

　当然ながら，ADHD をもつ成人にとって，自己記入式のセルフモニタリングツールには，いくつかの大きな問題点があります。CBT のセッションとセッションの間に DTR を紛失してしまったり，記入するのを忘れてしまったりすることは珍しいことではありません。全か無か思考に陥って，このような失敗をしたからといって DTR がうまくいかないと決めつけるのではなく，コンピュータ式の DTR を作成したり，DTR の代替として手近にある紙にコラム表を書いたりするなど独創的な解決法を見つけることができます。大切なことは，思考が体験に影響していることを患者が理解してくれることです。したがって，患者が DTR を仕上げることができなくても，ある場面での自らの自動思考を特定でき，代替となる思考を生みだすことができれば，患者はこの過程を理解し，この方略を活用できているということになります。一方，仮に患者が DTR を仕上げられず，さらに自らの思考過程を理解できていないならば，思考と体験の関連性と DTR の実用性を説明するために，セッション中に治療者と患者が協働して DTR を記入する時間をもてばよいのです。

個人の体験とスキル訓練

　思考への気づきと歪んだ自動思考の修正はきわめて重要なスキルであり，多くの患者を啓発することができますが，それで終わりというわけではありません。目標はこのスキルを使って個人の体験を変容し改善することなのです。そのため，日常生活上の苦労している状況で新しい方略を使用し，認知の修正によってどのような結果がもたらされるかを体験してもらいます。このような経験は新しいスキルの練習の機会になり，さらにセッション間のホームワークの継続に繋がることがよくあります。スキルの実践とその結果を体験することは行動的介入の構成要素なのですが，われわれは認知的介入の一部として行動的介入を組み込んでいます。なぜなら，ある状況について代替の思考を作り出した上で新しい経験をすることが，物の見方を変えることに繋がるからです。特に，中核信念やスキーマと強く関

連する補償方略について取り組む際には，このアプローチは有効です。

　例えば，前述した大学生のサラは授業に対する予習が十分でなかった時に，自分にはこの科目は合っていないと結論付けました。彼女は読書の宿題を終わらせるために非常に長い時間を費やさねばならないことから，読書に嫌悪感を抱いていました。読書に対する彼女の考えは，「こんなに時間がかかるなんて，私はバカに違いない。宿題なんてできない」というものでした。サラのADHDの症状，およびADHDの症状が読書に与える影響のために，彼女にとって読書は困難をともなうことであり，他の生徒よりも長い時間がかかってしまうことは思考の歪みではありません。しかし，その結果生じた結論である読書が遅いから読書の宿題を終わらせることができないというのは思考の歪みでしょう。それゆえ，科学の実験をするのと同じように，彼女の自動思考のテストを行ってみました。

　サラの課題は，教科書を短い時間だけ読んでみた時の否定的な自動思考（「読書はできない」）と実際の体験を比較することでした。短時間の読書をしてみた結果，教科書に集中するには，10分間の準備期間が必要なことがわかりました。それと同時に，サラは短時間の読書から予想よりも多くの情報量を得ていることに気が付いたのです。この過程の中で，彼女は一度着席するとどれくらいの時間読書をできるのかという，より現実的な体験をしました（例えば，「休憩が必要になるまで，30分間は集中できる」）。その結果として，読書の宿題に遅れずについていくための必要な時間を予測できるようになり，そのことで「私はバカだ」と結論付けるどころか，反対に自信をつけていきました。

　新しい対処法を作り出して実行することは，成人期のADHDに対するCBTでは重要なことです。人生の大半を未診断のまま過ごしてきた場合が多い成人期のADHDでは，ADHDではない成人が実践している対処法を自分にも適用した結果，成功せずに過ごしてきたことが多く，自分の症状に適した対処法を身に付けてこなかった方が大勢います。その結果，時間管理，系統立て，先延ばしなどの日常生活の多くの側面が否定的な思考（例えば，「私にはできない。この対処法はうまくいかない」）と関連しています。この思考を支持する証拠を問うと，多くの方は，「いろいろな対処法を

何度も試してみた結果です」と答えます。しかし，彼等はADHDの症状が与える影響に気付いておらず，ADHDの症状がない場合に効果のある対処法を何度も試しているだけなのです。さらに，彼らは対処法を試みてうまくいかないと，すぐに対処法に効果がないと思っています。われわれはCBTを個人に適した対処法を見つけ出す実験室として用います。この過程での認知的介入要素としては，対処法の効果を患者がどのようにみているかを観察することが挙げられます。ADHDの方は，簡単に欲求不満に陥り，上手くいかないことはすぐに放棄してしまうことがよくあります。そこで新たなことを試みてうまくいかないのはよくあることで，これは試行錯誤の重要な過程なのだ，というように見方を変えてもらいます。これが患者のレジリエンスを育みます。加えて，ある対処方略にすぐに見切りをつけて他のものを試そうとする前に，その対処方略を継続して，対処法の有効性についての的確な評価を行います。

問題管理と意思決定

　ほとんどのタイプの心理療法では，問題解決と意思決定に取り組みます。問題解決とは，患者が直面する問題を具体的に定義し，予測される結果を推定し，利用可能な資源を考え，解決法の選択肢をブレインストーミングし，選択肢の中から最良の方法を決定し，決定した選択に従って実際に行動し，その選択を評価することです。ちなみに「問題管理」という言葉は，素晴らしい解決法が見つからない可能性のある問題について，マイナスの影響を最小限に留めておくような対処をすることを意味しています。意思決定は，問題解決と同じような方法で行います。決定する事柄を明確化し，いくつかの選択肢を評価し，それぞれの選択肢の長所と短所を評価し，利用可能な情報の中から最高の選択肢を選択し，決定した選択肢を実行し，その結果を評価します。

　問題管理と意思決定の第一段階は，取り組む問題や決定する事項の特定です。いくつかの問題が絡まり合って解決法を見出す際の妨げとなる場合があるため，この段階はとても重要となります。例えば，短期大学の学位

が欲しいのか，興味関心がある機械関係に進むのかで迷っているジェフは，意思決定と問題管理の両方に直面しています。彼はどちらの教育コースに進むのかという決定（例えば，短期大学か機械系専門学校）と，彼の選択に反対する可能性がある両親にどのように対処するか，という2つの問題に直面しているのです。彼が選択肢を整理し，人生の難局をどうやって乗り切っていくかを明確にするにあたって，これらの2つの問題を分けることは有益です。

　ADHDをもつ人にとっては，問題管理と意思決定の問題が，慢性的にかかえる症状に関連しているということが特徴的です。そのためにADHDをもつ成人は，ADHDではない人と比較して，生活で日常的に生じることをこなしていくことすら難しくなります。この困難さの一部は，職場，学校，対人関係の中での試行錯誤から学んだことを効率よく処理し，統合することができないことから生じている可能性があります。さらに，ADHDの人は過去の体験を引き出して，今起きている状況に適応させることも得意ではないかもしれません。結果として，ADHDをもつ人は新しい状況に対応する際に，自分の判断を疑ってしまうことがあります。多くのADHDをもつ成人は，スケジュール管理や系統立てのような，ADHDではない人にとっては日常の些事に対処するだけで多大な労力を費やさなければならないために，さらに判断の自信が揺らいでしまいます。

　ある人がADHDと診断されたからといって，それだけでその人に適した仕事の選択などの多様な生活上の問題に対処するための必要なステップを明らかにできるわけでも，正しい意思決定をできるわけでもありません。このような決定にはさまざまな要因が複雑に絡んでおり，各人に合わせて考えていかねばなりません。おそらく過去におかした判断ミスの否定的な体験が影響しているのでしょうが，問題管理と意思決定はADHDをもつ成人にとって非常にストレスのかかることです。そのため，ぎりぎりまで意思決定を遅らせたり，即座によく考えもしないで問題に取り組んだりすることで，選択に直面しながらも，考えられ得るすべての選択肢について熟考する時間を費やすことから生じるストレスを避けている傾向があります。

　職業選択，婚姻や拳児などの人生上の重要な決断において，選択による

長期的な影響の見通しがたたないと，意思決定の上での重荷となります。例えば，「10年後にこの人とまだ結婚していたいと思うだろうか」，「5年後にこの仕事に幸福を感じているだろうか」，「子どもがADHDだったら，私はいい親になれるだろうか」などです。このような場合，われわれは意思決定を2つに分けます。第1に，現在の手持ちの情報で最良の選択肢を決定します。この決定の過程では，これ以上の情報が手に入れられないこと（例えば，ある分野での望ましい条件での求人の有無）や，欲しい情報を得ることが不可能なこと（例えば，「20年後に自分たちの結婚生活がどうなっているか」）も含まれます。

　そのため意思決定の第2のパートでは，その選択がどんなものであれ良い決定とします。その決定を良いものとして肯定的に取り組むことが，最終的な成果に繋がります。優秀な従業員となるための，あるいは結婚生活での良い伴侶となるための一歩を踏み出すことが後の結果に影響を及ぼすのです。人によっては，自らの決定に対する態度が結果に影響を及ぼす可能性を過小評価するかもしれません。

　CBTでは，詳細な情報を得た上で，患者が判断をできるようにすべての選択肢を考慮できる機会と支持的な環境を整えますが，患者が抱える問題と意思決定について簡単に答えを提示はしません。最初に思いついたそれなりの選択肢に決定したり，直面している問題によるストレスを回避するという単純な決定をするのではなく，CBTでは，その個人にとって重要な事柄について系統的に思考することと，ストレスを引き起こしている状況を直視することへの不快感を受け入れて，状況に取り組むことができる耐性を高めることに焦点を当てます〔いわば「選択的解決再取り込み阻害薬」（selective solution reuptake inhibitor）〕（Ramsay & Rostain, 2003）。この過程の最終的な目標は，各人が自らの対処法についての自信をつけることです。そのためには最初の選択や計画がうまくいかない場合に，諦めて回避することで欲求不満を解消するのではなく，もう一度最初からやり直す必要があることに気づくことも重要です。

レジリエンス

　前述した認知的介入には，レジリエンスを高めることも組み込まれています。つまり，克服可能な困難と挫折に直面しながらも，個人の目標を模索し焦点を当て続けることです。もちろん，新しい情報を得たり，新たな体験をしたりすることで再評価と修正が必要なこともあります。しかし，ADHDをもつ成人は，欲求不満耐性が低いことと過去の失敗の苦い経験から失望に敏感なために，過度の一般化を起こしてしまうことがあります（例えば，「私はできない」，「何をやってもだめなんだ」）。このような物の見方は，ADHDをもつ患者の経験を考えれば理解できます。しかも，このような信念は本人（もしくは他人）がADHDの影響を認識しないまま形成されています。

　CBTでの治療目標が，患者のゴールを確実に反映するように目標設定に時間をかけることで，患者が変化の過程に専念して厳しい状況を通して変化の過程を体験しようとする可能性を高めます。

実施焦点型　対　目標焦点型

　認知的介入のこの節でわれわれが強調したように，各人の既存の認知的な枠組みはあらゆる状況をどのように経験し，対処するかに大きく作用します。出来事を解釈するために前もって決められた正しい答えがあるわけではありませんが，さまざまな状況を理解し，対処する際には柔軟で建設的な方が適応的です。そのため，われわれは行動目標を**目標焦点型**と**実施焦点型**に弁別することが効果的であることを見出しました。目標焦点型と実施焦点型の2つの見方をもつことで，どちらのアプローチの行動変容を行えば変化の妨げとなっているものを克服できるかがわかります。

　目標焦点型アプローチは，おそらくみなさんにもお馴染みの，直観的に理解できるような望ましい行動上の目標を達成しようとするものです。目標焦点型アプローチでは，その個人が達成しようと望む結果や成果を決定

します。上位の目標を立てることで，上位の目標に達成するために必要な下位の行動的ステップを明確化することができます。例えば，ある人が請求書の支払いと自動車保険の更新などの，家庭における書類作業を遅れないようにするという目標を立てるとします。この包括的な目標は，定期的に受け取った通知に目を通すことや，請求書を受け取った際に支払う時間を作るために有効です。目標焦点型アプローチは将来を見据えたものであり，先を見越した行動を実行する上で役に立つでしょう。

　しかし，このような長期的目標は，ある人（ADHD をもつ成人の大多数）にとっては遠すぎて不十分なものとなってしまい，行動にあまり効果をもたらさないこともあります。例えば，ADHD をもつ成人で，家庭での請求書や書類作業を遅れないようにすることを目標としていても，受け取った請求書等が溜まりすぎていて圧倒されてしまうかもしれません（「今すぐに何とかできるわけがない」）。保険の更新や四半期ごとの納税を完遂するという目標は，一見しただけで面倒そうなためにそのまま放って置いてしまいがちで，やがては忘れてしまうか，締切りが迫ってきた時にあわてて処理することになってしまいます。書類作業を遅れないようにするというのは重要な目標ですが，ADHD をもつ成人には非現実的な目標といえるでしょう。

　そのような場合，行動変容の再概念化を行い，目標焦点型から実施焦点型に分けることが有効かもしれません。具体的に言うと，実施焦点型アプローチでは，行動を遂行すること自体の改善を行います（例えばGollwitzer, 1999 ; Gollowitzer & Schaal, 1998）。実施焦点型アプローチでは，きわめて重要な意思決定のポイントや望ましい行動的ステップを行う上での妨げとなるハイリスク状況を特定します。例えば，料金の支払いとその他の家庭内の書類作業をこなすことに問題をかかえている ADHD をもつ成人では，日々の郵便を区分けすることなど，目標に達するための障害となる特に苦手なことがあります。つまり課題の実行と代替の選択肢を考える上で妨げとなる可能性のある問題（例えば，自動思考や回避行動）に焦点を当てるのです（例えば，「郵便の山を見た時，どんな考えが浮かびますか。そして最終的にどうなりますか」）。したがって，大きな目標に焦点を当てるというよりも（例えば，支払と書類仕事を期日中に終わらせる），患者は郵便を仕分けること

を始めるにあたっての必要なステップに焦点を当てます（例えば，「ひとつずつ郵便物をチェックして，不必要な郵便を捨てていきましょう」）。最終的に，このような小さく対処可能ないくつかの中核的な行動の変容を継続的に行った結果，当初の目標に到達しているのです。

中核信念とスキーマの変容

　スキーマと中核信念は，双方ともに体験した事を理解する過程の一部として，主として児童期に形成されます。非適応的な信念の修正は一般的に，①既存の否定的な信念と一致しない新しい経験への同化という経験的要素，②この新しい経験を説明する認知システムへの順応，という認知的要素から成り立っています。例えば，引き受けたあらゆる仕事を駄目にしてしまうと強固に思い込む誤ったスキーマを持つ患者がいるとして，仕事のプロジェクトを期限内に完成させるという目標にとってCBTが有効であると患者が感じている時に，信念の再評価を行うように求めます。ここで，患者は自分の長所と能力を特定し，強調し，活用することで否定的な信念システムに疑いをもつようになり，今持っている否定的な信念と相対する，自分の長所を基盤とした信念を育むことができます。

　これらの深いレベルでのスキーマと信念を，自動思考のように評価したり，修正したりすることは簡単ではありません。スキーマと信念の効果的な引き出し方に「**下向き矢印法**」（Burns, 1980）があります。この訓練では，患者は一見したところ表面的にみえる自動思考と深い信念のつながりを検討するように求められます。自動思考が特定されると患者に「仮にあなたの考えが正しいとして，それがどのような意味をもちますか」と尋ねます。そして，根本的な信念が露わになるまで同じ質問を繰り返していきます。

　例えば，41歳のグラフィックデザイナーであるジョンは，所得税を3年滞納していました。彼は会計士を雇い遅延納税申告書を完成させるために必要な個人資産情報の作成を依頼しました。しかし，ジョンは書類提出を

先延ばしし続けていました。以下に，ジョンに行ったCBTの開始当初のアジェンダを示します：

心理士（T）：資産関係の書類に関する先延ばしについて話し合いましょう。
ジョン（J）：会計士に領収書と過去3年分の税金の明細書とその他の書類を渡さなくてはなりませんが，まだ準備も始めていません。
T：第一段階としては何が良いでしょうか。
J：書類整理棚に税金関連の書類を他の書類と一緒にして詰め込んでいるのですが，まず必要な書類を見つけなければいけません。棚を開けて，その中から取り出すことはできると思います。
T：その第一段階の際に浮かぶ自動思考はどんなものですか。
J：「ややこしい書類の山があって圧倒されるだろう」です。
T：仮に，あなたが棚を開けると書類の束に圧倒されたとします。それがどのような意味がありますか。
J：自分は状況をめちゃめちゃに混乱させてしまった。もっとしっかり責任をもってやるべきだった。
T：そのような考えには，どのような意味がありますか。
J：無責任であったために，余計な税金を支払わなければならないでしょう。私の失敗のせいで，家族に金銭的な負担をかけてしまいます。
T：その考えが正しいかどうかは置いておいて，その考えにはどのような意味があるか，もう一度考えてください。
J：私の無責任のせいで，妻や子どもに迷惑をかけています。私は支払期限の前に，税金関係の処理をしてくれる会計士に書類を渡すだけのこともできないような愚か者です。
T：その結論にはどのような意味がありますか。
J：私は良い夫でも良い父親でもありません。私は重要なことをこなすことができない無能な奴なんです。

このように，成人期のADHDでは先延ばしは頻繁に起こる問題ですが，ジョンの回避行動と自分は無能であるという信念は相互に悪影響を与えあい，結果として税金の支払いの遅延と自身の家族の大黒柱としての不甲斐なさという否定的な考えに至っています。したがって，先延ばしを止めて期限のある課題を処理するという行動的な経験は，ADHDの人にとっては対処スキルというだけではなく，否定的な信念へのチャレンジのための実験的体験となります。認知的介入をこれに加えることで，先延ばしをしようとしまいと，ジョンが父親や夫としての役割を果たすことができるというポジティブな観点に気づけるように促します。

先に述べたように，軽度で併存症のないADHDの方は，不適切なスキーマを示さないこともあるため，このようなケースのCBTでは，仕事の系統立ての改善のような現在の環境と上手く付き合う方法を学ぶことを援助します。それ以外の大多数のケースでは，認知的・行動的介入をすることが信念体系の修正につながります（Freeman, 1993）。成人期のADHDでは，スキーマと中核信念は定着してしまっているため，よくある「スキーマ再構成法」を行っても，新しい適応的で根本的な信念を打ち立てることは，比較的短期間のCBTでは不可能とはいわないまでも難しいかもしれません。むしろ，これは長期のCBTの目標といえるでしょう。徹底的な信念体系の総点検をするのではなく，「スキーマの修正」や信念体系のある領域の必要なだけの変化を目指すことがより実現可能な方法となるでしょう。信念体系の理解と対処のための適応的な方法を探すことに焦点を当てる場合，「スキーマの再解釈」をすることで，望ましい結果が得られるかもしれません。最後に，「スキーマのカモフラージュ」とは，信念の変容（あるいはその試みすら）を伴わない状態で外面的な行動を変容する試みです。これは「本当にそうなるまでそのふりをし続ける」スキーマへの介入のアプローチで，変化に対する両価的な感情に対処し，うまくいけば異なる信念体系をもつとどうなるのかを患者に体験してもらうことができます。

　クライエントの同一性や世界の見方を修正するために，さまざまな場面に暴露することや現実場面で新しい思考と信念を検討することの重要性を強調しているにもかかわらず，CBTは経験型の心理療法とみなされないことがよくあります。したがって，次の項で論じる行動的介入は，前述の認知的介入を補完する重要な治療構成要素となります。

行動的介入

　行動的介入の目的は，これまで対処することが難しいとされてきた生活の領域における新しい対処法の獲得と，それによる新しい経験を促すことです。もう一つの目的としては，生活機能が改善されることの結果として

新しい経験を積み，そして信念体系が修正されることがあります。行動的介入のターゲットは，各人の生活の中で重要な領域と考えられるものを選択します。新しい行動パターンを獲得することに加えて，焦点を当てる行動の選択について話し合うことが重要です。

時間管理，系統立て，行動活性化のように，ADHDをもつ成人の多くが苦手とする特定のスキル領域があります。しかし，成人期のADHDに対するCBTでは，具体性に欠ける対処スキルの寄せ集めをただ患者に伝授するのではありません。それぞれの患者の抱える問題，治療目標，ケースの概念化に基づいて特定の介入が行われます。遅刻や仕事上の課題の提出期限を守れない患者には，当然，時間管理に焦点を当てます。一方で，遅刻はしないものの，課題を回避する患者には，先延ばしに関連する介入を行うことでセッションを上手く開始することができるでしょう。さらに，患者が取り組みやすいように行動計画を立てるためには，介入の実践をする際の臨床的技術と気配りが必要となります。治療者にとって合理的な行動的課題は，患者にとっては圧倒されるような課題となることがあるのです。したがって，患者と治療者が協働して話し合いながら，行動的介入の有用性を評価します。これから成人期のADHDに対する治療における，いくつかの一般的な行動的介入を説明します。

先延ばしを減らすための行動活性化

結果として自己破壊的な行動として機能してしまう補償方略の中でも，先延ばしは成人期のADHDでは最も一般的にみられるものです（Ramsay, 2002；Rostain & Ramsay, 2006a）。概念化の観点からみれば，ADHDをもつ成人の先延ばしはよく理解できます。ADHDをもつ成人にとって，強制力が働いてない課題や対処できそうもない課題を開始して完遂することは困難なことです。どんな人でも時には先延ばしをしますし，課題を遂行する上で適応的といえる先延ばしに関する研究も行われています（Ferrari, Johnson, & McCown, 1995, for a reviewを参照）。しかし，ADHDをもつ成人にとって，先延ばしは殊さらに非適応的となってしまいます。

ADHD をもつ成人では，最初は自己管理に関連する問題だったものが，ある課題に直面した際の嫌悪学習によって複雑にこじれていることが多くみられます。これはADHD の症状によるフラストレーションをこれまで感じ続けてきた長い経験に端を発しています。われわれはADHD をもつ成人によくみられる反応の例え話として，食中毒の話をします。食中毒になると，いつもは美味しいと思っていた物でも，体が受けつけなくなります。これは毒に対する適応的な体の反応です。結果として，次に同じ物が出されても，理屈としては安全とわかっていても，見た目や匂い，そしてそれを食べたところを想像しただけで吐き気を催します。「一度だまされたらだました者の恥，二度だまされたらだまされた者の恥」といえましょう。

先延ばしについてですが，ADHD をもつ人は，時間，努力，集中力を維持することが必要な学校の宿題や仕事などで多くの失敗体験があります。ADHD をもつ成人は，そのような課題を終わらせることの重要性を認識していますが，そのような課題と向き合うと圧倒されてしまい，最終的に回避してしまうことが多々あります。そうすると当然，課題が蓄積されていき，締め切りが近づいてきます。すると今度は，課題に着手することを考えただけでますます圧倒され，課題についての否定的な思考が強くなります。この先延ばしのパターンは，課題からの回避によって，ストレスのかかる課題に直面することから短期的な安堵感を得るという悪循環を生みだします。しかし，この安堵感は知らない間に，回避的行動に負の強化（嫌悪刺激を取り除くことによって，ある行動が増加する）を与えます。先延ばしは自分に自信をつける機会や，生活の日々の雑務の処理に慣れる機会を阻害します（Ramsay & Rostain, 2003）。そのため，締め切りが迫ってきたプレッシャーが課題を行うストレスよりも大きくなるまで回避を続けます。

行動活性化は，先延ばしを克服する上できわめて重要です。認知的介入によって課題についての否定的な思考の特定，過去の葛藤が現在の回避的行動に与える影響の確認，課題に対するより現実的で肯定的な予想などが行われ，行動を起こす準備を整えます（例えば，困難度合いの拡大視と課題を遂行する能力の矮小化）。しかし，実際に体験することが，ADHD をもつ成人がさまざまな課題を処理する能力があることの最も説得力のある証拠

となります。具体的には，患者は課題を完結するまでにしなければいけない全ての事柄について考えることから始めることに，われわれは気づきました。考えることから始めることは大切ですが，最初から課題の全体を考えると圧倒されてしまう可能性があります。そこで，課題を始めるにあたって必要なステップに焦点を絞るように患者を促すのです。

　大きな課題を小さく分割する際に実行に移しやすいステップとして，過去に回避した課題を「10分間ルール」として始める方法があります（Ramsay & Rostain, 2003）。ADHD をもつ成人は，どのくらいの長さ課題に継続して取り組むことができるかについて，非現実的な予想をしてしまいがちです。そして，自分自身の予想に圧倒され，先延ばしをします。例えば，大学生が授業のない日に6時間で調べ物をして，10ページのレポートを書くことができると予想します。われわれがこれまでに指摘したように，人はたとえ楽しめる課題であっても6時間継続するのは困難です。ましてや，調査し，系統立て，構成を考えて長いレポートを書くといった困難な課題となると，不可能といっていいぐらいでしょう。たいてい6時間という長い時間枠に圧倒されて，その大学生は課題に取り掛かることを先延ばしし続けます（例えば，「このテレビ番組を見てからレポートを書こう」，もしくは「まず少し寝よう。身体を休めてもまだ十分にレポートを仕上げる時間はある」）。そして最終的には全く手をつけずにイライラが募ってしまいます。

　その代わりに，「仮に課題が難しく，（注意散漫や考えをまとめられないために）気分が乗らないとして，どれくらいの時間この課題に取り組むことができると思いますか」と質問します。たいていの場合，答えは10分前後です。そこで行動的課題として，例えばレポート課題のファイルを開いたパソコンの前に座って，10分間その課題を行うことから始めます。その10分後，課題について再評価をしてもらいます。もし課題が難しすぎたり，集中することができなければ，その課題を中止し，罪悪感なしにその他のことを行うようにしてもらいます。この課題の中止は，先延ばしの結果ではなく，課題についての情報を収集した上での決定とみなします。しかし，多くの場合は，10分で課題に対する最初の嫌悪感を克服し，比較的生産的に課題をこなすことができます。当初（そして非現実的に）計画していた

よりも短時間だけ課題を行うことで，課題を冷静に進めることができ，そして課題を続けることで満足感を得ることができます。ADHDをもつ成人は，このように一度，実際に体験してもらうことが自信を育みます。さらに，課題を効果的に行うことができることを経験した結果，課題を恐れないようになるため，その課題の続きに取り掛かる可能性が高まります。先延ばしの悪循環に再度陥ったとしても10分間ルールを用いることで効果的に課題に戻ることが可能になります。

時間管理

　成人期のADHDでは，時間の経過についての感覚が鈍いこと，課題を完遂するために必要な時間の目安が不正確であること，スケジュール完遂および系統立てスキルの乏しさの複合的な理由から，時間管理が上手くいきません (Barkley, Murphy, & Bush, 2001)。結果としてADHDをもつ成人は約束に遅刻したり（または完全に忘れていたり），終えなければならない課題に圧倒されたり，もしくは時間と能力をうまく活用できていないという感覚に陥ってしまいます。
　ADHDをもつ患者が時間管理を治療的問題として挙げる場合，われわれはどの程度スケジュールどおりに行うことができるかを尋ねるようにしています (Safren et al., 2005を参照)。多くの場合，ADHDの人は効果的なスケジュール管理システムを活用していません。スケジュール帳や電子手帳をもっている場合でも，一般的にはそれらを使っていないか，またはときどきしか使っていません。そのような患者さんは，「他の人たちはすべてを書き留めなくてもやっていけているようだ」，「書き留めるほどスケジュールは多くない」，または「スケジュール管理のための道具は使ってみたけど上手くいかなかった」とよく答えます。このような考えは，自分以外の人は時間管理の対処方略をする必要性がなさそうだ，という事実を基にして，その対処方略を過小評価してしまうというADHDをもつ成人の傾向をよく現しています。それでも，われわれは患者さんにスケジュール管理システムを試してみることを勧めます。スケジュール管理システムは，約束を忘

れないようにするとともに，ある事柄にどれだけの時間と労力を注いだかを記録する役割を果たします。多くの方は，金銭管理のために家計簿をつけることは賢明であることに同意するでしょう。同様にスケジュール管理をすることによって，どれだけの時間と努力を費やしたかの把握が容易になるのです。

　われわれは，個人のスタイルに適したスケジュール管理システムを見つけることも勧めます。手動のPDA（パーソナルデジタルアシスタント）機能（携帯用コンピュータでEメールやインターネットを見る機能）を用いて，アラームやかなり先までの予定を自動的に管理する機能など，さまざまな機能を活用するアイデアに積極的に乗ってくる人もいます。またある人にとっては，そのような最先端の機器は使い勝手がよくないか，あるいはポケットにしまいこんで，その後入力した情報を見なくなってしまいます。そして最終的には機器を使わなくなってしまいます。手軽に開くことができる手書きの手帳は，多くのADHDをもつ成人から好まれるかもしれません。予定を書き出したり，メモを取るという行為と，いつでもスケジュールを確認することができるという利便性のために実用性が高く，情報をより効果的に符号化できるため，結果として記憶しやすくなります。

　ADHDをもつ専業主婦や学生は，自分にはあまり公的な予定がないからという理由でこのようなスケジュール管理の方法を用いることに葛藤があったり，懐疑的であったりします。しかし，よく見直してみると，時間管理が困難なため，さまざまな課題や雑用や余暇活動（例えば，運動）にでさえ，時間や労力を有効に使えていないことがわかります。時間と活動の管理のための万能な方法として，スケジュール帳の使用を試みてもらいます。日々必要なビタミンとミネラルの所要量を例え話として用いて，時間管理の方略が日々の仕事での課題，余暇活動，その他の大切な活動の所要量をバランスよく満たす助けとなることを説明します。そのため，スケジュール帳の有効性を実感してもらうために，運動の管理，予定や約束，娯楽による気晴らし（例えば，好きなテレビ番組を観る）など，限定した活動でスケジュール帳の有効性を試してもらいます。このように好きな活動から始めることで，時間管理とスケジュール管理についての成功体験を積

むことができます。この経験をした上で，生活の他の領域にこの方略を活かしていけるようになるのです。

整理整頓スキル

　スケジュールを整理することに加えて，多くのADHDをもつ成人は書類，仕事，持ち物（例えば，道具，本），日常業務で用いる道具を整理整頓することに問題を抱えています。効果が実証されている整理整頓技法は数多くあり，具体的にどうやって実践すればよいかに関するハウツー本も出版されています（Kolberg & Nadeau, 2002）。これらはADHDをもつ成人にとって役に立つことでしょう。

　行動的技法を行う際の困難さを特定する目的でCBTモデルを使用し続けることは重要ですが，そうはいってもADHDをもつ成人に対するCBTの中で，特定の整理整頓スキルについて話し合うことも適切といえます。多くのADHDをもつ成人は「整理しなければいけないことは分かっているけどできないんです」や「他の人に整理の仕方をアドバイスすることはできるのですが，自分自身はそのアドバイスに従うことができません」などと話します。このように，整理整頓を効率よく最後までやり遂げるのを妨げるネガティブな思考をもつことがよくあります（Ramsay, 2005a）。

　われわれがよくADHDで目にする問題は，整理整頓を全か無かの思考でとらえているということです。整理しようとする意欲は高いのですが，すぐに圧倒されてしまい放棄して，最終的に「整理整頓は絶対にできない」と結論付けてしまいます。学校の教科書や車の鍵を見つけやすい場所に置くことに決める，支払いの手順を決めるなど，小さく，簡単な課題から始めることを促して熟練を積んでもらいます。

　ADHDをもつ成人でよくあるもうひとつの問題として，シンプルな解決法の効果を軽んじることがあります。色つきファイルシステムなどの方略は多くのADHDをもつ成人の役に立ちますが，時間管理システムの利用の時と同様に，自分自身に合った方法を見つけていかなくてはなりません。ADHDをもつ人にとっては，郵便物を分類してダイレクトメールを捨てた

り，所得税関連の書類を分類するための段ボール箱を用いたりできるようになることが大きな前進といえるのです。

　最後になりますが，一般的によく用いられる整理整頓方略は効果的なことが示されています。しかし，すぐにそれらの方略を用いなくなってしまうことが多いのです。例えば，支払い票を所定の位置に置かなくなって支払いに遅れたり，鍵をコートに入れたままコートを椅子にかけ，その後どこに鍵を入れたかわからなくなってしまいます。ADHDをもつ成人は，このような失敗を自分自身が無能だからと拡大視して，整理法をやっても無駄なだけだと結論付けてしまいます。このような失敗は，スキルを覚える過程ではよくあることであると一般化してみせることがADHDをもつ成人に対するCBTでの役割のひとつです。その上で，整理整頓の問題を患者と治療者で協働的に話し合い，問題解決的思考で整理方法の何が問題だったのかを検討します。このように問題を再点検する作業を継続します。この作業は，整理整頓のスキルを維持するために必要な努力を続けていく上で望ましいことです。患者の自動思考と失敗への反応を特定し，その影響を見つけ出します。それらの思考の修正と対処方法を再使用することで，ADHDの症状の長期的な管理のために必要なレジリエンスを養うことができます。

環境への働きかけ

　ADHDをもつ成人にとって整理整頓と深く関連するテーマとして，周囲の環境が日常生活上の機能へ与える影響に気づくことの重要性が挙げられます。ADHDをもつ人は，特に視覚，聴覚，もしくは触覚的な刺激で気が逸れてしまいます。衝動の制御がうまくいかないケースでは，座って何かの作業や雑務をしなくてはならなくても，すぐにテレビをつけて立ち上がったり，メールを確認したりします。家庭や職場で気を散らす物品をすべて処分することは不可能ですが，そのうちのいくつかを減らして，ADHDをもつ方にとってもう少し過ごしやすい環境を作ることはできるかもしれません。

　整理整頓についての提案でもそうですが，環境調整のための万能な方法

はありません。環境調整も，患者のおかれた環境と特定の注意の転導性を引き起こし易い要因に合わせて行う必要があります。患者がこれまでに試してきたことの詳細，特有の敏感さ（例えば，聴覚や視覚的刺激のどちらによって注意が逸れやすいのか，対策の実現可能性を話し合うことで合理的な選択肢を決定できる可能性が高まります。

　例えば，車の鍵を毎朝30分探して遅刻してしまい，自分にイライラしてしまう患者がいます。「玄関の壁に釘を打って，帰宅するたびに釘に鍵を吊り下げるようにしないといけませんね」と彼は冗談で言っていました。彼はその意見を笑っていたのですが，治療者はその解決法を試すことを提案しました。患者は最初，「そんな方法は取るべきじゃない」，「馬鹿馬鹿しい方法です」と思っていました。結局，彼は試してみることに同意し，結果的にこの方法が単純にして効果的で，しかも持続可能な環境調整となり，毎日のイライラを大幅に減らすことに繋がりました。

　職場や勉強部屋の物理的な配置の調整に加えて，成人期のADHDにはおあつらえ向きの，整理整頓，時間管理などの問題への対処方法と便利な道具がたくさんあります。その中からどの方法を選択するかは，それぞれの患者の状況に即して選択します。その人にとって役に立つ方法であれば何でも用いるという実用主義を採用します。しかし，それらの方法や道具は，複合的な治療（例えば，薬物療法とCBT）の構成要素の一部でしかないことを留意しておかねばなりません。魔法のような解決法はありませんし，選択した方法を適切に，そして継続することで効力が発揮されるのです。

アサーティブネス（主張性）

　主張性についての行動的方略は，成人期のADHDに対するCBTでは取り扱わないと思われる方もいるかもしれません。しかし，ADHDの症状は日常の仕事や課題に影響を与えることに加えて，対人関係にも影響を与えます。ADHDをもつ人の中でも，特に未診断で成人となった場合は，自分は他人（例えば，両親，教師，指導者）を失望させており，加えて自分の能力を十分に発揮できていないと感じているケースがほとんどです。ADHD

をもつ患者の多くは衝動的に行動する傾向があり，衝動性が怒りのコントロールにも影響してしまい，結果として友人，家族，職場の同僚と疎遠になってしまう可能性があります。このような経験をすることで，厄介な状況を生み出した自分自身を過剰に責めてしまうこともあります。その結果，多くの患者は対人関係がうまくいっていないと考えるため，お願いごとをしたり，新たな対人関係を作ることに消極的になってしまいます（例えば「毎回授業に遅刻しているので，教授に小論文の下書きのチェックを頼むことができない」）。

　主張性は積極性とは同じ意味ではありませんし，状況がいかなるものであろうと自分の権利を主張し続けることでもありません。主張性とは意見を共有し，用件を伝え，援助を求めることを上手く行うスキルです。さらに主張性は，失敗の後に謝罪する能力と，ADHDにおいて頻繁に起こる問題に対処する上で非攻撃的な方法を採用する能力も含んでいます（例えば「申し訳ありません。もう一度お名前をお聞きしても良いですか。新しい方を紹介された直後に，時々，名前を忘れてしまうことがあるのです」）。ADHDと上手に付き合うという観点からみると，主張的なコミュニケーションをすることで不必要な争いを招く確率を下げるという点が，フラストレーションを処理する上で有用な示唆を与えてくれます。主張性について取り組むことでADHDをもつ成人は，自分の意見を明確に述べ，必要な時には他人の力を借りることを要求してもよいのだ，ということに気付きます。主張性は，自分自身の擁護者としても機能し，自らの対処能力を最大限発揮するために資源を利用し，支援者からの助けを得ることに繋がります。

CBTのまとめ

　CBTは臨床的に有用であり，ADHDをもつ成人に一般的によく見られる信念と行動の相互作用を理解する上での科学的根拠に基づいた枠組みです。CBTの基本的信条とは，思考と行動が感情，活動，経験に大きく影響を与え，同時にそれらからも影響を受けており，思考と信念の修正が臨

床的改善につながるというものです。そして理解が容易で洗練されているため，ほとんどの人がCBTモデルの説明を「たしかにその通り」と答えます。そして非適応的な思考と信念と，それらの感情と行動への影響を特定してもつれを解き，そして患者が新しい見通しを作り上げることができるように介入を構築することが，CBTの中で最も重要なことと言えます。

　同様に，成人期のADHDへの薬物療法も，一見すると患者が訴える症状に応じて薬物を選択して服薬量を決定するだけの簡単なものにみえます。しかし，次に取り上げるように服薬コンプライアンス，副作用，忍容性，医学的・精神医学的な併存症などのさまざまな問題が絡んでおり，薬物療法も一筋縄ではいきません。

成人期のADHDにおける薬物療法 訳注)

　成人期のADHDの薬物療法を始めるにあたって最も重要なのは徹底した治療教育です。最初に薬物を使用する目的を明確化しなければなりません。この過程では，治療の焦点となる標的症状についても詳しく説明します（例えば不注意，注意の転導性，落ち着きのなさ，衝動性などの症状）。次に，症状の改善の度合いを測定して経過を追う方法に関する合意が必要です。このためには第一章でふれたBarkleyの症状チェックリスト，CAARS，BADDSなどの標準化された検査紙に加えて，薬物日誌をつけるのが有効なようです（図2.2参照のこと）。そして個々の患者に合わせた治療目標，患者の意向，過去や現在の向精神薬の使用経験，薬物を使用することに対する家族の反応，精神医学的併存症などの要素を考慮して薬物治療計画をたてなければなりません。

　薬物が決定した時点で書面ならびに口頭で薬物に関する情報を患者に提示し，薬物療法の具体的なプランについて話し合います。一般的には，比

訳注) 薬物について，日本での発売があるものについてはカタカナ表記，それ以外はアルファベット表記にしている。詳細は後述付録4を参照のこと。

| 薬物反応記録用紙 | | 患者氏名 _____ | | | | |

薬物名 _____

薬物量，薬物服用スケジュール _____

使用説明：1から10までのスケールで以下の項目について採点してください。1が効果なし，5が中等度の効果，10が最高の効果となります。またコメント欄にも記入してください。

日時	薬物量	集中力・注意力の持続時間	課題遂行能力	気分	コメント

図2.2　薬物反応記録用紙

較的少量の薬物から開始すること，初期の薬物に対する反応性と副作用をモニターすること，適量まで薬物を増量するスケジュールを立てることがここでの目標となるでしょう。薬物の効果と副作用をモニターし，薬物に関する質問や心配事がある場合には，それらに答えられるように最初は頻繁な外来通院を計画します。薬物治療の計画を患者の報告にしたがって再調整していきますが，この際に薬物の効果に関する重要な他者（配偶者，家

族，恋人，友人など）からの情報を手に入れることが強く推奨されます。

　ほとんどの場合，第一選択薬として中枢刺激薬が処方されます。患者が過去に中枢刺激薬を服用しており，その薬が効果的だった場合は同種の薬物を最初に試みます。ある種の中枢刺激薬で効果が得られなかった場合は別の種類の中枢刺激薬を試みます。中枢刺激薬の速放剤では最小の推奨量から開始し，週ごとに漸増して副作用がでなければ，推奨最大量まで増量します。薬物の効果の始まりと持続を患者が自覚しやすいため，われわれは速放剤をまず試みることを好みます。薬物が適切に効果をみせ至適量になったと判断できたら，われわれは長時間作用型の中枢刺激薬に変えます。もしも循環器系の症状，チック，情動不安定，重症の不眠など重大な副作用がみられた場合は薬物を中止します。それ以外の軽い副作用が見られた場合は薬物量を減量するか，薬物を追加する（例えば，中枢刺激薬による不眠に対してミルタザピンやクロニジンを処方する）などして対処することができます。循環器系の副作用と体重の変化を注意深く観察することは不可欠です。最終的に中枢刺激薬に対する適当な反応がみられなかったり，薬物の不適切な使用（または乱用）がみられた場合は中枢刺激薬以外の薬物に変更する目安となるでしょう。

　中枢神経刺激薬に変わる第二選択薬としてはアトモキセチンがあげられます。特に強度の不安のあるケース，中枢刺激薬を服用することに抵抗のあるケース，主たる標的症状が情動不安定であるケースなどにはよい適応となるでしょう。中枢刺激薬と併用する場合は低容量から開始し（たとえば一日量25mg）一日量80から120mgの標的量まで漸増するのが最良です。食事中にアトモキセチンを服薬することにより消化器系の副作用の可能性を抑えることができるし，夜に服用することで鎮静効果を最小限に抑えることができます。中枢刺激薬と違ってアトモキセチンが最大の効果を示すには8から12週間かかるので患者には迅速な症状の改善を期待しないように伝えておかなければいけません。アトモキセチンでは部分的な改善しかみられなかった場合には，高い集中力と低い注意の転導性が特に要求される日中の活動のために，少量の中枢刺激薬を加えたほうがよいでしょう。中枢刺激薬にもアトモキセチンにも効果がなかった場合，一般には第二選

択薬であるbupropion，三環系坑うつ薬，モダフィニルを試みます。ほとんどの場合，われわれはbupropion XLを一日量150mgから開始し，その効果が十分でなければ2週間後に300mgに増量します。頭痛，口渇，不眠，吐き気がよくみられる副作用です。興奮や焦燥がはげしく出現しbupropionを中止せざるを得なくなることもあります。われわれは大抵desipramineやイミプラミンを一日量150から300mgあるいはノルトリプチリンを一日量50から150mgの範囲で使用して満足できる結果を得ています。患者が過度の倦怠感やその他の耐えられない副作用を訴えた場合は完全に薬物を中止する前に減量してみます。心電図による循環器系の副作用をチェックすることは必須であり不整脈の徴候が見られた場合は薬物を中止しなければなりません。モダフィニルは一日量100から400mgで必要に応じて一回あるいは二回で使用します。われわれは効果がみられるまで一週間ごとに漸増します。一日最大量400mgを2分割して服用した場合でも効果がない場合は薬物を中止します。

　セロトニン再取り込み阻害薬（SSRI）と中枢刺激薬の併用は成人のADHDで不安やうつ病を併存した場合に効果があることが示されています。SSRIはメチルフェニデートやアンフェタミンと安全に併用することができますが，われわれは不眠や興奮のある場合は鎮静作用の強いSSRI（例えばパロキセチンやサートラリン），易疲労性や活動性の低下のある場合は鎮静作用の弱いSSRI（たとえばフルオキセチンやシタロプラム）を選択します。すでにSSRIを服用中の患者がさらなるADHDの症状の改善を求めている場合は中枢刺激薬を加えることで通常は首尾よく不注意，注意の転導性，衝動性，内的ソワソワ感の改善をみます。中枢刺激薬とSSRIでは相互作用の心配はなくまた肝臓での代謝における拮抗作用もないため，われわれはたいてい通常の一日量を処方します。時に強すぎる鎮静効果を訴えるケースもあるものの，今のところ中枢刺激薬とSSRIの併用で重篤な副作用は経験していません。

　不安やうつ病をともなうADHDに対してはvenlafaxineも効果が期待できます。たいていは37.5mgの徐放剤で開始して週ごとあるいは隔週ごとに37.5mgずつ最大225mgまで増量します。このように緩徐に薬物を増量す

ればたいていは大きな副作用もなく患者も気分や不安，また ADHD の症状への効果をモニターすることができます。すでに venlafaxine を服用しているケースで集中や衝動コントロールの問題がある場合，私どもは補助療法として低容量の中枢刺激薬を開始します。循環器系の副作用，特に高血圧と神経過敏や興奮がみられないかチェックすることは重要です。

　効果の期待できる他の部類に属する薬物としてはアルファ2アドレナリン作動薬があります。これにはクロニジンと guanfacine があり作用機序は同様ですが効果の持続時間と副作用が異なります。クロニジンは guanfacine に比して鎮静作用が強く作用時間が短いです（前者が4時間に対して後者は12時間）。両者共に眠気と疲労感をもたらす可能性があります。元来は高血圧治療薬として開発され今のところアメリカ食品医薬品局［U.S. Food and Drug Administration（FDA）］から ADHD 治療薬としての認可は受けていませんが，これらの薬物は多動，落ち着きのなさ，衝動性，不安を減ずる効果があります。われわれは特にリバウンド現象（中枢刺激薬の効果が減じた際に非常に落ち着きがなくなり多動となる）がみられる患者に対して中枢刺激薬にアルファ2アドレナリン作動薬を併用しています。また，中枢刺激薬に関連したものであれ，薬物とは関連ない以前からある症状であれ，不眠のある場合は睡眠を導入する効果も期待できます。クロニジンではたいてい就寝前に 0.1mg から開始し一週間で 0.1mg ずつ漸増して最大量として 0.4mg まで普通は分2か分3で使用します。guanfacine の場合は就寝前の 1mg から開始し一週間に 1mg ずつ漸増し（一日一回あるいは2回の服用で）最大量として 4mg まで使用します。鎮静以外の副作用としては口渇，頭痛，めまい，興奮があります。またアルファ2アドレナリン作動薬を急に中止すると重篤な高血圧，頻脈，興奮，多量の発汗をきたす可能性があるので避けたほうがよいでしょう。

　逆に，気分障害や不安障害だけに対して薬物治療を受けている ADHD をもつ患者が自ら ADHD の症状に対する薬物治療をも求めてくることも稀ではありません。このようなケースでは患者の現行の薬物を継続しつつ，われわれは注意の障害を改善する薬物を導入します。例えば患者が SSRI を処方されていた場合に併存症のない ADHD の場合と同量の中枢刺激薬を試み

るというのがわれわれのよくとる方法です。患者がvenlafaxineやデュロキセチン［いわゆるSNRI（セロトニン・ノルアドレナリン再取り込み阻害薬)]を服用している場合は少量の中枢刺激薬を循環器系への影響に注意しながら試みます。同様の注意を払いながら中枢刺激薬をbupropionに加えることもあります。このような場合には注意集中に加えて気分や不安のレベルを測定して変化をモニターすべきです。中枢刺激薬で耐えられないような副作用が出た場合，われわれはよくモダフィニルを試みます。こういった試みにもかかわらずADHDの症状が十分に改善しない場合，われわれはたいてい三環系の抗うつ薬を開始することを勧めます。副作用の懸念をよそに，三環系の抗うつ薬はうつや不安だけでなくADHDの症状にも実に効果的です。多くの患者が単剤で複数の症状に効果のあることの利点を享受しています。最後になりますが治療抵抗性の重篤なADHDにうつ病が併存しているケースではモノアミン酸化酵素阻害剤を試みるのが妥当といえましょう。

　患者が双極性障害を併存している場合は特別な注意が必要です。中枢刺激薬を使用する前にまずは気分の安定を図ることが重要です。少なくとも3カ月は躁病あるいは軽躁病エピソードのない期間の後に少量のメチルフェニデートを開始して反応をみるのが適切です。中枢刺激薬が躁病エピソードを惹起する可能性に懸念を示す臨床家も多いのですが，実際にはこのようなことはそれほど生じず，生じるときは睡眠覚醒リズムの乱れによって引き起こされることがよくみられます。協力的な患者には不眠，興奮，軽躁状態の前兆に注意し，重大な気分の変化が生じたときは医療機関にかかるように指導を与えておきます。

　物質依存のある患者に対しては中枢刺激薬を処方しないでアトモキセチンかbuproprionで治療を始めることが多いです。治療同盟が確立でき，患者がうまく依存物質をやめることができたら（尿検査で裏づけをとります），状況によっては中枢刺激薬を始めてもよいでしょう。

　睡眠障害，慢性疼痛症候群，トゥレット症候群，自閉症スペクトラム障害が併存している場合には特別な薬物療法的なアプローチを要しますが詳細については本書では省略します。

成人期のADHDに対する薬物療法の長期間にわたる追跡研究はほとんどありませんが，ほとんどの患者は処方を受けている間，薬物療法の効果の恩恵を受けていることをわれわれは見出しています。当然ながら薬物量を増量せざるを得ないときやこれまでは効果のあった薬物の効力が薄れることもあります。そんな場合は患者に他の治療法がまだ残っており，薬物の効力が薄れたのは患者が薬物に依存あるいは中毒になっているわけではないことを知らせたほうがよいでしょう。そして前述のように，効果とリスクを秤にかけて他の薬物を試みるべきです。

　これまで何度も薬物の使用の是非に関する議論がもちあがってきましたが，薬物療法は患者の年齢に関わらず現行では最も効果的なADHDの治療といえるでしょう。中枢刺激薬の第一選択の治療法としての立場は揺るぎません。非中枢刺激薬のアトモキセチンなどの他の薬物は中枢刺激薬に反応しないかあるいは副作用に耐えられないケースには効果が期待できるかもしれません。さらに併存障害がある場合や複雑な精神医学的症状がある場合は適切な治療を得るために複数の種類の薬物を調整する必要があります。

要　　約

　本章では成人期のADHDに対する心理社会的治療，具体的にはCBTおよび，薬物療法について詳述しました。どちらの治療法も症状の軽減と患者の全般的な生活状態の改善にそれぞれ独自な効果をもっています。本章が成人期のADHDに対するCBTと薬物療法の技術を適用する際の臨床的に有用なモデルとなることを望みます。次章は統合的治療アプローチを推奨する理由として，これまでに得られた科学的な根拠について記述します。

第3章
成人期のADHDに対する認知行動療法と薬物療法の研究の概要

結果がわかっているような研究なら，しなくてもいいでしょう。
　　　　　　　　　　　　　　　　（アルバート・アインシュタイン）

　ADHDは認知，行動，セルフコントロール，学習を幅広く障害し，結果として日常生活をおくるための個人の能力に甚大な影響を与えます。したがって，系統的な研究は児童期のADHDを対象としたものしか存在しませんが，薬物療法，カウンセリング，その他の治療的サービス（例えば，学業支援，職業相談，支援グループなど）の「**複合的治療**」が全年齢のADHDに対する治療選択肢として広く推奨されています（AACAP, 1997 ; ADDA, 2006 ; Robin, 1998 ; The MTA Cooperative Group, 1999 ; Weiss et al., 2002）。薬物療法はほとんどの治療計画で基盤となり，心理社会的治療はその次に広く行われている治療です。さまざまな治療アプローチがありますが，ADHDの症状へ対応するためには，生物−心理−社会アプローチによる概念化と治療が必要となります。

　エビデンスに裏づけられた薬物療法として，中枢刺激薬が全年齢のADHDへの治療の第一選択肢と見なされています（AACAP, 1997, 2002 ; Spencer et al., 1996 ; Weiss & Murray, 2003 ; Wilens et al., 2000）。中枢刺激薬は児童期のADHDに対する薬物として（精神科領域だけでなく）最も研究が行われています。成人についてはそれほど幅広く研究されていませんが，ADHDに対する中枢刺激薬の効果は研究結果によって十分なエビデンスを蓄積しており，成人期のADHDに対しても利用可能な最も効果的な治療です。その他の薬物療法は中枢刺激薬で効果がない場合，もしくは中枢刺激薬の副作用に耐えることができない場合に有益です（Dodson, 2005 ; Spencer, Biederman, & Wilens, 2004a, 2004b ; Weiss et al., 2002）。

　承認適応症外の使用で成人期のADHDに対して多くの薬物が研究されていますが，米国食品医薬品局（FDA）が成人期のADHDの治療薬として承認しているのは，アンフェタミンとデキストロアンフェタミンの合剤，デキストロメチルフェニデート，アトモキセチン塩酸塩の3種類です[訳注]。成人期のADHDへの薬物療法は，併存する精神障害や医学的問題，効果

訳注）薬物について，日本での発売があるものについてはカタカナ表記，それ以外はアルファベット表記にしている。詳細は後述付録4を参照のこと。

的な用量，治療へのコンプライアンスの問題などさまざまな要因が絡み合って一筋縄ではいきません。

多くの患者が薬物療法単独で反応があり，追加の治療を必要としないとしても，難治性で，薬物療法への反応が少ない患者も数多く存在します。特に誤診断や未診断のまま成人になった場合は機能障害が重度であり，ウェルビーイングが阻害され，精神医学的併存症が複雑化しています。さらにADHDの症状も複雑化し，臨床的な問題，実行機能不全が治療をより一層困難にします（Adler & Chua, 2002；Spencer et al., 2002；Weiss et al., 1999）。

薬物療法はエビデンスはあるものの，薬物療法単独では最大50％の成人患者には十分な効果がないと推定されています（Wilens et al., 2000）。さらに中核症状の臨床評価の値が改善しても，それが必ずしも日常生活上の十分な機能的改善に繋がるわけではありません（例えば，時間管理，系列立て，自己統制，怒りのコントロール）。薬物療法の効果研究はたいていの場合，症状についての調査紙や神経心理学的検査の結果に基づいています。これらは重要な臨床的データはありますが，これらが改善したからといって，患者の日々のウェルビーイングが十分に改善したことや，長い間苦しんできたADHDへの対処スキルを実行できるようになったことを必ずしも意味するわけではありません。

成人期のADHDに対する心理社会的治療への期待は実に大きなものです。これらの治療目標はそれぞれの患者のさまざまな領域における機能の改善であり，首尾よく行けばコーピングスキルと問題解決方略をもたらします。換言すれば，これらの治療は薬物療法を行った上での残遺症状を緩和するために行われます（例えば，Safren et al., 2005）。また，心理社会的治療は併存する気分障害や不安障害，さらには対人関係と低い自尊心のようなADHDによる二次障害に効果的である可能性があり，後者については特に女性のADHDの場合に当てはまります（Gaub & Carlson, 1997；Rucklidge & Kaplan, 1997；Solden, 1995）。コーピングスキルとADHDの症状にすべての注意を向ける際に，ADHDをもつ成人が自身の生活を変えるための困難な課題に集中できるような安全な環境を提供するという意味で，治療関係そのものに治療的な意味合いがあることを知っておくことは大切です

(Ramsay & Rostain, 2005a)。

　成人期のADHDへの心理社会的治療に対するこのような期待にもかかわらず，その効果に関する研究は進んでいるとは言いがたい状況です。1997年の時点で，成人期のADHDに対する専門家への推奨される治療は以下のようにまとめられています。「成人期のADHDに対する心理社会的介入は依然としてまだ萌芽的な段階である」（AACAP, 1997）。心理社会的治療の科学的研究は今でも薬物療法を正当化する研究結果に遅れをとっていますが，近年いくつかの研究で成人期のADHDに対する治療が開発され，実施されています。

　この章では，成人期のADHDに対する心理社会的治療と薬物療法についての研究論文を概観し，われわれの統合的治療アプローチのエビデンスを示します。まずは心理社会的治療の研究の概観から始めます。

成人期のADHDへの心理社会的治療のエビデンスのレビュー

　数年前，ADHDの研究者と臨床家より構成される委員会のメンバーを対象に治療ガイドラインを作成するための調査が行われました（Conners et al., 2001）。質問項目のひとつは「どのようにすれば現在のアメリカにおけるADHDの（心理社会的な）治療の質が向上すると思いますか。現在のADHD治療の問題点を重要度の高い順にお答えください」でした（Conners et al., 2001）。問題点として挙げられた専門家の回答は，頻度の高い順に「適切な心理社会的方略の訓練が不十分」「心理社会的介入法の不適切な選択」「心理社会的介入の不適切な長さ」「心理社会的介入がほとんど用いられていない」でした。このような回答はウッディ・アレンの映画「アニー・ホール」の開始直後における，リゾート地で晩御飯を食べている2人の女性の話を思い起こさせます。一方の女性が「食事が美味しくないわね」と不平を言い，もう一方の女性が「たしかに。量もちょっとしかないわね」と答えます。この話は成人期のADHDに対する心理社会的治療についての

専門家の意見と一致します。つまり，質的に上手く行われていませんし，量的にもあまりに少ないということです。

心理学と生物学の研究データベースを電子検索すると，現在まで成人期のADHDの心理社会的治療としては8本の効果研究に関する論文がありますし（Ramsay & Rostain, 2005a 参照：これらの研究の概要とこれらの研究に基づいて心理療法を適応させる方法を記載），さらに1本が2007年に刊行されます。したがって現在までのところ，成人期のADHDの心理社会的治療の確固たるガイドラインを提案するには十分な知見が蓄積されていない段階にあります。しかしながら，既存の心理社会的治療の研究は成人期のADHDの治療方法と今後の研究の方向性を示す上で重要なものです。

研究によって診断と治療効果判定の方法が異なりますが，すべて成人期のADHD患者を対象としています。ほとんどの研究者は児童期のADHD症状と臨床レベルの現在のADHDの症状を客観的な評価法を用いて確認しています。治療効果判定としては，ADHD症状の評価，（公式の診断基準では必ずしもないが）ADHDで一般的に併存する問題の評価（例えば，怒り，整理整頓，自尊心），気分と不安の評定，全般的機能の評価などが一般的です。ほとんどの研究では薬物療法中に心理療法を行っていますが，心理療法を行う間に薬物療法を行っていない研究もわずかながらあります。現在までの知見では「同時に薬物療法を行わずとも心理社会的介入は効果的である」という結論を出すには時期尚早ですが，薬物療法を付加した研究と薬物療法を併用しない研究では結果に違いはありません。

心理社会的研究を再検討すると，複数の研究デザインが採用されていることがわかります。いくつかの研究では一般臨床研究（カルテ調査を含む）で，治療が臨床的改善につながったかどうかを決定するために，研究参加者を治療の前後で評価しています（Ratey et al., 1992 ; Rostain & Ramsay, 2006c ; Solanto et al., 2008 ; Wilens et al., 1999）。そして，このような探索的なデザインは治療が臨床的に役に立つかどうかの予備的な情報となります。この知見は治療が臨床的な改善につながるかどうかについての情報となります。しかし，治療群を統制群と比較せずには，治療による改善が自然経過としての症状改善やその他の要因による改善よりも大きいのかどうかを

表3.1 成人期のADHDに対する心理社会的介入の効果研究

未治療のADHDに対する治療の失敗の再評価	Ratey et al. (1992)
成人期のADHDに対する集団心理教育	Wiggins et al. (1999)
CBTと薬物療法の治療カルテの調査	Wilens et al. (1999)
モジュール式の集団弁証法的行動療法	Hesslinger et al. (2002)
集団CRP療法	Stevenson et al. (2002)
自助的CRPと最小限の治療的接触	Stevenson et al. (2003)
CBT＋薬物療法 対 薬物療法のみの無作為統制研究	Safren et al. (2005)
CBTと薬物療法の併用	Rostain & Ramsay (2006)
集団CBT	Solanto et al. (2008)

注記　CBT＝（認知行動療法）Cognitive Behavioral Therapy
　　　CRP＝Cognitive Remediation Programme（認知矯正プログラム）

評価することは不可能です。

　無作為ではない統制研究は，治療群と治療群に類似した治療を受けていない臨床群を比較します（例えば，待機統制群，Hesslinger et al., 2002；Wiggins et al., 1999）。統制群を設定することで特定の治療によって得られる治療結果の比較を検討することができます。しかし，それぞれの群に対しての無作為化なしでは，望ましい治療を希望する動機づけの高い参加者が治療群に偏ってしまうなどの治療要素外の要因による効果が出てしまう可能性があります。

　無作為統制研究は最も高い質を保障します。この研究デザインでは，治療群は統制群と比較され，研究協力者は各群に無作為に割り付けられます（例えば，Safren, Otto, et al., 2005；Stevenson, Stevenson, & Whitmont, 2003；Stevenson et al., 2002）。結果として，両群の違いは治療の結果であり，その他の要因によって引き起こされたという可能性がより少ないと推定することができます。

　本章ではここからわれわれの統合治療アプローチにおけるCBTのエビデンスを示します。とりあげる6つの研究で採用された治療法はCBTの概念

と相通じており，一群のCBTによる心理療法アプローチといえます。まず6つの研究の中から心理教育と認知矯正プログラムに焦点を当てた3つの研究をとりあげてその概論を説明します（表3.1参照）。

心理教育と認知矯正プログラムによるアプローチ

　効果研究のうち3つの研究は，ADHDをもつ成人が一般的に訴える領域の問題を特定し，それらの問題に焦点を当てたスキルを習得することを目的とした心理社会的治療です。治療効果研究ではありませんでしたが，Ratey et al.（1992）は成人期のADHDについての臨床的診断への疑問と治療をはじめて系統的に論文にしました。著者らは心理療法を受けた結果，治療が失敗したと考えられる60人の患者について検討しました。その中で児童期にADHDの診断を受けた者はいませんでしたが，ADHDの臨床経験が豊富な臨床家が評価した際に，慢性的に診断基準を十分に満たすほどのADHDの症状を全員が呈していました。そのため，成人期のADHDと新たに診断された患者に当時一般的にADHDに使用されていた三環系うつ薬デシプラミンを1カ月間非常に少量（10～30mg）処方しました。それでも臨床的な改善がみられない場合は，容量を漸増しながら中枢刺激薬を使用しました。

　60名の患者はそれまでADHD以外のさまざまな診断を受けており，生育歴やバックグラウンド，さらには臨床的な症状も異なりました。著者は抵抗，防衛機制，低い自尊心などのような患者が呈する症状の古典的な概念化は，治療の公式化のためにはほとんど役に立たず，すでに傷ついている患者の自己イメージをさらに傷つけることに気づきました。Rateyと共同研究者（1992）はその代わりに，（性格の欠点の結果として起こるという説に対して）ADHDの神経生物学的な特性を強調したADHDの症状についての心理教育，対処スキルを身につけることへの焦点づけ，現存する患者の長所と能力の活用，という治療の対処モデルを採用しました。正式な効果指標を用いておらず臨床的印象による評価ではありますが，すべての患者

は治療後に有意に改善したとみなされました。この研究はそれまで顧みられることのなかった臨床現場における成人期のADHDの問題点を浮き彫りにしました。

　つい最近，Stevensonら（2002）は彼らの認知矯正プログラム（Cognitive Remediation Program：CRP）の効果について系統的評価を行いました。CRPは特に注意の問題，動機づけの低さ，系統立て困難，衝動性，怒りのコントロールの問題，低い自尊心という成人期のADHDで一般的に示される問題に焦点を当てています。研究協力者は無作為にCRP群（22名）か待機統制群（21名）に割り付けられました。薬物療法の状態は研究の間に変化なく，有効量を維持していました。CRP群には毎週2時間の集団セッションを8回行いました。作業を手伝いするコーチとともに臨床心理士が集団療法を行いました。その結果，治療後にCRP群のADHD症状チェックリスト，系統立てスキル，自尊心，怒りのコントロール・スキルで改善がみられました。これらの治療効果は2カ月後のフォローアップまで維持されるか，もしくはさらに改善しました。ADHD症状と系統立てスキルは1年後のフォローアップまで有意な治療効果が維持されました。このような改善がみられましたが，著者らは自尊心と怒りのコントロール・スキルのさらなる改善と維持のために介入を追加することの必要性を示唆しています。

　Stevensonら（2003）は最低限の治療者との関わりによるセルフ施行版CRPのフォローアップ無作為統制研究を行いました。研究協力者は無作為にCRP群（17名）か待機統制群（18名）に割り当てられ，治療前に群間に臨床的症状に有意差は認められませんでした。薬物療法は研究中に変化なく，服薬していないか，もしくは有効量を維持していました。前の研究と同様に，CRP群はコーチの助けを借りましたが，今回はコーチの役割は1週間に一度研究協力者に電話をして治療の課題を忘れないように思い出させることと，渡されたCRPの自助本を使用するように伝えることでした。またコーチはプログラムの遵守度を調べました。治療者主導のセッションは3回で，開始時，中間時，終結時に進展を調べました。介入効果はベースライン，治療後，2カ月フォローアップ時に測定しました。

すべての効果指標で（例えば，ADHD 症状，系統立てスキル，自尊心，状況・特性怒り）CRP 群は治療前と統制群と比較して有意な改善を示しました。2 カ月後のフォローアップでは，CRP 群で ADHD 症状，系統立てスキル，特性怒りへの治療効果が維持されました。CRP 群の 47% は治療終結時に ADHD の症状が改善したとみなされ，36% は 2 カ月後のフォローアップ時に改善したとみなされました。治療に対するコンプライアンスを分析したところ，研究協力者は概してプログラムに従っており，コンプライアンスと効果指標には有意な正の相関関係がみられました。そして，予想通りに CRP 群は CRP 治療を受けていない群よりも有意な改善を示しました。

CBT 志向の心理社会的介入

前述した 3 つの研究，特に Stevenson らのモデルは CBT 的なアプローチに準拠していますが，行動と対処方法に影響を及ぼす否定的で自己破壊的な思考と信念をターゲットとした認知的修正には焦点を当てていません。残る 6 つの研究は狭義の CBT もしくは基本的に CBT 志向の心理社会的治療です。

Wiggins ら（1999）は 4 セッションの集団心理教育を 9 名の ADHD をもつ成人に行い，その効果を検討しました。集団心理教育を受けない 8 名の ADHD をもつ成人を統制群として設定しました。著者らは思考（Thoughts），感情（Feelings），行動（Actions）の相互関係に焦点を当てた理論（TFA）に基づいたアプローチを研究協力者に説明しました。このパラダイムの目標は，標準的な CBT 治療モデルと同様に，研究協力者が ADHD の症状に対処するための標的スキルをより系統的かつ効果的に実行できるように行動的変容を促すことでした。

治療前と治療後には成人期の ADHD で一般的に併存する 7 つの問題領域（自尊心，多動性，対人関係の困難さ，系統立て困難，衝動性，情緒不安定，不注意）について，68 項目の自己記入式尺度（Adult ADHD Checklist）（Wiggins, 1995 ; Wiggins et al., 1999 に記載あり）を用いて測定しました。介

入群は現実的な目標設定，系統立てと時間管理，課題の完遂，環境調整に焦点を当てて90分のセッションを4回受けました。

結果としては，Adult ADHD Checklistの7領域のうち3領域（系統立て，不注意，自尊心）で統計的に有意な低下がみられました。つまり，集団介入を受けた者は，系統立てと注意力が改善し，さらに直観に反して自尊心が低下したということになります。著者らは，自尊心の低下について，長年にわたって生活に困難さを抱え続けてきたADHDを持つ成人が治療の際に自らの症状の重篤度に直面化したことで一時的に自尊心が低下したのではないかと説明しています。この仮説はフォローアップ時の測定を行っていないために一旦低下した研究協力者の自尊心がその後立ち直るかどうかは確認されていませんが，この説明はわれわれの臨床的観察と一致します。

介入群と統制群の間で治療後の得点に有意差がみられたことから，集団介入は統制群よりも有意に良好な治療効果を示すことがわかりました。治療群の下位尺度得点（系統立て，不注意，情緒不安定，自尊心）は統制群と比較して有意に低い値でした。このことから，集団介入は系統立て，注意，情緒安定の得点が改善し，また自尊心得点を低くすることが示されました。

Hesslingerら（2002）は境界性パーソナリティ障害に対する弁証法的行動療法（Dialectic Behavior Therapy：DBT）（Linehan, 1993）を応用して集団形式の構造的スキル訓練プログラムを試みました。修正版DBTはADHD用に特定のスキルに細かく分けた治療で，神経生物学とマインドフルネス，混乱と制御，衝動コントロール，対人関係・自尊心といった13のモジュールから構成されています。介入群には週1回，2時間の面接を13週間連続で行い，それぞれのセッションでひとつずつのモジュールを行いました。読み物の割り当てと日々の課題も治療計画の一部でした。DSM-IV（APA, 1994）のADHDの診断基準に合致した15名の患者が参加者として選定されました。児童期のADHDの症状はWender Utah Rating Scale（WURS）（Ward et al., 1993）を用いて確認され，成人期まで症状が持続したことは自己記入式のADHD Check List（ADHD-CL）を用いて確認されました。8名は介入群として参加することに合意し，7名は統制群として待機しました。統制群の患者は通常の外来治療を紹介され，行動療法を

受けるように薦められました。治療群と統制群の間に年齢と性別，そして治療前の臨床評価に有意差は認められず，十分なマッチングがなされていました。統制群のうち3名のみしかフォローアップデータを得ることはできず，その時には全員が何らかの薬物療法の受診を開始していました。この事実は2群間の比較の結果を解釈する上での問題となり得るでしょう。

結果から，Beck Depression Inventory (BDI)(Beck & Steer, 1987), ADHD-CL, Symptom Check List (SCL-16：SCL-90-Rの中からADHDに当てはまる項目を抜き出す修正を加えた)(Derogatis, 1977 ; Hesslinger et al., 2002に記載)，自己記入式の全般的健康状態が介入群で統計的に有意に改善を示しました。さらに，介入群では選択的注意と注意の分配を測定する神経心理学的検査で改善が認められました。患者の治療に対する評価は全般的に肯定的で，集団形式だったことが治療の中で最も役に立った側面であり，以下，心理教育，治療者，技術を高める練習という順で良い評価を受けました。治療群ではADHDに対しての治療薬に変更はなかったために，治療効果は薬物療法の効果によるものではありません。研究者らはDBTアプローチにより，ADHDの症状の確認と受容をする作業とADHDの症状に対する特別のスキルおよび対処方略を患者が学んで症状に立ち向かう作業のバランスをうまく取れるようになると主張しました。このHesslingerの研究はマインドフルネスと神経生物学をひとつの治療要素として統合した点で重要です。研究者はこの後ADHDの治療としてマインドフルネスに基づいたリラクセーション方略の効果を検討しはじめました。

Wilensら (1999) は系統的なカルテ調査により成人期のADHDに対するCBTの適用についての効果研究を行いました。CBTアプローチは伝統的な大うつ病に対する認知的修正（例えば，Beck et al., 1979）を適応させたもので，ADHDをもつ成人それぞれの問題および，日常生活上の機能と対処への意欲を阻害している否定的な思考パターンのタイプに合わせたものでした（McDermott, 2000を参照）。この研究への研究協力者はDSM-III-R (APA, 1987) のADHDの診断基準に合致した26名の患者でした。患者は全員過去に心理療法を受けており，96％は精神疾患の併存症の既往歴がありました。85％は薬物療法とCBTを両方受けていました。CBTの長さは

11.7 カ月にわたり,平均 36 セッションでした。調査者は臨床尺度を,ベースライン時,薬物が固定された時点,最終面接時の 3 時点で測定しました。

Wilens らの結果から,成人期の ADHD 患者に CBT を加えることで薬物療法のみで得られる効果よりも治療効果が高まることが示されました。薬物療法が固定された時点（CBT が開始される前）で臨床全般印象－重症度（CGIS）の不安症状,臨床全般印象－改善度（CGII）の ADHD の症状と不安症状,BDI（Beck & Steer, 1987）で測定した抑うつ症状,機能の全体的評定尺度（GAF）,ADHD の症状チェックリスト（12 名のみ）で治療前と比較して統計的に有意な改善をみました。さらに,CGIS における ADHD の症状は,CBT を完遂すると（薬物療法と併用）,薬物療法が固定された時点と比較して統計的に有意な改善を示しました。その他にも CBT を付加することで,薬物療法が安定した時点と比較して,前述した臨床評価でも統計的に有意な改善がみられました。総合すると,治療を完遂した患者の 69％は臨床家による判定で,ADHD 症状について「よく（much）」から「大変よく（very much）」に改善しました。これらの結果から,CBT と薬物療法は成人期の ADHD に対して併用することで中核症状と全般的機能の改善に効果的なことが示されました。

McDermott（2000）の成人期の ADHD に対する CBT を参考に,Safren, Otto ら（2005）は薬物療法が固定された後も症状が残る ADHD をもつ成人に対するモジュール式 CBT の無作為対照化試験（Safren, Perlman et al., 2005）を行いました。Safren らの CBT アプローチは,系統立て,計画性,問題解決スキルへの取り組み（モジュール 1）,注意散漫の減少（モジュール 2）,認知的修正（モジュール 3）という主要な 3 つのモジュールから構成されています。追加のモジュールとして怒りのコントロール,対人関係の問題,先延ばしへの対策があります。

研究協力者は CBT（薬物療法に追加,16 名）か薬物療法の継続（15 名）に無作為に割り当てられました。研究協力者で CBT を完遂した群は ADHD の症状,抑うつ,不安,全般的機能の測定（自己記入式と独立評価者評定の両方）で改善がみられ,治療反応が良好だった者の割合が薬物療法のみの群よりも 4 倍多い（56％ vs 13％）という結果となったことから,CBT は成人

期のADHDへの治療として明確な効果があることがさらに示されました。

　RostainとRamsay（2006c）は成人期のADHDに対する個人心理療法の回顧的な研究を行いました。彼らはCBTアプローチと薬物療法を併用しました（Ramsay & Rostain, 2003, 2005b, 2005c）。研究対象となったのは広範囲の診断評価を行い，併用治療を完遂した64名の成人患者でした。診断評価をベースラインデータとして扱い，約16セッションのCBTを行った治療後にも同様の臨床評価を用いてデータを収集しました。

　その結果，併用治療によって，Brown Attention Deficit Disorders Scale（BADDS）合計得点と5つの下位尺度得点のすべて（Brown, 1996），Beck Depression Inventory-II（BDI-II）（Beck, Steer, & Brown, 1996），Beck Anxiety Inventory（BAI）（Beck & Steer, 1990），Beck Hopelessness Scale（BHS）（Beck & Steer, 1989），ADHD重症度の臨床全般印象（CGI）と全般的機能の得点で統計的に有意な改善を示しました。全体として67％以上の患者がADHD症状で少なくとも中程度以上の改善を示し，56％の患者は少なくとも全般的機能でかなりの改善を示しました。これらの結果から統合治療アプローチはADHD症状，抑うつ症状，不安症状，絶望感，全般的機能を改善しました。この治療は統制群が設定されていないため，このデータからは薬物療法と心理療法の個々の治療による影響については結論をくだすことはできません。

　ごく最近，Solantoら（2008）は成人期のADHDに対するマニュアル化された集団CBTの効果を検討しました。このアプローチでの治療ターゲットは，時間管理，系統立て，計画性などの実行機能不全に関連する領域の改善でした。30名の成人（女性18名，男性12名）は毎週2時間，8週間か12週間の集団CBTプログラムを完遂し，治療前後にアセスメントを行いました。治療完遂者の大多数は臨床面接とコナーズ成人期のADHD評価尺度（CAARS）への回答に基づき，不注意優勢型のADHDの診断基準に合致しました（不注意優勢型70％ vs 混合型30％）。併存する精神科疾患の診断は成人期のADHDに一般的によくみられるものであり，63.3％は気分障害，43.3％は不安障害を合併していました。研究期間中の投薬状況に変化はなく，薬物療法を受けている者と受けていない者，また治療期間に

よる臨床評価の有意差は認められませんでした。

　Solanto ら（2008）の研究結果から，治療完遂者は CAARS の DSM-IV の不注意症状を測定する下位尺度（約半数の研究参加者が治療後に臨床的閾値以下の得点となった），BADDS 合計得点，研究者が作成した実行機能スキルを測定する 24 項目の自己記入式尺度 On Time Management, Organization, and Planning Scale（ON-TOP）で有意な改善を示しました。不注意優勢型 ADHD の患者が大部分だったことも考えられますが，CAARS の DSM-IV の多動性－衝動性の症状を測定する下位尺度では有意な変化はみとめられませんでした。これらの結果は，前述した CBT アプローチが個人介入や集団介入にかかわらず，特に薬物療法と併用した場合に効果的であるという，先行研究結果を再確認するものでした。

ADHD コーチング

　包括的な治療アプローチではないために成人期の ADHD への心理社会的介入とはいえないかもしれませんが，成人期の ADHD コーチングはカウンセリングと心理療法に付け加える，もしくはコーチング自体が効果的な介入となり得る場合もある，新たに出現した領域といえるでしょう。狭義の心理療法とは言えないものの，ADHD コーチングの注目度が高まっていることはいうまでもなく，成人期の ADHD に対する CBT とある面では類似していることから，ADHD コーチングの概略とその効果の予備的研究についてここでふれておきましょう。

　コーチングはウェルネスモデルに基づいており，個人の特定の課題達成を助けることを目的とした介入です（Ratey, 2002）。具体的に言うと，成人期の ADHD コーチングは，ある個人が ADHD の症状と実行機能不全によって困難を抱えている学業や仕事上の機能に焦点を当てます（Swartz, Prevatt, & Proctor, 2005）。コーチングは個人が特定の活動目標に達することに主に焦点を当てていて（系統立てや複雑な仕事上の計画など），包括的なアセスメント，診断，もしくはウェルビーイングに関係する可能性がある

生育歴，環境面や感情面，医学的問題については強調しないことが心理療法とは異なっています。さらに，課題に向かう態度の効果についての自己認識や観察学習の役割を増加させることはADHDコーチングの認知的構成要素ですが，コーチングでは明確な認知の修正についての介入は行いません（Swartz et al., 2005）。コーチングでは，電話や電子メールを利用してタイミング良く合図を出して指示を思い出させたり，クライエントにフィードバックを行ったりします。このように課題をこなせているかの定期的なチェックは多くのADHDをもつ成人にとって助けとなるようです。

事例研究ですが，Swartzら（2005）はADHDコーチングの潜在的効果について萌芽的な実証研究を行いました。Swartz等はADHDと診断を受けた大学生1名に8週間のコーチングを提供しました。著者らはLearning and Study Strategies Inventory（LASSI）（Weinstein, Palmer, & Schulte, 2002）と私生活と学業のいくつかの領域についてどの程度の労力が必要と感じているかについて評定する5件法の自己記入式尺度であるCoaching Topics Surveyを用いて，コーチングの前後でデータを収集しました。その学生は9つのコーチング課題の目標のうち8つ（例えば，時間管理，系統立て，計画性）に焦点を当てたところ，LASSIで測定した7つの目標のうち4つで改善がみられ（残り3つの目標では，1つでは変化なし，その他の2つでは悪化），彼女の勉強時間は7週間中4週間で目標を上回りました。その結果，ADHDコーチングはADHDをもつ学生に効果的と考えられました。

Allsopp, Minskoff, & Bolt（2005）はADHDと学習障害（LD）の大学生に対して個別の教科別学習方略の効果を検討しました。3大学からLDかADHD，もしくはLDとADHDの併存する46名の大学生が研究に参加し，参加者の約半分が介入開始時に学業で仮及第などの問題を抱えていました。施設によって使用する評価尺度が異なるため，LDとADHDを証明するための評価尺度にはばらつきがありました。

個別の学習方略の指示は一学期間を通じて行われました。頻度はそれぞれの生徒に応じて決定しました。治療目標と進展はそれぞれ著者らが開発したLearning Needs Questionnaire（目標とする問題領域），指導者と参加者の評価表（各セッションの効果の評定），セッション日誌（簡潔な指導者に

よる要約）によって評価されました。学業方略指導セッションは，参加者が自ら特定した学業スキルの問題領域を向上させることを目的としていました。一学期間を通して行った指導を完遂した学生は，介入前と比較して有意に総合的な学業成績（GPA）が向上しました。また介入直前の学期と比較して，介入を行った学期の学業成績は有意な向上を示しました。研究参加者においては介入による学業成績の向上が介入終了後の一学期も維持しました。さらに個別に学業方略を行った研究参加者は有意に学業成績が向上し（指導者による評定），学業方略を行わなかった学生の学業成績は予想通りに向上しませんでした。そのため，向上につながった要因としては，①個別の学業方略を採用すること，②指導者との支持的な関係（研究協力者による評定）でした。

　これらの少ないながらも2つの研究結果をまとめると，特に大学生の学業成績について，ADHDコーチングは有効である可能性があります。コーチングによる職業面や日常生活への工夫についての効果はまだ検証されていません。ADHDコーチングを推奨するというには十分な研究の蓄積が行われていませんが（Goldstein, 2005），コーチングの補助的な介入としての有効性を検証することは，今後検討するに値します。

心理社会的介入のまとめ

　これまでに論文になっている成人期のADHDの心理社会的介入の効果研究には大きな問題があります。それは多くの研究が少人数を対象としており，統計解析的な検定力が大きく損なわれていることです。さらに8つの効果研究のうち，わずか3つの研究のみが無作為統制研究であり，ほとんどの研究で治療構成要素以外の治療的影響が統制されておらず，また盲検法によっての研究者の評価バイアスが減じられている研究はわずか1つの研究（Safren, Otto et al., 2005）であることです。Stevensonら（2002, 2003）はフォローアップ評価を行い治療効果の維持を評価しており，このことはADHDが継続的な対処法を必要とする慢性的な症状を示すだけに非常に重

要となります。さらに研究参加者の大部分が白人で，就労しており，少なくとも高校は卒業していることから，今後マイノリティや重度の症状を示し学業面や職業面で大きな支障を受けているケースを対象に心理社会的介入の効果を検証する必要があります。

このような限界はありますが，先行研究を概観すると心理社会的介入は薬物療法のみを行うよりも臨床的効果を引き出すことがわかります。心理社会的介入はADHD症状の改善と同時に，気分，不安，全般的機能の測定尺度で改善を示し，薬物療法と併用することで成人期のADHDに対するエビデンスに基づいた治療とみなすことができます。この章の次の節では，成人期のADHD治療に用いられる薬物療法と一般的にみられる併存症について概観します。

成人期のADHDへの薬物療法に関するエビデンスの検討

成人期のADHDに対する薬物療法の実証的研究は児童や青年に対するものほど多くはありませんが，臨床医が薬物を処方する上で参考になる実践的な指標に関する合意が形成されつつあります。AACAP（訳者注：American Academy of Child and Adolescent Psychiatry；アメリカ児童青年期精神医学学会）のガイドライン（2002）や薬物療法に関する論文のレヴュー（Dodson, 2005；Spencer et al., 2004a, 2004b；Weiss et al., 2002；Wilens, 2003）では一致して成人のADHDの治療に中枢刺激薬（すなわちメチルフェニデートおよびアンフェタミンを主とした合成物）といくつかの非中枢刺激性の薬物（たとえば，アトモキセチン，bupropion，デシプラミン，ノルトリプチリン）を推奨しています。患者の臨床像（特に併存障害の有無），身体状態，現在および過去の服薬歴，治療目標，薬物の効果と服薬の方法に対する患者の好みなどの多数の要因によって個々のケースにおける最初に選択する薬物が決定されます。ここでは成人期のADHDによく使用され，研究結果も多い薬物について概観します。

中枢刺激薬

　過去40年に出版された数百の論文の中で中枢刺激薬は児童および青年のADHDに対して有効であることが示されてきました。最近では対照群を設けた研究の数が増えてきて，成人期のADHDに対して中枢刺激薬はADHDの中核症状の改善に非常に有効でありそのエフェクト・サイズは全体で0.9と大きな値であり，有効率が80から90％であることを示しています（Cohen, 1992）。一般に中枢刺激薬は効果の発現が早く，忍容性良好で，副作用も少なく，患者のニーズに応じて容易に調整可能です。メチルフェニデートおよびアンフェタミンを主とした合成物はその作用機序と作用時間の違いこそあれシナプスのレベルでモノアミン［ノルエピネフリン（NE）とドーパミン（DA）］の伝達を高めることで効果を発揮します。メチルフェニデート（MPH）は可逆的にDAとNEの再取り込みを阻害することでシナプス内の神経伝達物質を増加させます。アンフェタミン（AMP）は同様にこれらの神経伝達物質の再取り込みを阻害しますが，さらに多様なメカニズムを通じてシナプス内へのこれらの神経伝達物質の放出率を高めます。これらの薬物の有効性は似通っていますが一方の薬がよく効く患者もいれば，製剤（即放剤vs徐放剤）によって忍容性に違いの出る患者もいます。Greenhillら（1996）の児童へのAMPとMPHの有効性を比較した5つの論文のメタ分析によると37％の患者がAMPで26％がMPHで一方に比してより良好な反応が得られ，37％の患者は両方の薬物に同程度に反応していました。

　成人期のADHDに対するAMPとMPHの効果を直接比較した大規模な研究はありませんが，患者はやはり前述の結果と同じようなパターンで一方の薬物に対する反応の良さを示します。現在のところどちらの薬物が優れているというエビデンスはないので，どちらの薬物を最初に開始するかの決定は臨床家と患者の自由裁量に任されています。主にデリバリー機序と作用時間の点で異なる数種類の薬物があります（付録4参照のこと）。たとえばOROSメチルフェニデートは浸透圧ポンプの機序を利用して10か

ら12時間持続的に少しずつ濃度が上昇するようにMPHを緩徐に放出します。一方でビーズ状の長時間作用型の薬物は2回に分けて中枢刺激薬を放出し，一回目は服用直後で二回目は約4時間後です。

　ある薬物が他より優れているということを示唆するデータは今のところ発表されていませんが，患者はいずれかの薬物への好みを示します。中枢刺激薬の高頻度でみられる副作用としては食欲低下，胃腸障害，不眠，神経過敏，心拍数と血圧の軽度の増加です。頻度は少ないものの非常に重要な副作用としては焦燥感，感情不安定，不機嫌，チック（不随意運動），そして高血圧や不整脈などの有害な心血管系への影響があげられます。これらの症状が出現したら薬物を中止するのが妥当でしょう。

非中枢刺激薬

　Atomoxetineはノルアドレナリン再取り込み阻害薬であり，成人期のADHD治療薬としてFDAの認可を得ています（Michelson, Adler, & Spencer, 2003；Reimherr et al., 2005；Simpson & Plosker, 2004参照のこと）。シナプスでのノルアドレナリンの前シナプスへの再取り込みを減少させることにより，前頭前皮質でのNEとDAの伝達を増強することで注意の持続や衝動コントロールに効果があるとされています。アトモキセチンは作用時間は長い（12時間以上）が効果の発現が緩徐（4〜6週間）で，中枢刺激薬に比べて効果が得られるのに長時間を要します。アトモキセチンへの反応率は40％でそのエフェクト・サイズは0.4と中等度です。

　アトモキセチンは中枢刺激薬への忍容性が低い場合や，きわめて不安のつよいケース，あるいは一日中効果のある薬物を好む患者に最適でしょう。最も頻度の高い副作用は吐き気，胃腸障害，頭痛，過鎮静，疲労感，性欲の減退，排尿困難です。心拍数と血圧の軽度の増加も報告されてはいますが薬物の中止が必要になるほど問題になることはまれです。

　ドーパミン再取り込み阻害薬でわずかにノルアドレナリン再取り込み作用のあるBupropionは広く用いられている抗うつ薬で，成人期のADHDの

症状に有効性が示されています。Bupropion は禁煙にも効果があるためニコチン依存の成人期の ADHD には禁煙への効果も期待できます。ADHD 治療薬としては FDA から認可を受けていませんが Wilens ら（2005）や Wilens, Spencer, and Biederman ら（2001）による 2 つの比較試験で 50％をやや上回る有効率と治療のエフェクト・サイズが 0.6（有意）であることがわかりました。Bupropion の高頻度にみられる副作用としては頭痛，口渇，不眠，吐き気，めまい，興奮，便秘があります。けいれんが短時間作用型で 0.4％の頻度で生じえますが長時間作用型の場合はこれよりも低い頻度です。

　三環系抗うつ薬，特に Desipramine と Nortriptyline は成人期の ADHD に非常に有効であることが示されており，有効率は 65〜68％とされます（Wilens et al., 1995 ; Wilens et al., 1996 参照のこと）。これらの薬物は NE，DA およびセロトニンをさまざまな程度に再取り込みを阻害することで作用し，服用後 2〜6 週間で注意の持続と衝動のコントロールを改善します。三環系抗うつ薬の大きな欠点はその副作用です。特に問題となるのは不整脈を引き起こす可能性であり，注意深く心電図をモニターする必要があります。他にも眠気，便秘，尿閉，口渇，頭痛の副作用があります。加えて，三環系抗うつ薬は ADHD の治療薬として FDA の承認を受けていません。

　覚醒促進剤であるモダフィニルはナルコレプシー治療薬として承認を受けています。2 つの研究（Taylor & Russo, 2000 ; Turner et al., 2004）で成人期の ADHD に有効であるとされましたが，114 人の成人の ADHD への二重盲検プラセボ対照研究では ADHD の症状へのプラセボに対する優位性はみられませんでした（Cephalon Inc., 2006）。モダフィニルは忍容性にすぐれ，中枢刺激薬に比べると副作用も少ないですが，モダフィニル単剤での有効性は疑わしいです。現在のところモダフィニルは FDA から ADHD 治療薬としての承認を受けていませんし，近い将来に承認を得られる可能性はなさそうです。ADHD の病態生理学に関する仮説の一つとして，中枢ノルアドレナリン作動系の調節異常から生じるとするものがあります。アルファ・アドレナリン作動薬は青斑核のレベル（さらに皮質への効果）と前頭前皮質の受容体に直接作用してノルアドレナリンの活性を調整することで効果を示します。前頭前皮質における注意の調整と中枢刺激薬や他の薬物

がそれを促進するのは主としてこのアルファ・アドレナリン受容体を介していることを示唆するエビデンスが蓄積されてきています（これに関してはArnsten & Li, 2005による優れた総説があるので参照のこと）。

ADHDへのアルファ・アドレナリン作動薬の効果に関する論文は児童・思春期のADHDを対象としたものであり，さらにADHDにトゥレット症候群かチック障害が併存したケースに対する研究結果に基づくものがほとんどです（Scahill, et al., 2001 ; Singer et al., 1995 ; The Tourette's Syndrome Study Group, 2002）。たとえばトゥレット症候群研究班によるメチルフェニデートとクロニジンの多施設臨床試験ではクロニジンは多動性と衝動性の症状に対して最も有効であり，メチルフェニデートは不注意と注意の転導性の症状に対してより効果がありました。

アルファ・アドレナリン作動薬が成人のADHDの症状を改善するというエビデンスもいくつかあります。GuanfacineとDextroamphetamineを比較した二重盲検プラセボ対照試験では両者は臨床的効果でも神経心理学的検査での効果でも同等であるという結果がでています（Taylor & Russo, 2001）。長時間作用型のGuanfacineはShire製薬により治験中であり近い将来FDAの承認を受ける見込みです。345人の児童・思春期に対する最近の研究では多動性－衝動性と不注意の両方の領域でADHDの症状の有意な改善を示しています（Shire Pharmaceutical, 2006）。

成人期のADHDに対する薬物の併用療法の対照試験は意外にもわずかしかありません。Hornig-RohanとAmsterdam（2002）はVenlafaxine, Bupropion, 三環系抗うつ薬の単剤療法と中枢刺激薬と抗うつ薬の併用療法，さらには中枢刺激薬の単剤療法を比較しました。その結果，併用療法は88％の患者にきわめて有効でした。またVenlafaxineの単剤療法は80％の有効率だったとはいえ，併用療法は中枢刺激薬や抗うつ薬の単剤療法よりも優れていました。Weiss, Hachtmanらの成人期のADHD研究班（2006）は98人の成人期のADHDへのパロキセチンとDextroamphetamineの併用療法の効果を調査しました。その結果，ADHDの症状ではなく併存する内在化障害の症状が併用療法により改善しました。Adlerら（2006）はd-MPHとミルタザピンの併用療法による中枢刺激薬によって引き起こされた不眠の治療を試み，

併用療法は睡眠障害を改善するのに非常に有効であることを見出しています．併存症のある成人期のADHDに対して，上記以外の併用療法（例えば，アトモキセチンと中枢刺激薬，中枢刺激薬とセロトニン再取り込み阻害薬，中枢刺激薬と感情安定剤）を行った症例報告も多数ありますが，公表された研究が現在のところ限られているので，併用療法のガイドラインの作成は時期尚早でしょう．

薬物療法の要約

　成人期のADHDへの薬物療法は多くの選択肢があるものの児童のADHDほどに広く研究が行われてきたわけではありません．中枢刺激薬が症状と実行機能を改善するには最も効果的な薬物であることが明らかになりました．しかしながら中枢刺激薬に反応しない，あるいは忍容性の低いケースでは第二選択薬として非中枢刺激薬があります．さらには，より限定的な効果を示す第三選択薬があり，併存症のあるケースや他の薬物に反応しない場合にそれらは有用かもしれません．

要　　約

　薬物療法と特別な心理社会的な治療，つまり認知行動療法の併用は成人期のADHDの症状への広汎な効果を示す基本的な治療となりつつあり，多くの研究成果がこれを支持しています．薬物療法だけでも障害が軽度の場合は有益であり，とりわけ中枢刺激薬は第一選択薬として依然突出したものです．しかしながら，障害がより重篤な場合や併存症があるような複雑なケースでは心理社会的な治療を含めた包括的な治療計画が適応となります．次章では成人期のADHDの統合治療の適用に関してケースの提示をします．

第4章
事例検討

> 心理学に突きつけられる最も深刻な問題点のひとつは，心理学と生活の接点である。生活になんら影響を与えないような理論には意味がない。
> 　　　　　　　　　　　　　　　　　　　　　　　　（Lewis M. Terman）

　前章では，CBTと薬物療法の併用が成人期のADHDに対して実証的根拠を持っていることを述べました。しかし，臨床現場にいる臨床家の多くは，このような実証的根拠は説得力に欠けると感じています。それは研究結果の信憑性を疑っているからではなく，日々の臨床現場で出会うさまざまな患者に対して，研究で得られた知見を実際の臨床に役立てることが困難だからです。そこで本章の目的は，われわれの複合的治療モデルについて，事例を通して実践的な説明をすることになります。ここではADHDの症状や併存症のすべてのパターンを例として取り上げることはできませんが，ADHDの診療を行っている臨床家が出会う頻度の高い臨床的問題が含まれている事例を選びました。すべての事例は，実際の臨床現場におけるケースを題材としていますが，個人が特定される情報や詳細については，個人情報保護のために修正を加えるか，他の事例と組合せました。

事例1：ウィリアム

　ウィリアムは51歳で，二人の息子をもつ父親です。彼は福祉関係の仕事とバーテンダーという2つの非常勤の仕事をしています。彼の妻は，大企業の重役として30年間働いています。

　ウィリアムは大学4年生である下の息子がADHDと診断された数カ月後に，成人期のADHDについての初期評価の予約をするために，われわれの施設に連絡をしてきました。ウィリアムは成人期のADHDについての本を読み，息子の症状を評価するために記入を求められたいくつかのADHD症状評価尺度に目を通した際に，自分自身の行動パターンがADHDのプロフィールに一致することに気付いたそうです。数年前に短期間の家族カウ

ンセリングを受けた時に，カウンセラーがウィリアムに，「まるであなたはADHDのようですね」と事もなげに言ったことを思い出したとも語っていました。今回，息子が治療に良い反応を示していることを目の当たりにして，彼は生活の中で繰り返し起こる問題が，彼の「怠け」や「無責任さ」以外の要因で起きている可能性があるのではないかと考えるようになりました。

評　　価

現存する問題

　ウィリアムは学業に戻ることを考えており，そのための準備として臨床評価の予約をしたのです。彼は今より高給で安定している仕事を目指して，救命士の訓練プログラムに出願しようと考えていました。しかし彼は大学の訓練プログラムについていけるのかを心配していました。評価の目標としては，ADHDの診断の確認，そして診断が適切な場合には，症状の改善と彼のキャリアの希望に役立つ治療法を考えることでした。

診断面接

　構造化診断面接から，ウィリアムには気分障害や不安障害はないことがわかりました。物質乱用歴もなく，全般的な健康状態は良好でした。しかし彼は些細なことでひどくいら立つこと，そして仕事や家庭での系統立ての困難さや注意散漫の結果として，何らかの問題が生じると，不安と自責感で気持ちが不安定になることがあると話してくれました。例えば，彼は頻繁に仕事の予定や割り当てられた仕事を間違え，息子たちの学校行事や学外活動を把握できなくなったことが何度もありました。このような出来事は，彼自身と（ウィリアムによると）家族を慢性的に苛立たせていました。さらに救命士の訓練プログラムへ入ることを目指すという難題が著し

いストレスを引き起こして、彼のウェルビーイングを阻害していました。これらのことから、ウィリアムはこの生活上の適応の困難さには、何らかの診断がつくに違いないと確信していました。

ADHDの症状の評価

　ウィリアムは、過去と現在のADHDの症状について複数の自己記入式質問紙に回答しました。さらに彼の兄と彼の奥さんに、他者評価式質問紙による過去と現在のADHDの症状の評定を行ってもらいました。さらに同様の症状について、臨床面接による評定も行いました。児童期の症状について、ウィリアムと兄の回答から、彼は不注意症状と多動性－衝動性症状の両方で基準以上の数の重症な症状が存在したことから、児童期には混合型ADHDの診断基準を満たしていたとみなされました。兄によると、ウィリアムは行動上の問題はなかったようですが、教師から伝えられるところによれば、授業中に課題を終えることが難しく、落ち着きがなく、おしゃべりだったことを思い出してくれました。現在の症状について、ウィリアムと彼の奥さんからの回答をまとめると、成人となった今でもADHDの診断がつく臨床レベルの症状が持続していました。しかし、彼と奥さんによる多動性－衝動性の評定は、奥さんは診断閾値を超えるレベルの症状（例えば、思慮に欠ける発言と衝動性）と評定し、本人は臨床レベルよりやや低く評定するという若干の相違がありました。ですが、このような症状が中年期まで継続し、その他の所見とも一致することから、臨床評定としては、現在も混合型ADHDが持続していると診断しました。

　さらなる裏付け証拠として、標準化された成人期のADHD質問紙を使用しました。Brown Attention Deficit Disorder Scale（BADDS）とConner's Adult ADHD Rating Scale（CAARS）のそれぞれの合計得点は、十分に臨床レベルに達していました。実行機能不全の現れとして、注意の焦点化、記憶、取りかかり、努力の維持についての問題がみられました。多動性の尺度では亜臨床レベルでしたが、行動観察と総合して考え、混合型ADHDの診断の補強証拠とみなしました。

神経心理学的スクリーニング

　ウィリアムのウェクスラー成人知能検査［Wechsler Adult Intelligence Scale（WAIS）］の4つの下位テスト得点である単語，積木模様，符合，数唱は平均の範囲でした。ちなみに，数唱は数字に対する聴覚的作動記憶を測定するとされます。ウィリアムは以前，バーテンダーとして頭の中で数字を扱っていました。しかし繁忙期には飲み物の注文を忘れてしまって，お客さんやウェイトレスから思い出すように促されることがしばしばありました。この事実からすると，聴覚的言語的作動記憶の検査であるSelective Reminding Task（SRT）の結果はうなずけるものでした。彼のSRTでの単語の想起得点は，同年代の男性と比較して平均より1標準偏差以下でした。そして，情報の記銘（長期保持）と一貫性のある情報の再生（連続長期再生）の能力を測定した結果，著しく平均を下回っていたことから，彼の聴覚的言語的作動記憶の弱さが示されました。

　持続的作業，衝動制御，作動記憶をコンピュータ上で測定する検査によって，反応時間の遅さ，お手つきエラーの多さ，反応時間の変動性の大きさが明らかとなりました。ADHDに対する神経心理学的検査の結果を総合すると，全般的な神経心理学的所見は標準で異常とはいえませんが，いくつかの認知的機能がかなり劣っており，それが機能不全に関連していると考えられました。

医学的および精神科的既往歴

　ウィリアム個人と家族の医学的既往歴は特記すべきものはなく，周産期異常や頭部外傷など，医学的既往歴にADHD様の症状を呈する可能性のあるものはありませんでした。同様に，ウィリアムの父親もウィリアムとその息子のような特性を多く持っていましたが，家族に精神科受診歴はありませんでした。ウィリアムの父親は，個人営業の便利屋でした。彼は遅刻や失敗（例えば，設計図の読み違いや不正確に作業をする）のために大工や

建築業の仕事を何度も解雇され，仕方なく自分で開業していたそうです。それでも，彼は予約や事務のやりくりをこなせず，最終的に奥さんに手助けしてもらっていました。

　前述のように，ウィリアム，彼の奥さん，息子たちは，息子たちが十代になる頃に短期間，息子の養育について家族カウンセリングを利用したことがあります。しかし，その他に心理療法を受けたことや精神科的既往歴はありません。

生育歴

　ウィリアムは両親のいる安定した家庭環境で育ち，児童期を総じて肯定的にとらえていました。彼は3人兄弟の真ん中で，兄弟と両親と仲が良かったそうです。

　児童期にADHDを疑われたことは決してなかったそうですが，教師は小学生時代に一貫して，彼が「じっとしていない」ことを観察していました。また書字が苦手なことを教師に指摘されていました。ウィリアムは弁当箱を持っていくのを忘れたり，上着を通学バスに忘れたり，宿題を仕上げても家に忘れてきたりと，とにかく忘れ物が多かったそうです。また日曜日の教会での礼拝で騒がしかったり，じっとしていられなかったりして両親からよく叱られていました。しかし，ウィリアムはまわりのみんなに好かれていて，「問題児」ではなく，「元気いっぱい」とみられていました。

　ウィリアムは，中学校と高校では学業面で問題が増えてきました。彼は「うまくくぐり抜けてきた」と言ってはいましたが，難しい課題は「最後の最後まで」先延ばしにすることがよくあったそうです。ウィリアムは読書課題に何とかついていこうとしましたが，終わらせることができないこともよくありました。授業中，自分でノートをとる代わりに友人からノートを借りていました。また授業に集中することが難しかったそうです。落ち着きがなく，時々，教師や他の生徒から貧乏ゆすりやペンをコツコツと叩くことを注意されていました。時折，発表の順番を守らずに割り込んだり，授業中に冗談を言ったりするなど，衝動性が顕在化することもありました

が，大きな問題とはなりませんでした。難しい授業では試験で落第をしたり，学期末に低い評価となったり，教師から追加の課題を科せられたりしましたが，単位を落とすこともなく順当に卒業しており，自分はもっとできると思ってはいたものの平均的な成績をとっていました。

　ウィリアムは高校卒業後，地方の短期大学に入学しますが，そこで彼は大変苦労しました。学業はより難しくなり，余裕を持ってこなしていくためには，より高度な計画性が求められます。彼は学校で強いストレスを感じるようになり，先延ばしがそれまでよりひどくなりました。実際のところ，提出物を期限内に提出できないことが頻回にあり，提出期限の延期を嘆願することもありました。ある授業では教師が厳しかったため，ウィリアムは人生で初めて単位を落としました。さらには，ある研究課題を終えることができなかったために，一つの授業を落とし，さらにもう一つの授業も落としてしまいました。一つの授業を落としてしまったことで，もう自分は完全に置いて行かれたと思い，その影響が出てしまったのです。彼は結局，2年でとれる学位を3年半かけて取得しました。

　本来は4年生の大学に編入して経営の学士号を取得するつもりでしたが，短期大学で受けたショックで，学業への自信を失ってしまいました。代わりに，彼は就職しました。安定したキャリアの道を求めて，建築関係の仕事に就きました。しかし，現場に遅刻することが多く，解雇されました。その後10年以上，仕事を転々とし，ウィリアム自身が仕事に飽きるか，ウィリアムの仕事ぶりが雇用主の期待に添わずに転職しました。彼はある職場で今の奥さんに出会って結婚し，家庭をもちました。しかし，ウィリアムの仕事が長続きしないため，夫婦関係は経済的，感情的なストレスの多いものでした。

　彼は最終的に，高齢者福祉施設で看護助手として働くことに楽しみを見出しました。ウィリアムは深夜のシフトで働いたために，彼の奥さんが日中働き，夜間にMBA（経営学修士）の授業を受講する間，専業主夫となることができました。ウィリアムは自分自身を，「ミスター・ママ」で「ミスター修理屋」と表現しています。彼は看護助手の仕事の実践的な所と人助けができる所を気に入っています。ウィリアムはいくつかの医療関係の

資格を取得し，キャリアを高めました。もちろん，しばしばカルテへの記入を忘れたり，大切な物を置き忘れたり，ということはありましたが，彼は高く評価されていました。深夜のシフトで働くことは大変だったために，数年後，息子が学校へ行き，奥さんが仕事に行き始めてからは，スケジュールがフレキシブルであることから，非常勤で訪問による福祉関係の仕事を始めました。また同様に，スケジュールの融通がつく地元の居酒屋でバーテンダーとして働き始めました。

ウィリアムによると，自宅でも時間管理と系統立てができないとのことでした。朝，息子たちを学校に送るスケジュールを覚えるのに，数カ月もかかりました。彼は雑用や買い出しや家の修理をするだけの十分な時間があったのですが，それらを間際になって大慌てで終わらせたり，妻と約束したことを忘れてしまうことが頻繁にありました。奥さんは，ウィリアムに家計のやりくりと小切手の残高の管理をして欲しいと望んでいましたが，彼にとっては，この責務は重いものでした。小切手の不渡りと支払いの遅延が数カ月続き，奥さんが金銭的管理を引き受けました。ウィリアムは誰から見ても良い父親であり，彼の妻が彼女のキャリアと昇進に集中することをサポートしていました。ウィリアムのADHD症状の影響で，ちょっとしたもめごとによるストレスを引き起こしますが，全般的に家族は安定しており，仲良く暮らしていました。

二番目の息子が大学を卒業し，自立の準備を始めた頃，ウィリアムは仕事として救急医療の隊員をすることに興味を持ち始めました。その分野で働く彼の友人が，近い将来できる出先機関のポジションにウィリアムを推薦しても良いが，そのためには訓練を修了することが必須であることを教えてくれたのです。そのため，息子のADHDの診断を知って，自分にとってもADHDが慢性的な苦しみの源となっている可能性があると考え，その治療が目標を達成する上で役に立つのではないかと思い立ったのです。

評価の結果と治療計画

　ウィリアムの状態は，典型的な成人期に至るまで未診断のADHDということがすぐに明らかになりました。自己記入式評価による過去と現在の症状に加えて，信頼性のおける他者からの評価は，児童期と成人期の両方で診断がつくレベルの症状が持続していることを確認するための補強的な証拠となりました。結果として，児童期にはじまり，慢性的な症状が存在することを示す十分な証拠が揃いました。成人期のADHDの質問紙は，現在のADHDの症状が明らかに臨床レベルにあることを示しました。彼の優れた点は，中程度から重度のADHD症状があるにもかかわらず，対人関係と就労の安定性をなんとか高く維持していたことです。家族のサポートを得ていたことと，精神科的併存症がなかったことも，彼にとって幸いでした。しかし，表面上は楽天的に見える性格に隠されてはいますが，何度も何度も繰り返す挫折，失職，潜在能力に相応する個人の目標に達することができないという感覚がウィリアムにはあります。これらはADHDという障害が引き起こしていたことが，今になってやっと理解されたのです。

　ウィリアムは複合的治療にぴったりの候補者であり，予後も良いように思われました。成人期のADHDでは通常もっと日常機能が障害されており，停学や失業などのような著しい問題に直面している場合がほとんどであるため，その意味で，彼は典型例とはいえないかもしれません。彼の生活は安定しており，来所の主な目的は学業に戻ることです。しかし，ウィリアムの事例は，ADHDの症状が日常機能の低下と個人の目標を阻害するという意味では典型例といえるでしょう。(例えば，McGough & Barkley, 2004)。日常機能の障害が重篤ではないとはいえ，われわれはウィリアムに少量の中枢刺激薬の服用から開始し，それによって実行機能が改善し，症状が減少するかどうかを見きわめることを薦めました。またCBTを同時に初めて，大学に戻ることの計画を明確にし，その際に想定される困難を予想し，コーピングスキルを獲得し，今の生活で起きている問題をどのようにすれば変容できるかを突き詰めていきます（例えば，時間管理）。ウィリ

アムは提案された治療に同意し，精神科医と心理士との最初の面談の予約をすることになりました。

治療方針

薬物療法 ^{訳注)}

　ウィリアムの薬物療法は，彼の息子のADHDの症状にメチルフェニデートが有効だった理由で，メチルフェニデート徐放錠であるOROSメチルフェニデートを毎日服用することから開始しました。一日36mgから54mg，そして72mgまで増量し，最大容量で効果が最も高いということで，6カ月間一日72mgを続けました。のちのフォローアップ時には，薬物療法の効果が薄れてきたために，一日90mgまで増量すると良い効果が得られました。この処方で彼のADHDの症状は著しく改善され，副作用はみられませんでした。最後の用量はFDA（米国食品医薬局）が推奨する最大用量を超えていましたが，私たちの経験上，多くの患者がこの程度の用量で最上の反応がみられます。

CBT

　ある意味で，ウィリアムがCBTを開始した状態は通常とは異なるものでした。ほとんどのADHDをもつ成人は，最近生じたことで早急に援助を要する状況にいるか（例えば，「職場では遅刻してばかりいるので，時間通りに会社に行きたい」），もしくは継続的な問題を抱えています（例えば「いつも計画をぎりぎりまで延期してしまって，期限に迫られてストレスを感じることにもううんざりです」）。一方，ウィリアムは近い将来，救急医療隊員養成プログラムに入りたいと思っていますが，まだ入学していません。結果として，

訳注）薬物について，日本での発売があるものについてはカタカナ表記，それ以外はアルファベット表記にしている。詳細は後述付録4を参照のこと。

CBTの最初のセッションでは，手近な目標を設定することにしました。ここで扱う手法は，最終目標である救急医療隊員養成プログラムを完了するという最終目標にも応用ができます。

ウィリアムの最初のセッションは，わずか10分で方向性を失ってしまいました。最初の評価以来どのように過ごしてきたかを質問すると，家族に起こった出来事について非常に長く説明をはじめました。成人期のADHDでときどきみられることですが，評価の時点でウィリアムは話好きで，面接者が話を元に戻そうとしても話題が脱線する傾向がありました。心理士は心理療法の目標設定について話をするように，そっと軌道修正しました。ウィリアムが特別に問題視している領域を特定することは，やはり難しいことでした。バーテンダーをしていた時に飲み物の注文を覚えられないことなど，ウィリアムが評価の際に口にした点に心理士が焦点を当てても彼は事の重大さを軽視しており，ウィリアムの楽天的な性格が災いして，問題となる事柄へ直面ことを回避しているようにみえました。事例を概念化する上で，これは補償方略として働いている可能性があると考えてよいでしょう。

さらに数分話し合った後で心理士が「ウィリアムさん，心理療法の長期的な目標は，あなたが救急救命隊員養成プログラムを無事に終えることです。では，そのプログラムに今すぐ応募すること以外に，この数カ月で努力が必要とされることや重要なことはありますか。それらをうまく処理できたら，心理療法は効果があるという実感が持てるのではないでしょうか」と尋ねると，ウィリアムは少し考えて，「そうですね，救急救命隊員養成プログラムに応募する必要条件として人工呼吸に関する資格があるので，その資格の更新をしなければいけません。更新を近いうちにしなくてはいけませんが，必要な講義に登録するのを先延ばしにしています」と答えました。これは大きな問題とは考えられませんでしたが，成人期のADHDに対するCBTの「スモールステップ」という前提に当てはまりました。そして，このような問題を扱うことで，その他の困難な状況でも活かすことができる認知的・行動的なパターンの実例を示すことができます。

以下に，ウィリアムの第1回目のCBTセッションで，ウィリアムが人工呼吸の講義に登録することに関して，ADHDの症状がウィリアムの認知

的・行動的パターンにどのように影響しているかを心理士が明らかにしていったカウンセリングの一部を示します。

心理士（T）：人工呼吸の講義に登録するために具体的に，何をする必要があるか教えてもらえますか。
ウィリアム（W）：簡単です。ただ単に電話をして，自分に必要な講義に登録することを伝えるだけです。開催日時は多いので，その中で自分が参加できる日時を探すだけです。
T：講義について，どのような考えが先延ばしに繋がっていると思いますか。
W：3時間の補習と8時間の医療従事者用の人工呼吸講座のどちらを受講すればよいか，判断がつきません。
T：時間の長さが違う2つの講座について，どのような考えをもっていますか？
W：長い講義を受講する必要があるのではないか不安です。
T：長い講義について，どのような考えをもっていますか。
W：3時間の講義は受講したことがあるのですが，その間ずっと集中することが大変でした。胸骨圧迫や呼吸の複雑な仕組みについて，多くのことを記憶しなくてはいけません。8時間の講義だと，どうなることやら見当がつきません。特に他の人とグループワークをする際に，何か失敗をしてしまうのではないかと心配です。それで先延ばしにしているのかもしれません。休憩はあると思うので，大丈夫だとは思いますが。
T：その他に2つの講義で心配になるような違いはありますか。
W：たいてい，長い方の講義は，特に救急医療隊員，看護師，医師など医療従事者向けということです。
T：そのことについて，どうお考えですか。
W：もしかしたら，今後その人たちは同僚になったり，仕事上関わったりするかもしれません。そのような人たちの前で失敗するのが心配です。失敗してしまったら，彼らのレベル以下の奴と思われてしまうかもしれません。
T：その心配をもっと詳しく教えてくれますか。特にどんなことが心配ですか。
W：そうですね。みんなの前で一連の処置ができるかをテストされ，そしてグループワークがあります。自分の役割を果たせないのではないかという不安があるので，グループワークが心配です。集中力が切れて，人工呼吸の順番を間違えるのでは，と考えてしまいます。
T：その結果，どうなると思いますか。
W：私のせいで，受講生全員が，はじめからやり直してテストをまた受けなくてはいけません。そして参加者全員の笑いものになるでしょう。
T：仮にですが，もしそうなったとすると，どのような考えがあなたの頭をよぎりますか。

W：「あいつは，この職業に向いていない」と言う人がいるかもしれません。何のプレッシャーもない人工呼吸の講義すらうまくやれないのならば，現実の救急救命や緊急現場でうまくやっていけるはずがありません。
T：ウィリアムさん，あなたはどのようにして，あなたの考え方とADHDの症状などが影響し合って，単純にみえる人工呼吸の講義に電話するという行為を先延ばししているかについて，たくさん情報をくれましたよ。考え方が大きな影響を与えているようです。どのようにあなたの思考が先延ばしに影響を与えるかを考える前に，あなたが話してくれたように他人の前で失敗をしたり，グループで笑いものされたりすることが，実際にこれまでの人生で起こったことがあるか教えてくれますか。
W：どうですかねえ。そんなに起こってはいないと思います。大きく恥をかくようなことはずっと避けてきていますから（険しい表情で）。
T：（ウィリアムの険しい表情に気付いて）何か「小さな」恥をかきましたか。
W：えっと。3時間の講義のひとつで，グループワーク中に胸骨圧迫について，一度失敗をしました。その時は講義の最後の時間だったので，皆が帰りたがっていました。私は疲れていて，自分がやっていることに集中できなくなっていました。その日はその前にもいくつか失敗をしていました。
T：そして何が起きましたか。
W：私たちは再テストを受けることになり，はじめからやり直さなければいけませんでした。
T：自分が失敗をしたと気付いた時，どのように考えましたか。
W：「何をやっているんだ。どうしてこんなことができないんだ」
T：質問の形で否定的な自動思考をする時は，一般的に「私に何か問題があるに違いない」というようになりますが。
W：そうです。まさにそんな感じです。
T：わかりました。では，長い人工呼吸の講義で起こりうるかもしれないと心配していることが，過去に実際に起こった。つまり，あなたが失敗すると感じたことは，歪んだ信念ではないということですね。この場合，胸骨圧迫の練習の際に，あなたはミスをしたということは事実ですね。しかし，「私に何か問題があるに違いない」から，課題を正しく「できるはずがない」という結論を出すのは歪んでいるようですよ。あなたにとってのもうひとつの心配事は，医療従事者と一緒に講義を受けている時に失敗したら，彼らから否定的に評価されるのではないかというものですね。あなたが人工呼吸の一連の手順をやり直さなくてはいけなくなった時に，グループの他のメンバーはどんな反応をしていましたか。
W：誰も笑ってはいませんでしたが，表情から私にいらだっていることはわかりました。
T：彼らの表情を見て，彼らがいらだっていると，あなたが結論付けた根拠は何ですか。

W：ある女性が両目をグルグル回して,あきれた表情をしました。
T：それから何が起きましたか。
W：講義が終わる前に,一連の作業を数分間やり直しました。
T：その女性は講義後,いったいどのくらいの間,あなたのミスのことを考え続けたと思いますか。「今日の人工呼吸の講義で信じられないことが起きたの。最後のテストである男性がミスをしたのよ」と,帰宅して家族に話をしたと思いますか。
W：（笑って）いいえ。彼女はそんなに気にしていなかったと思います。
T：もう一度テストするのに,どれくらいの時間がかかりましたか。
W：長くはありません。もう一度やるとうまくできました。おそらく1分かそこらだったと思います。
T：終わった時に,あなたはどう感じましたか。
W：気分は良かったです。終わってホッとしました。
T：グループの他のメンバーはどんな反応でしたか。特に,その目をグルグルと回した女性は。
W：他のメンバーからは,特に何も反応がありませんでした。全員がお互いに挨拶をしました。あの女性も,講義が終わって教室を出て車に移動するまで話しかけてくれました。
T：では,それほど悪い気持ちはもっていなかったようですね。その他に講義で再テストを受けた人はいなかったのですか。
W：もちろんいました。練習して実践しなくてはならないことがたくさんありましたので。多くの人が再テストを受けました。
T：その人達に対して,どのような考えをもちましたか。
W：特に何も。自分でなくてよかったと喜んでいました。「彼らはもう一度やるし,自分たちは先に進める」としか考えていませんでした。
T：あなたがミスをして,どのくらいの時間そのことを気にしていましたか。その日は眠れませんでしたか。
W：（笑って）いいえ。一連の作業が終わると忘れてしまいましたし,家に帰ることを楽しみにしていました。何とか終えることができたのですから。
T：あなたや他の誰かが人工呼吸のように何か難しいことを学ぶ時に,やり直しや一度以上繰り返すことが必要になることは,どの程度一般的だと思いますか。
W　よくあることです。何事もそうやって学ぶものですし,長い時間をかけて覚えていきます。身につけるためには練習が必要です。
T：私にはあなたがたった今口にした結論は,筋が通っているように思えます。では,過去にミスをした際の自動思考,および今後,人工呼吸の追加の講義を受けることについての予期不安は,この結論と矛盾していませんか。
W：うーん。そのようにまとめて考えたことがありませんでした。自分自身に多少不公平だったようです。講義を何とか終わらせたことについて

は，自分を褒めるべきです。でも，こういった類の失敗は，他の人よりも私には多く起きてしまうようなので，かなり過敏になっているのだと思います。

T：あなたはどのようにCBTが役立つかをまとめてくれました。あなたが説明してくれたことを，今度は私にまとめさせてください。人工呼吸の講義を例として使うと，あなたは現実に他人の前で失敗をした経験があって，それを悪くとらえている。また，人工呼吸の講義に登録する際，特に医療従事者の専門家と一緒に受講しなくてはいけないような時に，そのように心配になるのはよく理解できます。しかし，あなたが説明してくれたように，あなたの思考はあなたの見通しに影響しており，さらにその思考には，あなた自身に対して不公平で，人工呼吸の講義へ登録することを先延ばしに影響を与えているものもあるようです。一般的にこのようなパターンは，生活のその他の領域にも起きています。このパターンを理解することを通じて，あなたの思考と，あなたの生活に変化を与えるための実験として，新しい行動を考えていくことに焦点を当てていくことができます。ここまでは納得できますか。

W：もちろんです。先延ばしがそんなに複雑なものとは考えていませんでした。

T：それでは，電話をかけることに話を戻しましょう。人工呼吸の講義に関して，あなたの先延ばしパターンを変える合理的な最初のステップはどんなことが考えられますか。

　初回のセッションの残りの時間は，ウィリアムの最初のホームワークとして，どちらの長さの人工呼吸の講義を受ける必要があるかを調べてくることに焦点を当てました。彼と心理士は，彼の行動を妨げる否定的な自動思考を特定し（例えば「8時間の長い講義は私の手に負えないだろう」），行動が生起する確率を高めるための代替となる思考を協働して考えました（例えば「複数回の練習が必要かもしれないが，なんとかやっていけるし合格できる」）。

　ウィリアムの問題の多くは，似たような先延ばしと回避のパターンから引き起こされており，それはADHDの症状に間接的に関連している自動思考によって活性化されています。彼の事例の概念化はそれほど複雑ではなく，薬物療法の効果を実感し，さらにいくつかの個人的な出来事にうまく対処して自信をつけた後には，否定的な中核信念を修正するのは比較的容易でした。ウィリアムは18セッションに6カ月かけました。彼は最終的に，人工呼吸の講義に予約の電話をして，長い講義が必要なことがわかりました。そして，その講義を受講して合格しましたが，本当に救急医療隊

員として働きたいのかという疑問をもつようになりました。数セッションをかけて，現在の安定さをもたらしてくれる仕事を辞めることに関する不明確さに取り込むことに焦点を当てました。継続的なテーマは将来の見通し，およびアサーティブになることによる先延ばしへの対処です。彼は最終的に，キャリアをより自分に合いそうなヘルスケア（health care）に決定しました。そのためには，別の資格を取得する必要がありました。ヘルスケアを学び始めてからも，ジャックはCBTのセッションを1学期の間は受け続けて，難しくはありましたがなんとか課題についていき，合格点を取りました。2学期の間はブースターセッションを続け，薬物療法を継続すればやっていけると自信をもった時点でCBTを終結しました。

事例2：ジャック

大学生活は大学に入学するまでADHDの症状が顕在化していない成人にとって，早期介入の良い機会です（Ramsay & Rostain, 2005d, 2006b；Rostain & Ramsay, 2006b）。過去に診断を受けた若年成人は高校卒業後にそのまま就職することが多く，遅刻や欠勤なくコンスタントに出勤する，職務上の生産性を上げる，仕事を系統立てるといった点で仕事についていくのが困難となりますが，大学に進む人よりは弱点が明らかになるのに時間がかかるかもしれません。高校時代までは上手くいった勉強法と対処スキルが，大学ではもはや効果的ではなくなってしまうため，大学へ適応することは，ADHDをもつ大学の新入生にとって独自のもどかしさがあります。さらにスケジュールの優先順位付け，成人として要求される課題についていくこと（例えば，授業を履修する，車のメンテナンスの予定を入れる），長期的な利益のために短期的な満足を我慢することなどのような，成人の役割を果たす準備ができていない学生も多くいます。

ジャックは20歳の大学2年生で，ADHDの評価と治療を望んでいます。日常生活上の著しい機能の障害を理解するための最後の手段として，

ADHDの診断を求めてくるような典型的な紹介患者の大学生とは違い，ジャックは小学生の頃にADHDの診断を受けており，薬物療法を主とした治療を継続しています。しかし大学生活についていけないという思いが強まり，すぐに「ボロボロに疲れきってしまう」と感じていました。実際のところ，ジャックの薬物療法は服薬用量の上限まで到達しましたが，薬物療法のみでは大学と若年成人として要求されることをやり遂げることができなくなっていました。ジャックは考え方と行動パターンを変えなければならない状況に直面していました。

評価

現存する問題

　ジャックは小学生の頃にADHDの診断を受けたそうです。そのため，彼は同年代の人達よりも努力しなければ，同じ程度の量と質に達することができないことを学んでいました。高校では自宅近くの有名大学に入ることを目標としていて，その大学に入学することに決まった時は感激しました。
　大学1年目の学業成績を尋ねると，ジャックは自慢げに平均4.0（5.0が最良）だったと答えました。どうやってそのような好成績をとったかを尋ねると，ジャックの顔つきは辛そうになりました。彼は「好成績を維持させるために，いつも勉強していました」と答えました。彼の1年生の頃のスケジュールを確認すると，文字通り「いつも」勉強しており，決して大げさな表現ではありませんでした。
　ジャックが学内球技大会への参加をとりやめ，コーラス部を辞めたのは，最初の学期が始まって数週間後でした。彼は課題を終わらせるために，次第に夜遅くまで起きているようになり，さらに朝も早く起きて授業に出席する前に勉強する時間を作っていました。当初，週末はちょっとした小休憩となっていて，ルームメイトや寮の同じ階の友人と遊んでいました。しかし中間テストが終わった後は，勉強についていくために仲間と遊ぶこと

も断るようになりました。努力の甲斐があって，彼は最初の学期ですべての授業でA（優）を取りました。

　学期間の休みには，次の学期のことが恐ろしく思えてきました。彼は続けて入門者向けのクラスを受講していましたが，前の学期にできたように授業についていくのが難しくなっていきました。ジャックはなじみのある家庭医から，中枢刺激薬の処方を継続して受けていました。ジャックの処方量は高校の頃と同じでした。彼は常に処方通り薬を飲んでいて，期末試験や提出物の期限の前夜だけは医師と話し合った用量だけ増量して服薬し，夏休みや長期休暇には服薬をしない「休薬期間」を設けていましたが，それ以外はきちんと服薬していました。しかし，2学期目には，ジャックは集中するために追加の薬を朝に服用するようになり，その結果，頭をはっきりさせて勉強することができました。やがて2学期目が進むにつれて，夜に勉強する際に覚醒度を上げて集中できるように，その日のうちにさらに追加の服薬を行うようになりました。夜にかけての増量は睡眠を妨げるため，ジャックは時折，朝に増量することもありました。悪循環の始まりです。

　努力にもかかわらず成績がわずかに落ちたために落胆はしたものの，良い成績を維持するためのジャックの対処方略は成功したように思えました。ですが，次年度の部屋の引っ越しを申し込む際に，ルームメイトや寮の同じ階の友人は学外に部屋を借りて一緒に住もうとしていたにもかかわらず，ジャックは誘われませんでした。彼は大学の勉強についていくために，実質的には世捨て人になったことに気付きました。良い成績をとる力があるという自信に陰りが見えてきたことよりも，次の学期には，さらに努力をしなければならないのではないかという予期不安に圧倒されるようになりました。次の学期のことを考えただけそうなってしまったのに，ましてや大学の残りの期間を想像すると，さらなる圧倒が押しよせました。そして，ジャックは助けが必要だと気付いたのです。

診断面接

　構造化診断面接によって、ジャックは大学への過剰適応といえる学期の間、著しい不安症状を示し、全般性不安障害の診断基準を満たしていました。大うつ病の診断とはなりませんでしたが、強い抑うつ症状を訴えており、特定不能のうつ病性障害の診断基準を満たしました。そして、ジャックの薬物の誤用はきわめて問題であり、薬物乱用と特定されました。さらに、気分の調整と夜の薬物療法の効果を中和させるための手段として、マリファナの使用が増えました。学業や社会機能を明確には障害していませんでしたが、彼は意図するよりも頻繁に定期的なマリファナの使用歴があり、乱用に近い状態でした。

ADHDの評価

　ジャックは複数の自己記入式症状評価尺度に記入し、両親が児童期と現在のADHDの症状を評定しました。理想的には、大学の友人から現在のADHDの症状を聴取したかったのですが、ジャックが評価を受けることを友人には秘密にしたいと思う気持ちは理解できますし、それを尊重しました。
　ジャックの児童期の症状について、臨床的に著しいレベルの不注意と多動性－衝動性の両方の症状が存在したことはジャックと両親で一致しました。これは児童期のADHDの診断基準を満たすものであり、また過去に受けた心理学的評定とも一致していました。現在のADHDの症状について、ジャックは不注意と多動性－衝動性の両方が診断レベルにある混合型であることを自身で認めました。彼の両親が回答した現在のADHD症状評定はやや低いものでしたが（それでも診断閾値を越えるものでした）、両親は大学とは違い、求められる水準がいくぶん低い高校の頃の姿を見ていたためだと考えられました。
　標準化された成人期のADHD症状評定尺度の結果から、現在、彼がADHDの症状を有していて困難さを抱えていることが再確認されました。

BADDSとCAARSのいくつかの下位尺度は高くはなっていたものの，ジャックの日々の生活機能を反映するほどには悪くありませんでしたが，合計得点は臨床レベルまで高くなっていました。振り返ってみると，彼の生活機能の評定は，現在までの効果的な治療も踏まえてのものでした。つまり，大学に入るまで，彼の薬物療法の処方計画は十分に彼の症状に対して効果を示していました。それゆえ，現在の症状の重症度，広汎性，症状の慢性度，機能障害についての臨床的証拠が揃いました。

神経心理学的スクリーニング

われわれはジャックに薬物療法の効果がない状態での実行機能不全を評定したいとの理由から，評定の日には薬物を服用しないように頼みました。彼のWAISの下位検査である単語の得点は「優れている」の範囲でした。彼の積木模様の得点はかなり低くはありましたが，「平均」の範囲でした。彼の聴覚的作動記憶を測定する（例えば，数唱）得点と認知的処理速度（符合）の得点は共に，「平均より低い」の範囲でした。

同じように，彼のSRTの3つの下位検査は同年代の男性の中で，それぞれ「平均よりかなり低い」でした。Penn Abstraction, Inhibition, and Working Memory Task（AIM）の結果から，ジャックは標準化データの平均よりも正確な反応をするのですが，正解の反応を出すために平均よりも有意に長い時間がかかることがわかりました。そのため，われわれは，ジャックは知的レベルが高く，課題をこなす能力はあるが，薬物療法なしでは認知的処理が遅いという結論に至りました。（注記：薬物療法の調整を行っていた薬物療法の初期に，ジャックは新しい単語のセットからなるSRTを再度受けて薬物療法の効果をみたいと申し出ました。その結果，彼の得点はすべての下位検査で，平均よりも少なくとも1標準偏差は上回っていました）

医学的・精神医学的既往歴

　ジャックの家族は，彼がADHDと最初に診断された際に家族カウンセリングを受けて，適切な行動管理の方略を学んでいました。ジャックの父親はジャックと同様の行動的症状を多くもっていて，同様の困難さから大学を中退したことをジャックが教えてくれました。父親はジャックに冗談で「ADHD遺伝子」を譲ったと言っていました。母親の家系は不安になりやすい兆候があり，彼の母親はプレッシャーがかかるとひどく神経質になってしまう傾向がありましたが，それ以外に特記すべき医学的・精神科的な既往歴はありませんでした。

　ジャックは高校のはじめの頃に家族カウンセリングと併用して，勉強量が増えることに対するプレッシャーへの対処について，個人カウンセリングを受けたことがありました。カウンセリングは彼の問題について話すだけであまり効果がなかったと，彼は言っていました。彼によると，薬物量を調整した方が効果的だったそうです。

生育歴

　ジャックは2人姉弟の弟です。お姉さんは5歳年上で，何をやっても「オール5」というほど出来が良かったようです。彼女は人気があって，優秀な生徒であり，運動神経も抜群でした。彼の両親は二人ともキャリア志向の専門家で，子どもたちの養育に積極的に関わっていこうとしています。両親ともによい暮らしぶりで，ジャックは育つ過程で金銭的にも，情緒的にも辛い思いはしてこなかったそうです。

　両親はジャックが姉とは違っていたことに気付いていたと話してくれました。子どもの頃，ジャックは姉に比して目立って落ち着きがなく，座り続けることが困難でした。彼は幼いころから読みを教わりましたが，その頃からずっと読むのが遅かったようです。ジャックが動き回るため，日が暮れる頃には，ベビーシッター達がヘトヘトになっていたそうです。同様

に，彼の小学校の教師も，彼は落ち着きがなく，すぐに注意が散漫になると言っていました。彼は賢く，意図的に反抗的だったわけではないようですが，そのような行動は時には破壊的なものでした。ジャックの担当教師から家庭医に意見が伝えられた後，ADHDの評価を受けるために医療施設を紹介され，そこでADHDの診断を受けました。彼は中枢刺激薬の処方を受け始め，小学校の学業成績はすぐに大きく改善しました。

　中学校へ進学すると，ジャックは学校の勉強の量と複雑さが増加して苦労しました。周りからの圧力も高まりました。この時期，ジャックは短い間，カウンセリングを受けましたがあまり効果を感じず，精神科医が薬物を調整するとその効果に気づきました。

　ジャックは苦手な科目について追加の学業的サポートを受けました。数学は彼にとって常に難しいもので，彼は担当教員から専門的な支援を放課後に受けていました。その個別指導の中で，ジャックは方程式を理解することに苦戦していて，数学の教師は「君は大学向きではないことを直視しなければいけない」と話していたそうです。

　彼の姉が大学進学を考えていて，両親はジャックに将来は大学への進学をほのめかしていただけに，ジャックはこの話に茫然自失となりました。彼は大学に進学できないという汚点に恐れを感じ，一生懸命勉強して大学へ合格することを決意しました。ジャックは数学の教師の発言を，高校の間ずっと忘れることはありませんでした。そして，それが成績を上げて良い内申書を提出するために，社交的・余暇的活動を犠牲にしてまでも大学に入るという動機を高めました。

　ジャックは最終的に，第一希望である地元の名門大学に合格しました。彼は高校よりも難しく，競争的な学業にチャレンジすることを決心すると同時に，大学でいろいろな経験をすることを楽しみにしていました。しかし，彼の大学での学業成績からは大きな問題は見つかりませんが，ジャック自身はまるでボロボロになったように感じ，ADHDの再評価を受けて援助を請う時が来たということを実感していました。

評価の結果と治療計画

　ジャックの状況はわれわれのクリニックでもよくお目にかかる，ADHDの大学生の典型的なタイプです。大学への移行は予想以上に難しいもので，学業面や社会面からの要求水準に適応しようとしてもADHDの症状のためにそれには困難を伴います。

　われわれはADHDをもつ学生が大学生活に適応することを，プレート理論によって地震が起きることになぞらえて説明します。地球は移動しているいくつものプレートから構成されています。それらのプレート同士が並んだ状態で安定していれば，地面も安定しています。しかし，プレートが急激にずれて動いた場合，地表は移動し，破壊的な地震が起こります。大学に入学するということ，特に実家から離れるとなると，新しい地理的環境，生活状況，社会的繋がり，学業的環境にむけて生活を再整備する必要があります。大学では，セルフケアと自己管理についての責任も増すことが予想されます。このようなことは，特に未診断の若年成人のADHDでは問題となり得ます。

　ジャックはADHDの診断をすでに受けていました。級友よりも長い時間勉強をする必要があることを自覚していましたし，これまでと同じ効果のある薬物療法を活用しながら大学生活を始めました。しかし，ジャックは大学生活での高まるプレッシャーに対して，過度に勉強時間を延長したり，これ以上効果が期待できないほどにまで薬物を過剰に服用するといった，これまでの対処法をさらに増強させることで補おうとしました。ここでは，彼の解決法自体が問題となってしまったのです。

　われわれはジャックの混合型ADHDの診断を確認しました。ジャックのこれまでの対処法がもはや効果的ではなくなった結果，ADHDの症状によって併存する不安，抑うつ症状，薬物乱用（ADHDへの薬物の過剰使用を含む）が引き起こされたようです。われわれは，ジャックにCBTと薬物療法の統合的治療を勧めました。ジャックの全体的な治療目標は大学生活をより効率的に送ること，効果的な処方を見つけること，社会生活を立て直

すことでした。ジャックの薬物の不正使用は懸念すべきことでした。ジャックは治療期間中，自分の薬物の使用について報告し，それについて話し合いたいと述べました。

それにもかかわらず，ジャックは薬物療法の最初の目標が薬物量を**減量する**ことと，薬物の追加投与に関しては，今までよりも治療ガイドラインに沿った対応をすることであると聞いて動揺しました。ジャックは心配して「ここまでやれたのは薬物療法のおかげです。何か他に効果的なものを探さなくてはいけませんね」と言いました。ジャックはCBTの過程でこの懸案に真剣に取り組み，さらに彼の治療目標に役立ちそうな認知的，行動的方略を模索しました。

治療過程

薬物療法 訳注)

薬物療法に関してジャックが取り組む事柄は，中枢刺激薬の過剰使用のパターンについてでした。ジャックは，よく考えると，使用量と頻度が増えても効果が上がらないことは認識できていました。効果が減少した要因としては，薬物に対する脳の馴化，（集中力の低下につながる）睡眠不足，不安のレベルの高まり，マリファナとの同時使用があげられます。さらに，中枢刺激薬はある一定量以上に使用すると，集中力が高まるどころか逆に低下します（これが適量の概念です）。ジャックがすでに感じたように，これらのすべての要素が作用し合って薬物療法の効果を著しく減じたのです。

次の段階は，ジャックの不安とADHDの症状の両方に効果が期待できるアトモキセチンの使用を開始することです。彼は中枢刺激薬を漸減しながら，アトモキセチンを一日80mgまで2週間ずつ漸増していきました。フォローアップ時には，中枢刺激薬を最小用量まで減らしたにも関わらず，

訳注) 薬物について，日本での発売があるものについてはカタカナ表記，それ以外はアルファベット表記にしている。詳細は後述付録4を参照のこと。

ジャックは不安が下がり，睡眠パターンが改善し，集中力が増しました。アトモキセチンを主要な薬物として継続し，中枢刺激薬は短い時間に集中力を高める必要がある時だけ使用することで合意しました。

　次の面談の際，ジャックはアトモキセチンを平日は服用していますが，金曜日と土曜日は服用せず，日曜日は半分の用量にしていると話してくれました。彼がこのような服用法にした目的は，友人と「遊ぶこと」ができるようにということらしいですが，別の言い方をすれば，マリファナを吸い飲酒をしたいということです。ジャックにはアトモキセチンを服用しない日が数日あれば，薬物療法の効果は減るという薬理作用を説明しました。マリファナと飲酒のパターンを話し合い，そのような薬物を使用して瞬間的な満足は得られるかもしれないが，長期的には彼の目標である充実した大学生活を送り，不安のレベルを下げるためには逆効果であることを指摘しました。不本意ながらではありますが，ジャックはアトモキセチンの用量を減らすことはあっても，週末も中断しないで服用を継続することに同意しました。彼はまた，マリファナの使用頻度と使用量を減らすこととアルコールを嗜む程度にすることに同意し，それが勉強の能率と課題遂行にどのように影響するかを観察することにしました。最終的に，彼はアトモキセチンを継続して使用する方がより効果があり，集中して勉強する際に一時的に中枢刺激薬を使用すればよいことがわかりました。

CBT

　周囲の人たちからADHDへの治療を勧められたり，ADHD治療の有用性に両価的だったりする一般的なADHDの大学生とは違い，ジャックは明らかに治療への準備ができていました。実際，彼はすでに前の学期で勉強スケジュールの変化をいろいろと試みていました。しかし，長時間，勉強するエネルギーを蓄えるために，薬物の用量を増やすことは継続不能かつ不健康なものであり，最終的に彼を満足させるものではありませんでした。

　ジャックの最終的な治療目標は，完璧な成績を維持することでしたが，最初の治療目標は特定の行動的目標に従うことでした。私たちはこの目標

を再概念化して，勉強の効率を上げ，社会的関係を改善するという願いを実現するための時間を作るという行動に焦点を当てることにしました。初期のセッションは，ジャックのADHDの症状が目標を達成する能力に影響していることを理解することに焦点を当てました。ADHDの症状，思考，感情，行動がどのように影響し合っているかについての臨床的情報を集めるために，さまざまな困難な状況における特定の例を用いて行動分析を行いました。この情報から，実験的な宿題となり得るアイデアと事例の概念化のデータを手に入れることができました。

ジャックは学期の開始とともにCBTを開始したため，初期の実験的な宿題は，学業面に焦点を当てました（例えば，Ramsay & Rostain, 2006b）。例えば中枢刺激薬の処方通りの服薬や，時間に基づいた学業アプローチ（例えば，6時間勉強する）ではなく，課題に焦点化した学業アプローチの練習（例えば，教科書を20ページ読む），合理的なセルフケア計画の遵守（例えば，遅くとも午前1時には勉強を終える）などのように，小さい行動から始めることを原則にすることで，われわれは合意しました。

これらの宿題について，ジャックの当初の反応は「こんなの効果がない」でした。それでも，行動的計画を修正する必要があるか，設定した課題自体に問題があるかどうかを確かめることは，現在の不適応の原因を探るために有益であるという点に，ジャックは同意しました。例えば，彼は学業に関しては，課題に焦点化したアプローチは効果がないと，以下のように報告してくれました。

心理士（T）：課題に焦点化した勉強法を試みた時のことを話してもらえますか。
ジャック（J）：心理学概論の一章を読むというような簡単なことから始めました。言われた通り，何時間勉強するということではなく，あるところまでと決めて集中して勉強しました。少しの間試みてみましたが，上手くいきませんでした。
T：細かく質問しても良いですか。計画の効果がなかったのですか，それとも話し合った計画を実行することが難しかったのですか。
J：効果がなかったと思います。
T：どうしてそう思いますか。読もうとした章のどれくらい読みましたか。
J：5分間くらい読んで，それから集中できなくなりました。

T：教科書を読み始めた時，どんな気持ちでしたか。
J：精神科医が処方した薬を飲んでいました（中枢刺激薬ではなくアトモキセチン）。しかし，前の学期に飲んでいた中枢刺激薬のようには集中することができていないと感じていました。
T：なるほど。では，あなたは「集中していない」と感じていたのですね。教科書を読み始めた時に，その他に考えていたことはありますか。
J：たった一章読むだけでは意味がない。もっと読まなくてはいけないと思っていました。
T：その他には。
J：だいたいこれくらいが主な考えでした。
T：そのような考えがどのように影響するかを理解するために，「下向き矢印法」という練習をやってみましょう。仮にそれら２つの考えが正しいとして（「集中していない」，「一章だけ読んでも意味がない」），どのようなことが起こると予想されますか。あなたにとってどのような意味があるでしょうか。
J：勉強が遅れてしまいます。
T：もしそれが正しいとすれば，どのような意味がありますか。
J：単位を落としてしまうし，良い成績をとれなくなります。
T：そうだとすれば，それがどのような意味をもちますか。
J：ちゃんと勉強していない。僕は怠け者です。
T：もう一度，それが正しいとして，どんな意味がありますか。
J：僕は本当に愚かで，大学に居場所はありません。恥ずかしく思います。
T：私たちが今行っている計画が，結果として奏功する可能性はないでしょうか。
J：計画自体は理にかなっていると思いますが，僕に効果があるとは思えません。
T：昨年度あなたが行っていた計画は，どの程度うまくいきましたか。
J：それほどうまくはいきませんでしたが，勉強時間があって集中力さえ維持できれば，少なくとも成績は良かったですし，やるべきことはできていました。
T：今話してもらったことをまとめさせてください。あなたは，勉強することに集中できないと感じている。５分間教科書を読むと，「集中できない」，「この計画はうまくいかない」，「一章読むだけでは不十分だ」と考えてしまいます。このような考えは，勉強が遅れて授業についていけなくなる，もしくは少なくともあなたの期待以下の結果しか出せないという意味合いを持っています。結果として，それはあなたが「怠け者」ということを意味し，あなたが言うところの「愚か者だ」ということになって，大学にはいられないような気持ちになって，恥かしい気分になる。さらに，私たちが話し合ったことは実現可能なように思えますが，それが自分の場合は上手くいくとは思っていないのですね。過剰に中枢

刺激薬を服用することと長時間の勉強をすることで，社会生活を無駄にする代償として「良い学生」となり，一方で，別の薬を適量服用することと比較的短めの勉強をすることは，「怠け者」になることだと考えているのですね。私が言ったことはあなたの感じ方と一致していますか。
J：そう言われると多少大げさに聞こえますが，僕の勉強の仕方は効果的です。これが一番効果的な方法なのです。
T：何と比較してそんなことが言えるのですか。あなたの集中している実感を必要とし，長い時間をかけるこれまでの勉強法は，これ以上の効果が望めない段階まで達していますし，たとえそうではないとしても，あなたの社会生活と健康を完全に損ねています。あなたは最終的には，どのようにして自分の勉強に対処したいのかの最終審判を下さなくてはいけません。私が提案していることは，十分な情報を得た上であなたが意思決定できるように，大学生活，社会生活，および他の生活上の重要な側面のバランスをとることができる，今までとは違った方法を見つけるための試みを行ってみるということです。これには納得がいきますか。
J：はい。ですが，どのようにしてそれを始めれば良いのでしょう。
T：今からそれを話し合いましょう。

　このセッションの残りの時間は，ある方法が完璧でなければ効果がないと考えてしまう，ジャックの全か無か思考を特定することに焦点を当てました。結果として，彼は失敗すると考えると不安が高まり，それによって，さらに集中できなくなるということがわかりました。ジャックの反射的な反応は，中枢刺激薬の過剰な服用と，起きていられなくなるまで勉強するという習慣化された勉強法に戻ることでした。ジャックが話したように，この方法は効果的ではないのですが，慣れていますし，短期的には不安を下げる結果となっています。しかし，長期的なウィルビーイングと対処能力を奪っていきます。彼がCBTで継続しているテーマは，新しい行動を試すことができるようになることと，何が成功で何が失敗かについての新しい価値観を得るために，最初に感じる不快感に耐える力を高めることでした。
　新しい対処法に対してためらいがあることを考えると，初期のセッションは，変化すること（例えば，変化への準備性）に関する損益分析と変容過程に力を注ぐことが，長期的な利益となる可能性があることをジャックが理解することに焦点を当てました。ジャックの心配事に的確に共感する姿勢を心理士が持つことで，新しいことを始める可能性が高まるだけでなく，

肯定的な治療関係の構築にも繋がります。ジャックは最初の数回のセッションの間，自分が変わることができるのかと疑問に思っていましたが，ある宿題を失敗したことについての行動分析から，寮の部屋は注意が散漫になり易いことがわかりました。彼の目標はこれまで読むのを避けてきた教科書の一章を最小限の時間で読むことでした。彼のルームメイトは音楽を聴きますし，数分すると部屋に友人が立ち寄ったりするために，ジャックは集中できませんでした。計画自体に効果がないと見なすのではなく，ジャックはルームメイトが授業でいない間に集中力を妨げるものを減らして（例えば，電話とパソコンの電源を切る），再度，計画を行ってみることに同意しました。これらの単純な修正で彼の集中力はいくぶん高まり，ジャックは（薬物以外の）行動的な方略で勉強の効率を高めることができるということを体験しました。

　すべての成績が優（A）というわけではありませんでしたが，ジャックは中間テストと研究課題を終え，非中枢刺激薬を継続的に服用しながら授業をこなしていきました。その後しばらくして，CBTがうまく進んでおり，勉強習慣を変えるという努力をしているにも関わらず，不安の高まりを感じることをジャックは話してくれました。彼と心理士は治療の議題として，この点を取り扱うことで合意しました。

　ジャックは勉強を終えて寮の部屋でリラックスしていました。これは本学期の当初よりもストレスが低く，余暇に時間をかけているということを示しています。ジャック自身もいつになく穏やかな気持ちになっていることに気付いた，と話してくれました。その後まもなく，強い不安を感じ，中間課題にできる限りの努力をするべきかどうか悩み始めました。彼は残りの学期のことが心配になり，結果として残っていた中枢刺激薬を服用して，徹夜で勉強しました。ジャックは，自分にはCBTは無効なのではないかと心配していました。

　ジャックの最近の不安感を再考することは，彼のCBTの事例概念化を再検討し，話し合う良い機会となりました。彼は長年にわたってADHDの症状の影響を認識していて，同級生よりも長い時間，そしてより多くの努力を学習面で払わなくてはいけないと考えていました。さらに，数学教師

の「君は大学には向いていない」という発言が，彼の**「非適応的」**なスキーマ（「僕は他の人よりも先天的に知的能力が低い」）を形成しました。その結果，彼はまた学業に関する「不信」のスキーマを形成しました（「自分自身を信用できない」）。それに関連する条件付き信念は，「他の誰人よりも努力すれば大丈夫だけど，少しでも怠ければ，これまで頑張ってきたすべてを台無しにしてしまうし，愚か者だと見破られてしまう」でした。彼の**「補償方略」**は，勉強すればするほど上手くいくと考えることでした。しかし，彼は大学でこれ以上勉強できないところまで行きついてしまいました。またジャック特有の自分の能力と努力に対する自信のなさから，彼は**「社会の嫌われ者」**というスキーマを形成し（「自分は他の人から好かれない」），学外のアパートに一緒に住むことに誘われなかった時にこのスキーマは強まりました。ジャックは人を喜ばせることでそのスキーマを補っており，もし誰かを落ち込ませたり，彼自身のウェルビーイングに基づいた選択したりすると，周囲の人たちは彼のことを嫌いになるだろうと考えていました。

　リラックスすることへの不安は，実は彼の人生が変わる始まりの合図でした。リラックスしていると，自分は怠け者だというジャックの古い懸念が強まります。この概念化によって，ジャックの解決困難な自己意識が露わになりました。自分は大学の勉強についていく能力が無く，友達ができるほどの価値がないと彼は感じていたのです。さらに，この概念化によって，注意散漫や先延ばしによって引き起こされる不安の意味を理解するための枠組みをジャックは得ました。これによって不安が減少することで，彼は目前の課題に注意や努力を向け直すこと，勉強中に休みを取る必要がある状況を認識することができるようになってきました。

　したがって，中期のCBTでは，彼の生活の多くの場面での健康的な妥協点を見出すことを継続することに焦点を当てました。学業面では，完璧な成績でなくとも，すべての時間を勉強に捧げなくとも良い大学生で居続けることができることに，ジャックは気づき始めています。社会生活と余暇活動の時間を拡張することに関して，ジャックは当初，他の人の期待を裏切らないように他人に同調しすぎて失敗していました（例えば，社会的に望

ましいような振る舞いをする）。しかし，この方法は，時には問題を引き起こしていました。ジャックは心理士と信頼関係を築き，CBT の協働的実証主義に基づいた心理療法を実践しました。彼は社会場面で引き起こされている自動思考を特定し，試すことが可能な新しい行動計画を決定することができていました。例えば試験の前日に友人から誘われても断る，あるいは飲み会で飲む量に制約を設ける，といったアイデアを実際に試すことを宿題としました。ジャックは適度な持ちつ持たれつの関係で新しい友人関係を育み，嫌われたと思いこんでいた昔からの友人との関係を再構築しました。

　ジャックの中枢刺激薬を再開したいという願望は，CBT が進むにつれて減っていきました。以前は中枢刺激薬を服用することと生産性を高めるという考えが，ジャックの中では密接に関連していました。一方で，非中枢刺激薬を服用することで認知機能が改善すると，勉強以外の活動を選択できるようになり，これは自分を「怠け者」や「落後者」と捉えてしまうことと密接に関連していました。これまでの勉強方法をもはや行っていないことを再認識することで，ジャックは行動を修正することに付随する短期的な不安に直面することと，大学と対人関係において新しい経験を始めるという実験を行うと決心することができました。これは行動の変化において，関心期から準備期（例えば，Prochaska, DiClemente, & Norcross, 1992）に移行したということです。「完璧」に勉強するために必要なだけ薬物を服用するのではなく，（新しい勉強の方法に加えて）適切な用量によって「十分良い」成績をとることができることをジャックは見出しました。学期の最後には，ジャックはすべての科目で良い成績をとり，社会生活と余暇活動を楽しみ，全体的にリラックスした生活を送りました。

　面談の頻度こそ減りましたが，2年生の2学期の間も心理士との面談を継続しました。セッションでは，より適応的な信念体系の見直しと強化，状況に応じた問題への対処，バランスの良い生活の維持に焦点を当てました。続いていたマリファナの使用については，複数回のセッションで焦点を当てて，マリファナ使用を減らすことについての彼の両価的な考えについて話し合いました。彼はマリファナ使用が健康的な習慣ではないことは認識

していましたが，一方で，使用した際の感覚が好きで，社交的な場面でよく吸引していました。彼は1年生の間は，マリファナを主に「落ち着く」ためと不安を下げるために使用していましたが，今では頻度が少なくなったと話してくれました。

ジャックは2年生の2学期に成績が低下しました。ある難しい授業では単位は取りましたが悪い成績でした。彼が予想したよりも試験が難しかったのに加えて，試験勉強に並行して春休みの計画を立てようとしたために，さらに注意散漫になってしまい時間を有効に使えませんでした。授業が難しくなるにつれて，バランスをとったアプローチが効果的ではなくなるのではないか，自分自身が大学で上手くやっていけるに値するかどうかという昔の心配事について，不安になることがあるそうです。彼の話を十分に聴いた後で，彼と心理士は成績が落ちた要因について時間をかけて見直しを行いました。ジャックは，このように状況を再評価することは役に立つと言いました。なぜなら，その難しい授業の次の試験に対する準備について行動変容を行うことで，自分の否定的な思考が大げさだったことが明確になり，この試験を通して，ある程度の満足感を得たからです（例えば「十分には勉強できなかったが，それでも難しい試験を合格した」）。

いまや完璧な成績とはいえませんでしたが，結果として2年生時のジャックの成績は非常によいものでした。心理療法を開始した頃と比べて自信がつき，セッション中もくつろいでいました。いろいろな意味で彼は成熟し，夏休みにヨーロッパに留学するプログラムに申し込むなど，自分の未来について考え始めました。3年生の時の定期的なブースターセッションでは，一貫してくつろいだ様子でした。ジャックは定期的に服薬を継続し，中間テストや期末テストの間でさえも，中枢刺激薬を追加して服用したくなる欲求について話さなくなりました。これらに劣らず重要なこととして，ジャックは学業，友人関係，その他の興味関心のバランスをうまく取れるようになりました。ジャックは自分自身の態度と中核信念に変化が起きたことを自覚し，1年生時の考え方や生活に首をかしげることが多くなりました。彼の1年生の頃の生活は，「過ぎたるは及ばざるが如し」を体現化したといえるでしょう。

それでも，ジャックはマリファナを使用するなど，危険で衝動的な行動をとることがありました。しかし，不安が下がるにしたがって，マリファナの使用は減ったと報告してくれました。ブースターセッションでは，彼のマリファナ使用と使用頻度を下げる方法について焦点を当てました（社交場での吸引を完全にやめることについては迷っていましたが）。さらにジャックは迫ってきた留学への挑戦など，未来の計画について検討しました。今やジャックは，生活の中で起こり得る問題について，適応的かつ柔軟に理解する枠組みを獲得しました。

事例3：ローレン

　ローレンは33歳の独身女性で，小さなコンサルテーション会社の広報コンサルタントです。彼女の仕事は，小規模から中規模の地方の会社を顧客として，商品の宣伝と会社のパブリック・イメージを改善する戦略を練ることです。診察前の電話によるスクリーニングで，ローレンはまだ診断はされてはいないものの，自己判断ではおそらくADHDから生じていると思われる困難を周囲の人から隠して，良いイメージを維持するために生活の多くの時間をかけていると話していました。

　ローレンは業績評価で3回続けて複数の評価項目で，平均よりも低い評価を受けた結果として謹慎処分となり，ADHDの有無の評価を受けることを決心しました。彼女は自分自身の仕事の効率が悪いことを常に自覚していました。高校時代や大学時代に遡っても，教師からは定期的に勉強が遅れることや，多くの生活上の側面における系統立ての悪さについて指摘を受けていました。しかし，適切な準備と労力をかければ潜在能力をもっと引き出せたかもしれませんが，ローレンは何とか苦手なことも乗り越えてきました。彼女の系統立ての悪さと時間管理の拙さは，仕事の業績不振に繋がっており，当然のことながら職を失ってしまうという懸念から来談に至りました。

以前，ストレスマネジメントを受けていた担当心理士から，ローレンは「あなたはADHDかもしれない」という指摘を受けていました。それから数年間，ローレンは雑誌でADHDについて読む度に，自分にはADHD傾向があることを認識するようになりました。しかし，これまで彼女は，ADHDに関して専門家の援助を得ようとはしませんでした。しかし，仕事上の困難に加えて，友人関係と恋愛関係の両方の社会生活にまで問題が波及したことを認識したため，ついに今回の受診に至りました。ローレンは若い頃から存在する未成熟な行動が改善していないことを心配していました。

評価

現存する問題

ローレンは過去2年間に依頼人との約束を忘れたこと，報告書の提出が遅れたことが影響して業績評価が低くなったと話してくれました。彼女は仕事についていくことが難しいことと，計画を完成させることを期限のぎりぎりまで伸ばしていたことを認めました。ローレンの勤務している会社には，以前は多くの補助従業員がいて，彼女の日程を調整してくれたり，約束を思い出させてくれたり，報告書の主な部分を書いてローレンが細部を整えれば提出できるようにしてくれたりしていました。しかし，コスト削減のために補助従業員が解雇されてしまったため，コンサルタントである彼女自身がスケジュールや報告書を管理しなくてはならなくなり，ローレンは仕事に圧倒されるようになりました。

人員削減の前からローレンは系統立てが苦手だったそうです。彼女は努力家で献身的と評判で，期日が迫ると事務所で遅くまで残業をしていたそうです。しかし実際は，日常的に午後になるまで仕事を開始できないために，帰宅が遅くなっていたのです。遅くまで残業して，本来もっと早く終わっていたはずの作業を必死になって終わらせようとしていたのでした。ローレンは書類の記録と整理，および時間管理に問題がありました。仕事

のほとんどは相談者との面談を伴うので，ローレンは他の地域に移動する必要があるようにスケジュールを組み，書類作業と直面することを避けていました。面談自体はとても上手くいくのですが，回避した未完了の書類仕事に加えて，さらなる書類仕事が増えることになり，ローレンの仕事はどんどん蓄積していきました。一方で，ローレンは自分自身で仕事ができると感じていて，依頼人も彼女は洞察力に優れていて有能とみなしており，それは彼女の業績評価にも反映されています。実際，このような長所があるために，ローレンの依頼人の多くは，彼女が報告書を予定よりも数日，時には数週間遅れて届けても大目に見てくれました。

ローレンは私生活でも似たような困難を抱えています。彼女は独り暮らしですが，家事とプライベートな書類の管理に苦労しています。クレジットカードの支払いが遅れてしまうことがよくあり，支払い用紙をどこかに置き忘れるか，払い忘れてしまうために，電気と携帯電話を頻繁に止められていました。ローレンはたとえ大きな報酬があったとしても先延ばしを克服することが難しいようです。実際，彼女は過去数年分の還付される税金が約15000ドルあるのですが，記録を見つけ出して，整理して，税金申告用紙に記入すること（もしくは会計士に手渡すことでさえも）を考えると圧倒されてしまうために，書類を提出できていません。最近の勤務評価が決め手となり，ローレンは自分自身の問題の性質の究明と，生活をコントロールできるようになるために，ADHDの評価と治療を受けることを決心しました。

診断面接

ローレンは過去に短期間の大うつエピソードがあり，また時に軽度の不安症状を併存することがありました。評定によると，過去6カ月間に，抑うつ症状が悪化し，活力がなく，涙もろくなりました。自殺を企図することはありませんが，特に仕事関連でよく自己批判をするようになり，将来についてより悲観的に感じるようになりました。ローレンのBeck Depression Inventory II（BDI-II）得点は，中程度のうつ病の上限でした。現在の

症状は大うつ病の診断基準を満たしていました。

ローレンはアルコール乱用や薬物乱用に関する問題はこれまでありませんでした。彼女は時折，友人と大酒を飲んだり，マリファナを吸ったりすることもありましたが，大学卒業後は，そのようなことはかなり減ったそうです。しかし，仕事でストレスを感じて以来，ワインを毎晩1杯か2杯程度，緊張をほぐすために飲んでいます。これはアルコール依存といえる程度ではありません。しかし，以前は社交の場でしか飲酒をしなかったので，最近の飲酒パターンはストレスが溜まっている証拠だとローレンは話していました。

ADHDの評価

ローレンは複数の自己記入式尺度に回答し，母親と姉を他者評価による現在と過去の症状評定者として選びました。ローレンは児童期から一貫して，注意の転導性と不注意に関する問題を抱えていました。ローレンの姉は，ローレンが潜在能力を発揮できていないのを教師が心配していると，母親に話していたことを覚えていました。不注意症状に加えて，話し出すと止まらないこと，口げんかが多いこと，話の順番を守らないなどの衝動的な行動も一貫して認められました。

他者評価の成人期のADHD症状尺度の回答からも，同様の不注意と記憶の問題に関する困難さのパターンがみられました。CAARS下位尺度の「自己概念の問題」得点は高く，彼女の困難さは自己意識に悪影響を及ぼしていることがわかりました。課題の開始と完遂するまで努力を続けることを測定するBADDSの「取りかかり」得点と「努力」得点にも問題がみられました。症状チェックリスト，他者評価による回答，面接を総合的に判断して，不注意優勢型のADHDと診断しました。

神経心理学的スクリーニング

　ローレンの認知処理速度（記号探し）と数字の聴覚的作業記憶（数唱）は平均以下の範囲でしたが，それ以外の知能検査の下位検査は，それぞれ「優れている」か，「かなり優れている」の範囲でした。同様に，単語リストを記憶することを求められる聴覚的作動記憶の検査であるSRTの成績から，記銘と再生の一貫性に顕著な障害が認められました。ローレンは，情報の記憶が不得意なことを自覚していました。彼女は情報を書き留めるよう試みましたが，面倒なため，また他の人は書き留める必要がないようなので恥ずかしくなり，止めてしまいました。

　注意と集中力の持続の検査からは，問題に反応することはできるのですが，他の人よりも時間がかかることがわかりました。反応時間が遅いことに加えて，課題が長時間になると誤答が増え，重要な情報や信号に反応できない見逃しエラーが増える傾向がありました。そのため，ローレンは「賢いのに，それを世の中に証明するのが難しい」状況に陥っていることがわかりました。

医学的および精神科的既往歴

　ローレンは大学時代と就職後に，うつと不安のエピソードで2回短期的なカウンセリングを受けたことがありました。その際，心理士は彼女が感情に気付き，無意識の動因と防衛機制についての洞察を深めることに焦点を当てていたそうです。ローレンは自分自身について深く知ることができ，しばらくの間は気分が良かったそうですが，日々の生活の悪い習慣を変えることはできませんでした。

　ローレンの家族でADHDの診断を受けた者はいませんでしたが，両親共に彼女と同じような行動を多く示していました。ローレンの母親は，大学4年生の時に系統立ての困難さのために多くの課題を提出できなかったので（もしくは提出期限の延期を許可されなかった）単位を落とし，大学を卒業

することができませんでした。母親は美術工芸品を作成して工芸品フェアーや定期的な催し物などで販売していましたが，家の外で仕事を得ることはできませんでした。ローレンは母親を「ADD の主婦」と表現しています。母親は抑うつ状態に何度か陥り，イライラし易かったことをローレンは覚えていました。さらに，ローレンの母方の祖母も似た傾向だったようです。

　ローレンの両親は，彼女が思春期の頃に離婚しました。ローレンの父親は，安定した生活を送っていませんでした。彼女の父親は遊び過ぎがたたって大学を卒業できませんでしたが，ローレンは知的な人と言っています。ローレンの母親と交際中に飲酒運転で逮捕され，断酒会に参加したこともありました。その後，ローレンにとってはマイホームパパであったようですが，いくつか営業の仕事に就いてはみたものの，数年に一度は転職し，私生活は乱れていました。ローレン自身の既往歴に特記することはありませんでした。

生育歴

　ローレンは成人になってから，今回の評価を受ける理由となった問題と似通った困難を長い期間抱えていました。自分では頭がよいと思っていたのですが，いつも持っているはずの能力に見合った成績をとることができませんでした。彼女は若い頃，提出物を紛失してしまうことが頻繁で，また中途半端なままの提出だったために，平凡な成績でした。成長するにしたがい，最小限の労力で単位がとれることを学んでいったそうです。また授業や研究課題で最大限の力を出そうとしても，まとまりがないために同級生よりも余計に時間がかかってしまい，すぐにイライラしていました。また彼女はよく白昼夢にひたっていたために，学校では無口で，話の話題についていけずに戸惑っていました。

　大学は彼女にとっては同様の難しさがあり，大学の授業に集中することが困難でした。彼女は先延ばしのために課題が遅れてしまい，提出が休み明けになっていました。数は少なかったのですが，必要な書類作業を忘れていたために，もし寛容さのない教官だったら単位を落とすことになった

と推測されます。ローレンは系統立て困難と時間管理の拙さの影響を少なからず受けましたが，授業への積極的な参加が必要とされる少人数の授業や実習ではかなり良くやっていました。ローレンは広報に関する経営の授業にとても興味をもち，彼女の指導教員と密接な関係を築いていました。レポートの未提出，落第，専攻の変更などがあり，ローレンは（夏の集中講義も含めて）6年間かけて大学を卒業しました。卒業時，彼女はろくに読書もしたことがなく，社会に出る準備ができていると感じていませんでした。

　ローレンは卒業後，仕事を続けることができませんでした。彼女の専攻だった広報とはかかわりのない仕事だったためもあり，彼女は20代の後半までに何度か転職しました。彼女はウェイトレスや，重役のアシスタントなど変わった仕事もしました。仕事に飽きて辞めるか，遅刻や系統立て困難の結果，信頼性に欠けるとされ解雇されていました。彼女の大学時代の指導教員が，初歩的レベルの広報に関する仕事を個人的に紹介してくれたため，現在の職業を手に入れました。ローレンは初めのうちは仕事をよくこなし，初年度のうちに昇進しました。しかし，仕事の新鮮さが消え，顧客の数が増え，専門家としての責任感が増してくると，次第に仕事に困難さを感じるようになり，最終的に業績評価が悪化したため，今回の受診に至りました。

　ローレンは社会面と恋愛面でも同様に，大学以来混沌とした生活を送っていました。彼女は若い頃には，映画への遅刻，約束やデートを忘れるなどの理由で，友達関係が上手くいっていませんでした。たとえ信頼している友達や家族と一緒にいる時でさえ，話をきちんと聞いていなかったり，大切なことを覚えていなかったりしたために非難されていました。また，恋人からは，大事にされていないと不満を言われていました。さらに，ローレンは他の男性と浮気をしていたことを告白しました。そして最近は，仕事に多大な労力を費やしているために，友人や恋人に最小限の労力を割くことも不可能になっていました。ローレンは意図的に誰かを傷つけたいわけではないのですが，現在の生活をコントロールしきれないと感じ，打ちのめされていました。

評価の結果と治療計画

　評価過程で得られた情報を総合すると，ローレンの症状は不注意優勢型のADHDと，併存する大うつ病の診断基準を満たしていました。まだ乱用とまではいきませんが，彼女のアルコール摂取量の増加も治療で焦点を当てるべき点となります。臨床的所見とまではいきませんが，ローレンは生活のすべての面で注意散漫で系統立て困難が目立つようです。彼女の人生は，荒れ狂う海原の上の舵のないボートのようなものでした。ローレンの治療目標は，仕事上の先延ばしを改善するために仕事に関する自己効力感を高めることと，プライベートでは，気分の改善と深刻になってきた悲観主義にチャレンジすることでした。ローレンはADHDの症状の改善，回避行動の減少，対処方略の増加を目指して，薬物療法とCBTの統合的治療を受けることで合意しました。

治療過程

薬物療法 訳注)

　ローレンはアンフェタミンとデキストロアンフェタミンの合剤（MAS）5mgを1日2回服用することから開始し，10mg，15mgと増加していきました。彼女の薬物日誌から判断すると，10mgを1日2回服用した時が最も効果が高かったようです。彼女は薬物療法により，仕事でやや集中力が増すことで仕事がはかどりやすくなったことは実感していましたが，服薬アドヒアランスに問題がありました。彼女は1日のうち2回目の薬を飲むのを忘れたり，薬に依存してしまうのではないかと心配して，全く飲まない日もありました。また，他から伝聞したようには薬物に劇的な効き目がな

訳注）薬物について，日本での発売があるものについてはカタカナ表記，それ以外はアルファベット表記にしている。詳細は後述付録4を参照のこと。

いために失望していました。20mgのMASの徐放薬に変更しましたが，ローレンの忍容性の範囲内であり，彼女の心配と劇的な効果がないことへの失望について話し合った後は，より定期的に服用するようになりました。

　ADHD症状にわずかな改善しかみられず，抑うつ症状を訴えることが多かったために抗うつ薬を加えることになりました。bupropion徐放剤を1日150mgから開始し，過度の興奮や不安が生じないか経過をみました。2週間はほとんど効果がなかったので，bupropionの用量は1日300mgまで増えました。増量した当初は気分の改善がみられましたが，数週間は継続しませんでした。

　抗うつ薬をbupropionからサートラリンに2週間以上かけながら徐々に変更することにしました。1日にMASの徐放薬20mgと200mgのサートラリンを2週間服用し続けたところ，ローレンの気分は改善し，不安が減少し，集中力が高まりました。

CBT

　ローレンはCBTを始めるにあたって，セッションのために定期的に，時間，労力，金銭をかけてまで生活を変えることについて迷っていました。さらにCBTを始める1週間前に薬物療法を開始したのですが，服薬を始めた中枢刺激薬で主観的にはいくらかは集中力が出たことは実感したものの，ADHDの本で読んだような驚くほどの効果が得られなかったために不満を抱えていました。

　ローレンと心理士は，初めの2セッションで彼女の治療に対する過度な期待（正確な診断とADHDの専門家の治療によって，瞬間的に簡単に症状が消えてしまうという了解可能な願望）について取り扱いました。ローレンがCBTを長期的な利益に必要な新しい行動と対処方略を確立するための投資と捉え直し，薬物療法とCBTの効果が出るスピードについての非現実的な期待を，治療にじれったくなることの自動思考の例として用いました。ローレンは，これまでの「その場しのぎの措置」が望むような結果になっていないことを認めました。ローレンは開始当初のセッションの終了時に

は気分が良くなったと話ましたが，セッション間の自宅での宿題がはかどらないことと，生活上の改善がみられないことを訴えました。

CBT の最初の3カ月は不安定で，まるでローレンの生活ぶりを鏡で映したような状態でした。彼女はよく遅刻しましたし，仕事との兼ね合いで時間ぎりぎりにスケジュールを再調整したり，他の予定をうっかり入れてしまったりしていました。結局，この時期は予定の半分くらいしか面接を行えませんでした。ローレンは深く反省していましたし，セッション参加時には治療に労力を注いでいましたが，この不定期なセッションから継続する感覚を養うことは難しいものでした。

プログラムへの参加から3カ月経過したある日，ローレンはCBTのセッションに来て泣き始めました。そして，治療は有益ではないのでもう止めて，自分自身の力でもっと仕事をがんばるつもりだと言いました。われわれは，彼女の「治療は私には上手くいっていない」という思考に焦点を当てました。心理士は，ある治療がすべての人に効果があるわけではないことには同意しましたが，ローレンと心理士が最大限の努力をしているにも関わらず望むような結果に至っていないのか，もしくはセッションへの出席とセッション間の宿題が不規則なためにCBTの効果が出し切れていないのかを，ローレンに尋ねました。心理士は後者を，埃にまみれて使われていない健康器具に例えて，持ち主が「この健康器具は身体を鍛える役に立たない」と言っているようなものと説明しました。

ローレンはこの例え話に笑顔になって，要点は理解できたと話しました。彼女は処方された薬物を不定期にしか服用できないことなど，治療についていくのが難しいことを認めてくれました。ローレンは仕事への効果の有無ではなく，治療を打ち切る決断の過程について詳細に話し合うことに同意しました。

第一に，ローレンは薬物療法が好きではないそうです。彼女にとって薬物を服用することは「ズル」をしているように感じ，不公平なアドバンテージをもらうような気がするそうです。「薬物によって上手くいくなら，それは本当の自分が上手くやっているわけではない」と考えてしまいます。この思考をさらに追及すると，ローレンの治療への両価性と，治療に全力

を注ぐことの難しさを明確に映し出す根本的な信念が明らかになりました。

心理士（T）：では，練習してみましょう。まず，処方されたとおりに服用したとして，薬物を飲んだ方が飲まないよりも良い結果となったとします。ですが，これはズルであり，「本当の自分」ではない人工的な改善だとしましょう。仮にそうだとしたら，それはあなたにとってどのような意味がありますか。

ローレン（L）：他の人が薬物なしでできることが，私にはできないということです。

T：仮にそうだとして，それはどのような意味がありますか。

L：私は他の人とは違うということです。

T：それにはどのような意味がありますか。

L：私は根本的に欠陥があるということです。私は不良品です（欠陥のスキーマ）。

T：それをさらに一歩進めて，仮にそれが正しいとすると，どう意味がありますか。

L：私は出来損ないです（出来損ないのスキーマ）。私は人生で何もやり遂げていません。大学を卒業するにも5年以上かかりましたし，今の仕事を得たのも大学時代の恩師が紹介してくれたという運のおかげです。自分自身では何も達成したことはないのです。今の恵まれた仕事を続けていけるわけがありません。

T：では，薬物療法によって良い成果が出る可能性があるなら，それはあなたが「根本的に欠陥」があり，「出来損ない」だということを裏付けることになります。そのように考えると，薬物療法とCBTにためらいを感じていることがよく理解できます。

L：私はすでに，自分自身がろくでなしだということを自覚しています。私のやりかたを変えるために役立つかもしれないことすべてを完全に疑っています。長い間なんとかしようと試みてきたのですから。

T：変えようとして試してきたことの例を教えてもらえますか。

L：午後まで時間を無駄にせずに，一日の早いうちから働くことです。

T：まず何から変えようとしたのですか。

L：他の人と同じように，朝，机に向かって，何か仕事を始めることです。

T：うまくいきましたか。

L：いいえ。しばらくは机の前に座っていましたが，圧倒されるような気がして，Eメールを確認したり，その辺を歩いたりと無駄に時間を過ごしてしまいました。

T：その計画が上手くいかなかった時，次に何を試しましたか。

L：どういう意味ですか。他に方法がありますか。私は仕事を始めることができなかったのです。毎日少し試しましたが，毎回効果がないという結

果になってしまいました。
T：「同じことを何度も何度もやって，異なる結果を期待する」という，フロイトの狂気の定義を聞いたことがありますか。ADHD ではない同僚と同じことを試みて，彼らが「ただ簡単にやっているだけ」の方法があなたには効果的ではなかったと言っているように，私には聞こえるのです。その結果があなたの否定的な信念と一致する結果であるために，さらに確信を深め，変わることについて無力感を感じている。この説明は合っていますか。
L：そうですね。そのように考えたことはありませんでした。ですが，私はどうしてよいかわからないままです。一日の始めから仕事を始めるための別の方法を知りません。
T：そのとおりです。だからこそ，別の試みを考えることが重要なのです。ですが，まずあなたの ADHD と共に歩んできた人生経験，信念体系と感情的および行動的反応が相互作用して，どのようにあなたの今の問題（特に治療への不満）に影響しているかを概念化することに時間をかけてみましょう。これによって，あなたがどのように変化したいかを考える青写真が見えてくるかもしれません。やってみますか。
L：はい。

　ローレンと心理士は彼女の問題を「スモールステップ」に分割し，彼女が生活の中で直面している多くの困難さについて「下向き矢印法」（Burns, 1980）を用いることで，思考と信念が ADHD と関連する問題にどのように関わっているかを再確認することから始めました。候補となるいくつかのスキーマと中核信念，さらに特定の「欠陥」（「何か私はおかしいに違いない。私は欠陥品だ」）と「出来損ない」（「他の人が成し遂げたことを，私は何も成し遂げていない」）という信念が特定され，成長の過程での経験を話し合うことで，それらが彼女の慢性的な不満感と関わっていることが判明しました。また，この概念化によって，複雑に絡み合ったローレンの ADHD 症状，感情的な反応，否定的な帰属，および行動的な反応を解きほどいて理解することにつながりました。この話し合いでローレンの多くの長所と才能や，それらがいかに ADHD 症状と自己破壊行動によって台無しにされてきたかが明らかになりました。

　上述した薬物療法への矛盾する考え方に影響を与える根底的な信念を振り返ることによって，スキーマに基づいて培われた信念とルールを作り上げたことが明らかとなりました。そして，その培われた信念とルールが，

日常生活に影響を与えていました。治療への彼女の反応と彼女の生活のその他の側面についての話し合いから、「完璧であれば、私は良品で欠陥品ではない」というルールが明らかになりましたが、これは逆にいえば、「完璧以下であれば、私は欠陥品だ」ということになります。そのため、自分を評価する際に相対的思考となってしまい、大学の卒業や専門性を活かした仕事への就職も、あるべき方法で達成されたもの（例えば、大学を4年で卒業する。人脈なしで仕事を得る）ではないために、自己評価を低く見積もってしまう結果となっていました。

　CBTや薬物療法で十分な改善がみられないことは治療の失敗であるにも関わらず、それを自分の失敗としてとらえていました。ローレンはよくある治療の最初のつまずきを過度に一般化して、それを自分に不備があるから、無力だからと考え、その当然の成り行きとして、失敗の悪循環を開始させていました。その結果、ローレンは自分が欠陥品であることに直面する恐怖から逃れようとして、治療は効果を示しておらず、治療を止めた方が良いと確信してしまいました。つまり、ローレンの信念体系からすると、全くトラブルがないことのみが失敗への不安から解放される唯一の方法であるため、この完全主義は彼女の補償方略として機能していました。

　この事例の概念化の話し合いで明らかになった二次的な補償方略は、ローレンの自己批判しやすい傾向でした。根底にある条件付きの信念は「もし自分に厳しければ、私はもっと働けるし、失敗しない」、およびそれとは反対の「もし自分で満足してしまったら、私は怠けて失敗してしまう」でした。ここでもローレンの不適切なスキーマは、彼女が他者と比較して欠陥品で出来損ないであるという中核的信念に影響していました。しかし、彼女は完全主義を貫き通すために自己批判をすることによって、自分自身を奮い立たせることができることを学んだのです。ですが、自己批判は持続可能な対処方略ではありませんので、自分は不完全であるという思いを結局は強化してしまう補償方略として機能していました。ローレンが考える非現実的な期待に沿う結果とならない場合には、さらに自分は不完全であるという感情を、知らず知らずのうちに強めてしまうことになったのです。

　彼女は自己批判と完全主義の傾向のために、意思決定と生活上の問題へ

の対処が非常に難しくなっていました。間違った選択をすることを避けるために，彼女はできる限り多くの選択肢を保持し続けようとしていました。その結果，CBTへの両価性に示されたように，友人関係や恋愛関係を維持することが難しくなっていました。これらの問題は彼女の衝動性と相まって，対人関係が完全ではないと気付いた瞬間に，全か無か思考として働いていました。結果として，彼女は浮気に走ったり，特に理由もなく大切な友人関係を破綻させたりしていました。傍からみると，実際には他人の気持ちを非常に気にかけてはいるにもかかわらず，ローレンは気まぐれで，他人の気持ちに鈍感に映りました。また自信を喪失していて自己批判力が強く，自分の感情をコントロールすることと，自分が相手にどう反応するか決断することが難しいようにみえました。

　ローレンの方略は若い頃は十分に適応的な効果があり，高校で求められる程度のものは何とかできる範囲内であり，失敗も成長の一部ということができました。しかし，（仕事と私生活において）成人になってからの責務は彼女にとって困難であり，対処の失敗によって起きる被害は甚大なものでした。高校や大学では学期があり，新学期には立て直すことができていましたが，職場ではそのような区切りや追いつけるような期間はありませんでした。

　仕事上の責務はローレンが認識している対処能力を超えていたため，注意散漫が悪化し，ストレスが高まり，その他の不快な感覚を覚えました。ローレンはこれらを失敗が差し迫っているサインとして，全か無かの様式で解釈しました。同じように，始まったばかりの友人関係や恋愛関係でちょっとした事があっただけでも，厄介事の兆候として考えるようになりました。そのうちに，ローレンは注意の持続，系統立て，完遂させるための労力などを要する課題に対して，自動的で理屈抜きの否定的な反応をするようになりました。そのような不快感，および不完全や失敗に伴う思考を避けるため，課題を避けるストレスが課題に向き合うストレスを上回るようになるまでローレンは課題を避けていました。この一例として，ローレンが一日を無駄にしたと気付いて午後に仕事を始めることが挙げられます。実際，失敗や不備を避けようとして先延ばしをすることで，短期的に

は気持ちは和らぎますが，最終的には自滅的で有害な結果を招きました。

　ローレンは事例の概念化が具体的になるのを目の当たりにして，目の色を変えて強い興味を示すようになりました。長い間取り組んできた複雑に入り組んだ自分の対処法や反応がきれいに整理され，理解できるようになっていく様子に驚いていました。この概念化を踏まえると，ローレンの回避と先延ばし，自己批判，さらには選択肢を確保しない，長期的な計画を立てない，長期的な対人関係を築こうとしない，絶えず他人に自分の能力を証明しようとするなどの補償方略は納得できるものです。ローレンは何かをやらざるを得ない状況の方が，日常の些事や面倒なことをするよりも集中できるために，それらを放置してしまい，結果として混乱状態を招いていると感じていました。ローレンは混乱状態を楽しんでいるわけではありませんが，目先の課題を優先させるという外的な理由付けによって，失敗をしても自分のせいにしなくて済んだのです。

　この概念化を用いて，心理士は個人向けの総合ローンに関する書類を作成して，期限までに郵送するという手近な未完了の課題に立ち返りました。ローレンは治療者の助言に従い，この課題に関連する自動思考，情動的反応，彼女がよく起こす行動を特定しました。また，書類をなかなか完成させられないことにADHDの症状がどのように影響しているのか，ローレンは気づきました。課題に直面することの利益を熟考し，課題を実践するための特別な方略に焦点を当てることに加えて，ローレンは事例概念化の方法を利用して，課題が彼女の中核信念に関連する強い否定的な直観的感情を活性するプロセスを理解しました。今回の課題は，複数の推論に挑戦する機会と，課題に直面するという試みとして捉え直されました。この課題を行う際に，ローレンが直面しそうな情動的不快感と先延ばし思考を予想し，その対処法を検討しました。ローレンはこの試みに乗り気で，2日費やしながらも，ローンの書類を作成し郵送したことを次のセッションで誇らしげに話してくれました。ローレンと心理士は，この一連の作業の中で彼女が多数の否定的な思考と反応に対処したかを振り返りました。

　この事例概念化は，ローレンのCBTに対する動機を高めるためにも重要な介入でした。また，多様なことが影響していることの明確化と，具体的

な行動から混乱状態を捉え直すこととなったために，重要な認知的介入にもなりました。自分の生活にADHDが影響していることを受け入れ，理解することを続けながら，ローレンはそのうちに失敗を欠陥ととらえるのではなく，失敗の仕組みを理解しようとするようになりました。また事例の概念化は，彼女が治療の中で実施するように求められたスモールステップの理論的根拠となり，さらに大きな概念化へと繋がりました。

　事例の概念化にはローレンがまだ密かに望んでいるような魔法のような効果は決してありません。CBTは彼女が自分の行動に多くの責任を負うことを促し，今後起こるであろう問題を回避するのではなく，対処するために不快感に直面し，耐えることを学ぶことに焦点を当てます。ローレンは困難なことをスキーマによって作られた原因に帰属するのではなく（例えば，「私は信頼されない。私は欠陥品だ」），特定の行動に置き換えることで，上手く対処することができるようになりました（例えば「手帳に約束を書き忘れた」）。彼女はADHDに対する薬物療法への両価性については，薬物療法によってどのような利益が得られるかを考えることと，薬物を服用することが本当にズルイことなのかどうかを検討することで対処しました（例えば，「薬は気を逸らせる物に過敏に反応しないようにする道具だ。仕事の内容と質は自分次第であることに変わりはない」）。ローレンは薬物療法が役に立つ道具かどうかを検討するために，3カ月間毎日，薬物療法を行うことに決めました。これによって薬物は，ADHDの症状による障害を減少する助けとはなり得ますが，最終的な行動や能力の源とはなっていないことを経験する機会となりました。

　事例の概念化は，行動変容のプロセスでの効果的な試金石として機能しました。ローレンは，ストレスの蓄積や不快な情動から回避することが習慣化されていたため，何かに取りかかるのは難しいことでした。仕事で試用期間となっている間に新しい対処行動を試すことは，彼女にとって恐ろしいことでした。しかし，ローレンはこれまでの問題への対処方法は，ただ単に問題を引き延ばしていただけだと気付きました。多様な状況で思考することこそ，選択をする上で重要なのだと認識しました。彼女は徐々に「今，私は何を考えているのだろう。どうやってこの状況に対処しようか

な」と自問することが上手くなり，自動的に先延ばしするのではなく，課題や困難に直面した時の感情的な不快感に耐えることができるようになっていきました。さらに，ローレンはある状況を全か無か思考で捉えるのではなく，自分自身を部分的に褒めることが上手くなりました。彼女は似たような方略を行動の優先順位付けや，友人や恋人との約束の時間の設定など，私生活にも適応しました。また似たような方法を用いて，飲酒を社交場面での適度なものに留めて，ストレス解消のための深酒を止めることができました。

　CBT を行う中でローレンは連絡なしで面接を休む，先延ばしのために危機的な状況に陥る，治療に対して疑問に感じるなどの，空回りや逆戻りを断続的に繰り返しました。しかし最終的には，セッションを休む場合は心理士に事前連絡をするようになりましたし，連続して面接を休むことがないようになりました。ローレンの仕事の試用期間が終了したところで，CBT 開始後 6 カ月にしてブースターセッションに移りました。ローレンの業績評価は素晴らしいものではありませんでしたし，さらに改善の余地が残っていましたが，彼女は及第点の評価を受けていました。

　ローレンはブースターセッションを 6 カ月行った後，つまり最初の ADHD の評価から 1 年後には，完全に CBT からドロップアウトしました。彼女が面接に訪れず，何度か連絡をしても返事がなかったこと（電話，E メール，はがき）をもってセラピーは終結しました。彼女の対処方略に対する強化と安定化のために，CBT を続ける必要があったことは明らかでした。CBT を適切に終結することなく治療からドロップアウトしましたが，ローレンは明らかな進歩をみせていました。彼女は，薬物療法を自分をコントロールするものとは考えず，解決方法を見つけるための時間を買うための道具であると再認識しました。また CBT によって，彼女の私生活とストレスのかかる仕事に対して，系統立ての習慣を身に付けて実践することができるようになりました。治療者は，もう少しセッションを続けることを希望していましたが，ローレンは終結を望んだため，その後に治療効果と対処方略の活用が維持されているかを確認することができなくなってしまいました。それでも，事例の概念化によって ADHD が生活に与える影響

をよく理解し，対処することができるようになりましたし，今もこの作業が役立っていることを願っています。

第5章
治療を困難にする要因

> ただ普通でいるためにすらに途方もないエネルギーを費やしている人がいることを知るものは少ない。　　　　　　　　　　（アルベール・カミュ）

　これまでの研究結果や臨床経験の蓄積から，ADHDの治療が必要な成人のほとんどに薬物療法と認知行動療法（CBT）は効果的であるとされています。しかしながら多数の治療を困難にする要因が治療の過程で問題になってきます。ADHDの中核症状や治療を受ける契機となるADHDに関連する特徴的な障害そのものが，治療の実施と効果に悪影響を与え得るのです。最終的にADHDは学校，職場，人間関係といった多くの生活上の重要な領域における機能に影響を与えます。それゆえに，ADHDをもつ成人で生活上の重大な危機を乗り切る上での援助を求めている人もいます。また，ほとんどの人は難なくこなしてしまうような日常の雑事をやりくりしようとしたものの，多大な困難にぶつかってしまい四苦八苦しているものもいます。

　CBTによってケースを概念化することで，治療の過程で生じ得るさまざまな問題の理解と対処のための有用な枠組みが得られます。また治療をどのように進めるか（場合によっては治療を継続するかどうか）の決断を治療に関する詳細な説明を受けた上で下せるように，治療者と患者が協働して体系的に当該の問題を評価することもできます。ADHDをもつ成人が専門的な治療に辿り着くまでに歩んできた困難な道のり，さらにはADHDの特徴である低い欲求不満耐性を考慮すると，治療中に生じる問題を同定し解決することはとりわけ重要です。これらの問題に適切に取り組まないと，多くのADHDをもつ成人は完全に治療から脱落してしまい，その結果として有益な治療的サポートを失い，「何をやっても無駄だ」という思いをしらずしらずのうちに強化してしまう結果になってしまいます。一方で治療の過程でそれらの問題が効果的に解消されると，これまで回避してきた問題に対処する能力に自信をもつようになり，結果としてADHDをもつ成人のレジリエンスの感覚を発達させるよい機会となります。以下に，成人のADHDの治療経過でしばしば生じ得る治療を困難にする要因について概観します。

変化への準備性

　ADHDは実行機能の障害によって自己コントロールの重大な問題を引き起こす神経生物学的症候群であるという概念化にわれわれも同意します。言い換えると，ADHDをもつ人は，圧倒されるほど無数の外的および内的情報，そして行動上の選択を処理する上で根本的な問題をかかえています。ADHDをもつ成人は自分の長期的目標と，計画を実現するために持続的かつ効果的に情報を処理し行動を管理していくことに困難があります。患者の多くは現実的で達成可能な個人の目標をもち，なおかつ自分たちがどのような行動をすればどのような結果をまねくかを理解しています。しかし，その純粋で素晴らしい目標をよそに，それを最後までやり通すのが難しいと彼らの多くが口にします。

　われわれはADHDの本質が無動機症候群（実行機能の障害は，自律的な動機や意図を発展させる多くの認知過程に悪影響を与えるのは確かですが）と考えてはいません。ですが，治療の初めに動機のもつ影響を正しく認識するようにしています。ですから，充分に時間をかけて，彼らがADHDの治療に取り組む気になった理由を明らかにするのは重要なことです。

　成人期のADHDに対する治療を受けることは受動的なプロセスではありません。つまり患者が治療から得られるものを最大限引き出すには相応の動機と深い関与が必要なのです。成人期のADHDの診断を受けた後に患者の多くはすぐに治療を始めたがりますが，治療を始める心構えができているのか不確かな方もいます。変化の過程を通して，患者は両価的な感情を抱きうるさまざまな問題や行動に直面することになります。このことは患者の動機を概念化し話し合うことが非常に重要であることを意味しています。Prochaskaら（Prochaska et al. 1992 ; Prochaska & Norcross, 2001）の「**ステージ理論**」が，ADHDの診断と治療に対する患者の態度を概念化し介入する上で非常に有用であることをわれわれは見出しています。この汎理論的モデルは，人がどのように修正困難な行動として知られている嗜癖行動を健康的な行動に変えるのかという課題についての研究の中で発展し

ました。ADHDの慢性で生活上の広い範囲に悪影響を与える性質を考慮すると，この理論は各々の患者のニーズに介入法を合わせるための有用な枠組みとなることがわかっています。

具体的に言うと，問題の否定が特徴である無関心期あるいは問題を認めるのを嫌がると同時に変化に対する両価的な感情をもつ関心期にあると見なされる患者は，CBTや薬物療法を行う上で必要とされる事柄に取り組む心の準備ができていないと思われます。そのような患者の場合は，自分を取り巻く環境について熟考することに十分な時間を費やすのが臨床的には適切です。この作業を「**意識の高揚**」といいます（Prochaska et al., 1992）。セッションの中の一部で，あるいは数回のセッションをかけて患者がADHD，治療，自分の変化する能力についてもっている想定を見積もります。変わった場合と現在の状態に留まった場合の利益と損失を比較再検討することも治療への患者の動機を明確にするうえで有用です。治療のペースと焦点を各人に特有な変化のステージに合わせることで，特に両価的な患者が治療から脱落する可能性を減らすのに役立ちます。

われわれは大学入学後に，新たにADHDと診断された学生たちを診察してきました。家族や大学の関係者に熱心に勧められた結果，診断評価を受けた場合は，特に，ADHDの診断の意味するところを理解すること，およびこれまでの対処法を調整するのに非常に苦労します。動機づけ面接の技法は日常生活上の不満のある分野の具体的な例を患者との話し合いの中で見出そうという試みであり，患者を自分の問題に取り組む気にさせる上で有用です（Miller & Rollnick, 1991）。

例をあげると，ジェンは大学の1年生で両親と大学の相談員に診察を受けるように勧められ，最近ADHDの診断を受けました。彼女は1学期が終わった時点であやうく仮及第（訳者注：学業不振の学生に対する処分で，以降，成績が上がらないと，一定期間後には退学処分になるという警告）になるところでした。彼女は課題を系統立ててこなし進度に遅れずについていくことが困難であり，落第点を取り続けた講座の単位を落とさざるをえませんでした。ジェンは治療として薬物療法を選択することを拒みました。そして治療の効果に疑問をもっているようでした。「私には診察を受ける時間が

ありません。最優先事項である学業に集中してよい成績をとらなければならないのです」。治療者が納得し，学業に関することから大学生活のその他の面で，思うようにできていないことはないかと話題を変えて尋ねました。ジェンは系統立ての困難さに起因するさまざまな社交行事への遅刻や欠席のため，学生寮の他の女子学生たちと社交上の問題を抱えていることを認めました。彼女は社交上の問題を改善することを目的として，系統立てと時間管理に取り組んでみることにしました。

準備期にある方は小さな行動変容を示しはじめていますが，大きな変容をもたらすような取り組みには至っていません。このステージにある人は苦しむことなしに変化しようと試みているようです。例えば，ジェンは忘れる可能性を低くするために予定や約束を書き出す練習をすることには同意しました。しかし，スケジュール管理用のシステム手帳を利用することに関しては，そんなことをするのは「おたくっぽい」と嫌がり，その代わりに，ハンドバッグの中にメモの切れ端を入れておくことに同意しました。しかし，メモを利用して行動がどのように変化したかよく考えてみましたが，このやり方ではかえって整理整頓の困難さを助長するだけだということに気づきました。そして，結局システム手帳の利用を再考してみることに同意したのです。いったん患者が適応的かつ持続可能な方法で対処パターンを抜本的に変えることができれば，**実行期**に達したといえます。治療の焦点は新しく獲得した対処行動を強化，維持することと，治療の過程で不可避な失敗体験と一時的な治療上の後退に対処することに向けられます。最後に**維持期**では，適応的対処パターンが新しい行動規範として身につきます。このステージの主な目的は再発の防止と治療から得られる利益を確実にしていくことです。

　変化の過程で，これらのステージを行きつ戻りつするものが多くいます。また同時期に複数の異なったステージの特徴を呈するものもいます。ステージ理論は，変化を試みる個人の体験を理解する上での有益な臨床的な発見的問題解決法（ヒューリスティック）を提示してくれます。つまり，固有のステージに対して介入法を効果的に適合させることができるのです。ほとんどの場合，動機づけの問題は治療の初期に生じますが，治療の過程

のどの時点でも変化の準備性の再評価が必要となるような問題が生じ得るし，それに合った介入法があるでしょう。ADHDをもつ成人の中には，治療に入るには心の準備ができていないと自己判断する人もいるかもしれません。前述したように患者が治療拒否をしたとしても，それが衝動的になされたものではなく，熟慮の上での決定であるように患者に十分な情報提供をすることがわれわれの目指すところです。

併存症

2つ以上の精神医学的あるいは（身体）医学的障害の併存の評価は成人期のADHDの治療において必須であり，必要時にすればよいという類のものではありません。これまでに出版された成人期のADHDに関する論文では併存症がある確率は75％以上にまで及ぶとされています（Angold et al., 1999; Biederman, 2004; Wilens et al. 2002）。うつ病，不安障害，物質依存といったADHD以外の問題のために診察と治療を求めざるを得なくなるケースは多数あります。しかしながら介入を要するこれらのADHD以外の問題によって，さらに診断的，臨床的な複雑度が増してしまい，結果として治療成果に影響を与えます。以下では，成人期のADHDの治療において併存症に取り組む上での問題点について論じます。

物質依存

未治療のADHDは物質依存の危険因子とされています（Wilens, 2004）。よく知られている説として，ADHDをもつ人は症状を自己治療しようとして不法薬物やアルコール飲料を使用するというものがあり，ニコチン使用の研究ではこのモデルを支持するような結果もでています（例えばWilens et al., 2003）。衝動コントロールの問題により，ADHDでは物質依存のリス

クが高い，あるいは自己治療的要素と衝動コントロールの問題の両方が絡んでいるかもしれない，というのは事実でしょう。このADHDと物質依存の併存が生じる原因にかかわらず，この2つが併存すると治療が困難になります。ADHDに対する薬物療法の効果がみられた場合，物質依存になる割合が減少することがわかっています。これはおそらくADHDの中核症状を治療することで，個人の衝動性が緩和され，自分の行動の長期的な結果を考慮する能力が高まった結果と考えられます（Wilens, 2004）。ADHDと物質依存に対する社会心理的な治療を追加することで，全般的な健康状態を改善し物質使用を減少させるだけでなく，物質依存に関連したさまざまな誘因と衝動に取り組みやすくなります（Aviram, Rhum, & Levin, 2001）。残念ながら今のところ，成人期のADHDに対する心理社会的治療に関する論文で，目標変数として物質使用が採用されたことはありません。

　ADHDをもつ患者の人生における物質乱用の意味を概念化しておくことは，ADHDの他の側面を概念化しておくのと同様に有意義なことです（例としてBeck, Wright, Newman, & Liese, 1993）。具体的には，物質使用の可能性を増加させる外的および内的要因は何だろうか，薬物使用を正当化する信念と薬物を使用するその瞬間に，それを承認させる信念（つまり合理化）は何だろうか，といった問いをたてることです。物質乱用の治療に通じていない方の直感に反しているかもしれませんが，この嗜癖行動の良い面と悪い面について，患者とともに再点検してみるのは有益です。とりわけ良い面の再点検からとりかかることで，しばしば介入への重要なヒントが得られます。たとえばアルコールを飲むことで「心が静まる」，さらに嫌なことを忘れることができるという場合，彼が自分では制御不能なほど重篤なレベルの注意の転導性とストレスをかかえているという手がかりを得ることができます。もう一つの例を挙げると，ジェリーは21歳の大学3年生で，大学1年のときに仮及第となりました。その後，彼は学業が負担となってついには授業に出席しなくなってしまいました。そしてADHDと診断されて治療薬を精神科医から処方され，その効果は良好でした。それでも彼はマリファナを定期的に使用することを止めませんでした。ジェリーは精神科医にもマリファナの使用について隠し立てなく話してくれました。

処方された薬物の乱用はしていないようでした。潜在能力からいうともっとよい成績が残せると彼自身は思っていたものの，治療開始後は学業には何とか遅れずについていけるようになりました。ジェリーの精神科の主治医は，診察のたびに物質使用のリスクを評価し続けました。3年生になってから学業上の深刻な問題に直面するようになり，精神科医の熱心なすすめを受けてジェリーはADHDのためのCBTを開始することに同意しました。物質に関する行動を変えるとまでは約束しなかったものの，物質の使用について話し合う用意があると言いました。「小さく始める」の精神でジェリーの治療者は，診察の中で彼が勉強をしようとしたのにマリファナを吸ってしまった場合の彼の経過を追いました。このようにすると，マリファナを吸うことでどれだけジェリーが自分のたてた目標から遠ざかってしまうのかについての良い実例が得られます。例えば，ジェリーは難しい授業のテキストの一章を読もうとしました。ジェリーはそれを仕上げて，さらにその後で友人と出かけるだけの十分な時間がありました。しかし，彼は教科書を広げることを考えただけで緊張感を覚えはじめてしまいました。さらに深く質問していくと，ジェリーは「本当は教科書を読みたくなかった。つまらないだろうから」と，その時は考えていたことがわかりました。勉強にとりかかって1時間後にテキストを読み終えるのに四苦八苦する自分を想像し，身体的に不快になってきました。ジェリーがこう考えたのは，ADHDに対する薬物を処方される以前の読解力の問題に起因する「自分は読書が苦手だ」という拡大解釈的な信念が関連しているからです。テキストを読むのを先送りして，「マリファナでも吸ってリラックスしよう」と考えたことがジェリーが部屋でマリファナを吸うきっかけとなりました。彼はマリファナを吸うとその日はもう勉強にならないことに気づいていました。この洞察によりジェリーと治療者は，マリファナを使用することでその化学的効果に加えて，退屈な勉強をしなくてすみ，また身体的不快感がやわらぐことを概念化できました。彼はこのパターンは突き詰めていくと自己破滅的であることを認めました。治療セッションでは，ジェリーが回避的な思考に対してより前向きな思考をもって取り組めるように手助けすることに焦点が当てられました（例えば「最初の10ページを読んで

みて，退屈に感じるかどうかみてみよう」)。リラクセーションなどの身体的不快感に対処するためのほかの方法も併用して，まずは回避したい課題を短時間やってみることで，課題に取りかかる前の身体的な不快感に取り組むことにも同意しました。ジェリーは完全にマリファナをやめることはできませんでしたが，その使用量を大きく減らすことができました。とりわけ目下の課題を回避する方略として，マリファナを吸う回数を減らすことができました。

うつ病

　うつ病は成人のADHD，特に女性によくみられる併存症です (Biederman, 2005; Rucklidge & Kaplan, 1997)。その証拠に，うつ病で治療を受けるケースの16％は臨床的に顕著なADHDの症状を示すことが示されています (Alpert et al., 1996)。CBTの視点からすると，うつ病では喪失体験や目的達成の失敗体験に関連する思考，悲哀感情に加えて，気力の減退，喜びの著しい減退，焦燥，多様な行動面での異常がみられます。成人期のADHDでは望むようには何事もはこばず，何かを変えようとしても徒労に終わるだけ，という信念である学習性無力感がよくみられます (Seligman, 1991)。結果として，うつ病は多くの成人のADHDにみられる低い欲求不満耐性を悪化させ，問題に対処することを回避するか，困難の徴候が見られた時点で予定を取りやめることにつながります。

　ADHDのないうつ病の場合は，治療の過程でしばしば自身の思考が過度に否定的で歪んでいたことへの気づきができるようになります。しかし，多くの成人のADHDでは自身の否定的な思考は歪んでいないと断言し，うんざりするほどたくさんの失敗の実例を挙げて，自分の悲観的な考え方は間違っていないことを裏づけようとします。このように，これまでいつも合格点をとってきた（ADHDのない）うつ病の大学生は試験で悪い点をとった時に，「これでは退学になってしまう」と一時的に考えることはあっても，すぐに退学になりそうな兆候がないことに気づくことができます。

ADHDのあるうつ病の大学生も試験で悪い点をとると同じように「これでは退学になってしまう」と考えます。そして，その根拠を問われると「この授業のこれまでの2回の試験でも落第したから」と答えるでしょう。これは大学を退学するのは避けられない事態であるというこの学生の結論を裏づける確かな証拠となることでしょう。しかし，CBTの問題解決的見地からすると，「前回の試験結果に落第してから試験の準備の仕方を変えてみたのだろうか」，あるいは「結果にかかわらず同じ試験対策を毎回繰り返しているのだろうか」といった疑問が湧き上がってきます。しばしばADHDに併存するうつ病では，勉強法を変えることの効果について無力感と絶望感を抱いています。したがってCBTでは患者が新たな勉強の方略を実行に移し，その結果を評価することを促すことに焦点を当てることになります。

　同様にADHDとうつ病が併存した場合の治療では学習性の悲観主義を克服し，困難に直面してもすぐに挫折しない考え方を維持できる能力（レジリエンス）を育むことを目指すことが多いです。全か無か（つまり成功か失敗か）で，結果を判断してはいけません。問題への取り組みは試行錯誤の過程であり，新たな事を試みて，その結果をみて方略を修正するというのが基本ルールです。

不　　安

　うつ状態では喪失感と挫折感に関連する認知に苦しんでいるのに対して，不安状態では脅威に関連した予期思考と何か悪いことが起きそうだという反復的な予感に苦しんでいます。そしてこれらは不安感としばしば結びついており，また，緊張，心拍数の増加，ピリピリした感覚といった身体症状と結びついています。

　実のところ不安が軽度ならば，ADHDをもつ成人にとって適応的で有益であり得るのです。というのは課題を完遂できなのではないかという不安をもつことで，先送りを克服することができることが多いからです。例えば，所得税の支払いが期限に間に合わないことを懸念することで（ADHD

があろうがなかろうが），多くの人は怠惰を克服して必要書類を完成させています。つまり，多少の緊張感は適切に目下の課題を完成させることができる限りにおいては，よい動機づけとなり得るのです。

　われわれが治療してきたADHDと不安障害の併存した患者の多くは（課題の先延ばしをしないで），もっと早く勉強を始めて，もっと効果的に勉強すれば，もっと良い成績がとれただろうと訴えます。一方で，不安があるおかげで高校時代に学業についていくことができたと訴えます。しかしそういった患者は，高等教育に上がったり，就職したり，家族を養育したり家計をやりくりしたりといった生活上の要求水準が増してくると，先延ばしー不安ー勉強（仕事）のサイクルが最終的にはうまく回転しなくなることに気づくようになります。先延ばしと系統立て困難は高校時代よりも成人期でより悲惨な結果を生みだし，一度遅れをとると追いつくのがより困難となります。それゆえ自分の責任を果たせないかもしれないという結果の不安よりも，仕事をこなしていくことが不可能であるという能力不足の感覚のほうがしばしば勝ることになります。締め切り直前に物事を仕上げてしまう方略を見つけだすものもいますが，仮及第，中退，職場での低い評価，さらにはその結果として解雇といった困難に直面する方もいます。こういった惜しい失敗や負の転帰により，さらに責任を負う能力への不安が高まっていくのです。

　うつ病に対処するのと同様に，ADHDと不安障害の併存へのCBTでは，患者が新たな体験を試み結果を評価することで彼らの否定的な推論を疑うことを促します。不安障害をもつ患者は新奇な状況に直面すると，物事がどう暗転するかという考え（危険の過大評価）を持つことが多いです。成人期のADHDの場合は，不安に思っていたことが実現した体験を証拠として挙げるかもしれません。

　例えば，ジャネットはADHDをもつ32歳のシングル・マザーです。彼女は大学を中退し，彼女の社交的な性格に合った営業の仕事を見つけました。彼女は大学や職場で系統立て困難と時間管理ができないため，授業の予習や仕事の準備がうまくいかないということを何度も経験してきました。例として，職場に行ってみたら顧客候補への重要なプレゼンテーションが

控えていたことが判明したことがありました（彼女はプレゼンテーションは次の週だと勘違いしており，全く準備をしていませんでした）。顧客を口説けるはずもない即興のプレゼンテーションを懸命にしている間，彼女はこれ以上ないほど困惑，狼狽していました。このエピソードは彼女が何か忘れているのではないかと慢性的に不安を感じ，また他人が自分をどう見ているかを気にするようになった多くの出来事のうちのほんの一例にすぎないと彼女は言いました。ある意味で，彼女はこの苦難は職務上のありふれた書類仕事を遅れずにこなしていく，あるいは他人に良いプレゼンテーションをするという点で役立ったと考えていました。しかしながらジャネットは顧客候補と最初に会う，あるいは難しい顧客のフォローをするとなると先延ばしが目立ち，不安を感じることで注意の転導性がさらに悪化しました。

　ジャネットのCBTのセッションでは，顧客と接する際の彼女の思考（たとえば，もし私が何か忘れ物をしたり，遅刻したりしたら顧客は私のことをプロに相応しくないと思うだろう）と，彼女の不安症状（たとえば緊張する，神経質な声を出す）と彼女の回避行動（例えば「明日朝一番に電話しよう」「今は電話する代わりに事務処理をしよう」）に焦点が当てられました。簡単なリラクゼーション法を併用しながら彼女が苦手とする顧客に電話する実験をしてみようと提案したところ，次のような思考が出てきました。「電話したら相手が怒ってもう取引はなしだと言ってきたらどうしよう」。われわれはこの生じうる結果に関する彼女の思考を検討しました（例えば「それでは，この最悪の結果が実際に起こったと仮定しましょう。あなたにとってそれはどんな意味をもちますか？」）。ジャネットは拒絶されることについてのリスクについてじっくりと熟考し，リスクは2つの要素からなることに気づきました。最初に，彼女は職務上うまくやれないことで，解雇され，自分と息子の生計が成り立たなくなることを恐れていました。次には彼女は無能にみられること，採用担当者を欺いて雇用された詐欺師と周りからみられることを恐れていました。ADHDの症状に起因する困難にぶつかるたびに，ジャネットは自分は無能であるという恐れを感じていました。そしてこれまで大学，職場，生活上のその他の場面で感じてきた恐れを想い出してしまうのでした。

双極性障害

　双極性スペクトラム障害の本質的な特徴は著明な気分変動であり，その経過の中で最低一度はうつ状態と軽躁あるいは躁状態の両者を経験していることです。気分の状態と躁症状の出現の仕方，および重症度に応じてこのような循環性の気分障害はさまざまなタイプに分類されますが，それらには気分循環性障害，双極Ⅰ型障害，双極Ⅱ型障害があります。双極性障害とADHDの間には多くの類似性があります。それらは急速に変動する気分，一定期間持続する活気に満ちているような感じ，一貫性に欠ける作業能力，であり時には鑑別が困難なこともあります。一般に双極性障害にみられる気分エピソードは不連続性があり，軽躁と躁状態の診断基準となっている症状は，ADHDにおける慢性にみられる衝動性とははっきりと異なるものです（Biederman, 1998；Ramsay, 2005c）。双極性障害の場合の多くは，気分エピソードの間，外観上は比較的正常で安定した状態に戻りますが，成人のADHDの場合は低い時間管理能力と系統立て困難に関連する問題のために，慢性的に日々奮闘を続けている場合が多いです。

　中にはADHDと双極性障害の両方の治療が必要な患者もいて，この場合は薬物療法，CBT双方にとって特有の難しさがあります。この併存症のパターンがある場合は日常生活の安定性を確立し維持する困難さに加えて，その時の気分に応じてコーピング戦略を調整することの難しさを抱えています。さらに各々の症状の治療プランの優先順位を査定することも重要です。双極Ⅰ型障害に苦しむと同時にADHDの二次的な症状の影響に苦しんでいるケースもあります。一方ではADHDに起因する困難さが主たるものであっても，気分の変化のパターンが循環性でコーピングの効果を複雑にしているケースもあります。またADHDと双極性障害の両方がごちゃ混ぜになった症状を呈していて，対処に骨が折れるケースもあります。

　双極性障害とADHDが併存する場合の対処には，気分の状態に伴うさまざまなリスク要因を詳細に知っており，その状態に対応したコーピング戦略を作り出すことが必要となります（例として，Newman, Leahy, Beck, Reilly-

Harrington, & Gyulani, 2002)。例えば，うつ状態にある成人期のADHDの場合に洋服を着ることができないと自分で思い込んでしまうことで，仕事を休んでしまうリスクが高まるかもしれません。加えて仕事上で成し遂げたいことに関する計画の優先順位づけや系統立てが困難なために，仕事を休むという結論がより確固たるものとなってしまいます。CBTにより，このようなケースでは，気分の問題（例えば「気力がでない」）とADHDの問題（例えば「職場でまず何をしていいのかわからない」）の双方について取り組むことで，仕事を休むことの欠点と利点について再考するように促します。

　一方，気分高揚のエピソードにあるADHDの場合は，衝動のコントロールに焦点を当てる必要があります。例えば，軽躁状態の真っただ中にいる場合は非常に活力に溢れているように感じられ，これまでずっと避けてきた仕事を完遂しようとするほどに生産的になります。しかしながら，このような期間は，仕事で追加の任務を引き受けることに同意したり，自分のアパートの居間を塗り替えることを決めるといった新たな計画を引き受けるリスクが高まる時期でもあるのです。毎夜，少ない睡眠時間でやっていけることに自分で気づいて，簡単に本を読破できるように思えることから，オンライン書店で本をたくさん注文してしまったりします。しかしながら，熱意の方向性が偏っており，生活の他の面に必要な時間と労力については過小評価してしまいます。そして，気分が（正常に）安定するにつれて，活力がなくなってくるのを感じ，中途半端に塗装したアパートの部屋を目の当たりにし（色の選択を誤ったことにも気づく），山積みされた未読の本のクレジット・カードの請求書，さらにはADHDに関連する注意の転導性と系統立て困難を考慮すると圧倒されてしまうような仕事量に直面することになります。CBTのセッションでは，軽躁状態でのリスク要因を患者が同定できるように手助けすることに焦点が当てられます。セッションでは似たような気分の状態での過去の経験を活かして，最良の行動を選択できるように，意思決定のプロセスを緩やかにして，一つ一つの選択肢についてもっと慎重に考える機会をもうけるようにします。

　定義上，衝動性とは思考なしに行動することを意味しますが，実際には何らかの行動を引き起こすようなさまざまな状況に直面した時（例えば，「こ

れは千載一遇のチャンスだ。これを利用しない手はない」）には認知が生じて，行動がマイナスの結果を引き起こす可能性を最小限にしようとします（例えば「何とかうまくいくさ。プレッシャーがあったほうが最高の結果をだせるさ」）。さらには，しばしば行動のもつ意味合いを熟考することなしに意志の決定がなされます。CBTでのホームワークを出す際には，新たな試みをしていることと，患者が立てた計画について信頼できる他者に評価してもらうために要する時間を考え併せると，24時間の遅延をあらかじめ計算に入れておいたほうがよいでしょう（例えばNewman et al., 2002）。

　気分の変動によって治療の継続が困難になることがあり，それが双極性障害とADHD双方の症状に影響を与えます。つまり，うつ状態では，患者は治療をマイナスに評価しがちであり，状態が好転していないことを示す証拠の方に焦点を当ててしまう結果，治療から脱落するリスクが増大します。一方，軽躁あるいは躁状態で活力に満ちていると感じている時は，患者は気分がいいから日常生活でもうまくやれていると思い込んでしまって，治療から離れるリスクが増大します。そういうわけで，患者の治療に対する態度をモニターし，治療の進展を評価する手段として，最初に定めた治療ゴールに診察の度に言及することは有益といえます。

学習上の問題

　ADHDが学業に与えるマイナスの影響とADHDをもつ成人のこれまでの学習体験を考慮すると，学習上の困難があることは想像に難くないでしょう。実際，実行機能は学習や情報処理において重要な役割を果たしています（Biederman et al., 2004）。併存する学習のあるいは言語の問題は，学業成績に悪影響を与え，さらには職業の選択と収入に影響を与え，ADHDをもつ成人にさらなる重大な日常生活上の機能の問題を引き起こします。さらには，読み，書き，基礎的な算数の能力に影響を及ぼす学習上の問題は日々の欲求不満を作り出し，成人の生活で必要となることをやりくりするスキルの必要性を考慮せざるを得なくなります。

学業上のスキルの問題だけでなく，多くのADHDをもつ成人は非言語性の学習障害の徴候を示します。具体的にいうと，それは視−空間知覚の弱さ，左右弁別の問題，系統立て困難，書字の遅さ，時間管理の拙劣さとなって現れます。このような患者にとっては毎日お決まりのA地点からB地点を通ってC地点に達する，といったことすら非常に困難なことでしょう。特にADHDをもつ患者は平均的なあるいは平均以上の言語能力と劣った実行能力という認知領域における著しいギャップを調整するのが困難です。ADHDをもつ患者でよくみられる，その他の学習上の困難さとしては中枢性の聴覚処理の領域があげられます。これらの患者は言語情報の保持および話された言葉（発話）を識別することが困難です。彼らは講義や会話で話されたことを見失ってしまいます。特に話者が早口だったり，専門用語を多く使う場合にそうなります。外国語を学習する時には非常に困難を感じ，また一時に複数の違った会話が進行するような場面では参ってしまうことが多いようです。

　成人期のADHDに対するCBTは学習上の困難さの経験が信念体系に与える影響を概念化し，回避行動に取り組み，さまざまなコーピング戦略を組み入れるという形で学習の行動的な側面に取り組むことができます。しかし，そこでは学習の専門家の範疇である特別な教育上のあるいは学習上の介入をするわけではありません。ですから，学習障害の既往，あるいは学習上の問題が現在も存在することが判明した患者がADHDの評価と治療に訪れたとき，われわれは学習あるいは教育の専門家による教育・学習上の評価を別に受けることを勧めます。患者が学習の問題により学業上，職業上の困難を来している場合は，われわれは特別な学習戦略に関するより特化された指導を施すことができる専門家からの追加の治療を勧めています。しかしながら，多くの場合は患者の学習スタイルに適応するようにCBTをケースに応じて調整することで十分です。CBTにおける患者への配慮の具体例としては，セッションの要点のメモをとる，主題を頻繁に要約させる，新たな情報をさまざまな方法で提示する，といったことが挙げられます。

パーソナリティ障害

　パーソナリティとは，個人の生得的な素因と教育歴から形成された一貫した心理学的構造とプロセスの統合的な生物心理社会的体系です。個人が現在の環境を理解し適応していく上での心理学的基準点はパーソナリティにより定められます。パーソナリティの永続的な性質を考慮すると，パーソナリティを変化させるには，他の心理学的な機能よりも多くの時間とより地道な努力を必要とします。

　ですから，パーソナリティ障害とは外界や自己を知覚し，さらにそれらと相互作用する際にみられる各人に固有の持続的で不動のパターンが効果的に環境からの要求に適応できなくなり，ひいては機能上重大な問題が生じている状態といえます。パーソナリティ障害のリストはDSM-IV-TR（APA, 2000）に示されており，3群に分かれます。A群は風変わりで奇妙に見えるという人格特徴をもちます（例えば分裂病質パーソナリティ障害，妄想性パーソナリティ障害）。B群は過度に芝居がかり，感情的で不安定とみなされる行動を示します（例えば反社会性パーソナリティ障害，演技性パーソナリティ障害，境界性パーソナリティ障害）。最後のC群は不安がつよく，怯えていて，受容的にうつるという慢性的な傾向を有しています（例えば依存性パーソナリティ障害，回避性パーソナリティ障害，強迫性パーソナリティ障害）。

　前述したように，パーソナリティとはどのように自分自身と環境を知覚し，それらと相互作用するかに影響を与える遺伝的，神経生物学的傾向の混合物であり，ADHDをもつこと自体がさまざまな人格様式の特徴を備えています。結果として，ADHDの特質は一時的な気分に対する影響よりも日常生活上の機能に対してより持続的で広汎な影響を与えます。ADHDをもちながら生活していく場合，とりわけADHDの症状が成人まで診断されないでいるケースでは日常生活上の機能と人生上の体験に重大で広汎な効果をもたらすということをここで強調しておきます。

　パーソナリティ障害が併存していると治療は複雑化します。偏ったパー

ソナリティのパターンがあるとADHDの影響はさらに大きなものとなります。これはADHDと強迫性パーソナリティ障害がある場合に注意の転導性と系統立て困難を補うために，仕事のクオリティと秩序への厳格なまでの高水準でもって対抗するのが一例です。このようにADHDとパーソナリティ障害が併存していると，先延ばしとそれに引き続く課題を仕上げる際の瀬戸際政策を当てにすることに繋がりやすいといえます（つまり締め切りのギリギリになるまで何もしない）。一方で，反社会性パーソナリティ障害とADHDが併存すると重大な法的問題につながる衝動的な行動に関与するリスクが高いとされています。

　パーソナリティに関する心理学的な理論は多数あります。CBTモデルはパーソナリティの発達的また生物心理社会的側面を採用します。治療の観点からすると，それぞれの人格特性の根底にある独自の信念体系（スキーマ）により治療的介入の方向性の枠組みが引き出されてきます（Beck, Freeman, & Associates, 1990参照）。よってここでもケースの概念化は個人の外界への反応に影響を与える多様な要因を理解する上でのヒューリスティック（統合的発展的問題解決法）となります。パーソナリティ特性を変えることは困難ですが，このように信念，感情，行動の相互作用を概念化しておくと，個人が反射的反応を理解し修正することができるようになります。

　パーソナリティ特性は，治療者−患者の治療関係の中でもあらわになります。発達上の経験，特に愛着と対人関係，さらに社会的学習はパーソナリティの形成に大きな影響を与えます。場合によっては，あるパーソナリティ特性が，発達上の精神的外傷の直接の結果であることもあります。例えば境界性パーソナリティ障害では肉体的，性的な虐待を受けていた頻度が高いとされています（Layden et al., 1993）。

　ADHDの治療上の問題について具体的な話をすると，治療を受けることで，患者が家族，教師，仲間，かつての恋人などとのADHDがらみの過去の経験が活性化し，ひいては治療者への反応に影響を与えることがありえます。そのような過去の対人関係上の経験が治療者との間で再現されるという概念は，それが転移といわれようが**対人的スキーマ**といわれようが（Safran & Segal, 1990），特に併存症のあるADHDをもつ成人の治療をする

上で，治療者は心に留めておかなければいけません。われわれの経験では，患者の感情的な反応（例えば怒り）や極端な行為にみえるもの（例えば，患者が治療を止めると宣言する）が，治療者との間で過去の対人関係の問題の再燃が生じている手がかりとなります。

　一例として，キャシーは極度の系統立て困難と衝動性に関連した問題のために，3カ月以上フルタイムで仕事に従事したことがありません。彼女は，CBTセッションの開始時に，過去に受けてきたセッションのホームワークの経験について治療者が尋ねたところ，激しい怒りを示しました。キャシーの過度につよい反応は彼女の重要な問題を現していると仮定した治療者は，宿題について尋ねられて激しい時に湧き上がった思考や感情について穏やかに質問しました。キャシーは宿題として何をすべきか忘れてしまい，さらにメモもとっていなかったのが恥ずかしくて，治療者に連絡をとって宿題の内容をきくことができなかったことがあると明かしました。この経験により，課題を果たせなかったために教師や親に結局は叱責され，苦痛と痛みを感じた学生時代と同様の経験を思い出したと語りました。やがて成人してから，彼女は何かを失敗しそうになると先制攻撃としてしばしば怒るようになりました。その当然の帰結として，上司から意見された時に論争してしまうのが，仕事が続かない主な理由でした。まずは彼女の今回の怒りの反応を取り扱う機会をもうけた後で，治療的な宿題をやれたことを再点検したり，やれなかった要因の分析を通して新たなスキルを学び，身につけるためにすることを治療者が明確にしました。するとキャシーはこれまでのセッションで感じたように，CBTで否定的に評価されることがないことに安堵したと話しました。

　治療への抵抗，あるいは治療を妨げる行為の徴候としばしばされている，セッションへの遅刻，欠席，宿題の不履行，診察室に持物を忘れるなど，患者の多くの行為は転移と考えられることに留意しなければなりません。しかしながら，これらが転移であることを支持する他の臨床的なデータがない場合は，そのような行為はむしろ成人期のADHDによくみられる困難さの現われとみなしたほうがよいことをわれわれは見出しています（Ramsay & Rostain, 2005a）。

人生上の危機と自殺の危険

　ADHDの診察と治療を求める患者の多くは，日常生活上で繰り返し起こる困難を乗り越えるための援助を必要としています。ADHDの症状は，約束の時間に遅れるとか，請求書の延滞料を科せられるなどの，あらゆる種類のありふれてはいるけれどもやっかいな日常生活上の機能の問題を引き起こします。しかし，そのようなありふれたことではなく，人生上の大事件が生じたためについに治療を求めざるを得なくなる場合もあります。配偶者が離婚届けを出そうとしていることを知って，仕事を解雇になって，成績が悪いために強制的に休学させられそうになって，などの状況が患者が語る頻度の高い大事件の実例の一部です。それよりは頻度は少ないものの，ありがちな大事件としては，物質依存（例えば飲酒運転あるいは麻薬の影響下での運転による逮捕），不倫，衝動買いや濫費，交通違反や事故による逮捕や怪我（例えば免許取り消しや人身事故）などのネガティブな出来事が挙げられます。こういった重大で，ときには悲劇的な大事件は，もちろん，ADHDをもつ患者にだけ生じることではありません。しかし，衝動的行為，集中力の欠如，長期的に立った計画性の欠如により，こういった大事件が生じるリスクが成人期のADHDでは（一般に比して）高いのです（Barkley & Fischer, 2005 ; James, Lai, & Dahl, 2004）。

　当然のことながら，このような大事件が精神療法の過程で生じた場合には，患者に新たな評価や治療計画（アジェンダ）が必要になる重要な理由となるでしょう。このような場合には治療計画を変更して，最優先事項として新たに生じた問題に取り組むのは適切といえます。しかしながら，大事件のまっただなかにいる患者は，常識で考えられる以上の安堵感と解決を求めることがあります。さらに，専門家集団の一員として臨床家は，患者が効率的にこの状況を処理して乗り切る援助をしたいと望みます。このような背景から臨床家自身が非現実的にもかかわらず，この状況をただちに修正したいと望んでしまうことがあります。

　治療ゴールの設定のところで提案したように，最初は小さな一歩から始

めたほうが堅実です。治療の経過中に緊急事態が発生した場合は，危機管理アプローチにより，現実の危機はすでに過ぎ去ったことを保証してあげることから始めるのが有益です。そして，その危機的状況に関する詳細なデータを収集することが重要となります。情報収集により，臨床家は何が起き，それがどのような意味をもっているのか理解することができ，また患者はその出来事に直面して対処しはじめるようになります。学生が指導教官との話し合いに基づいて（学業不振者に対する）及第になると思い込んだ場合のように，さらなる確定的な情報が必要であることが明らかになる場合もあります。対処困難な状況にいることが明らかな場合，患者と臨床家はその状況に取り組むのに必要な準備段階の対処に取り組むかもしれません。多くの場合は，飲酒運転で逮捕された成人期のADHDのケースのように，危機管理は長期的に続く作業となることもあります。いかなる危機的状況も成人期のADHDの症状に対処することを学ぶ良い機会となり得ます。同時に，自責の念や自己批判などの危機によって引き起こされる感情で，治療上注意が必要な心理学的問題は多いと思われます。

　最後に，自殺念慮については成人期のADHDの考察の中でことさら言及しませんでしたが，他の精神障害の場合と同じで，自殺念慮の有無を評価して，対処するのは重要なことです。うつ病や双極性障害が併存する場合には自殺念慮をもっている可能性が高まります。臨床家は重大な人生上の危機に直面しているADHDをもつ成人が，自殺念慮を抱いている可能性について評価しなければなりません。ほとんどのADHDをもつ成人はきわめてストレスの多い状況でも，自殺念慮を抱くことはありませんが，数は少ないとはいえ，現在の問題が自分の欠陥の確証だとみなして，一連の感情によって引き起こされた歪んだ思考に基づいてもうこれ以上生きてはいられないと死を選ぶものもいます。特に，車で重症あるいは死亡事故を起こした，または深刻な法的，経済的，対人関係上の衝動行為から派生した問題に直面しているADHDをもつ成人では，自傷行為などを考えていないか診察時にはっきりと尋ねるべきであり，定期的にその有無を確認する必要があります。

薬物に関連した問題 訳注)

　ほとんどの患者にとって薬物はADHDの症状を軽減する上で有用ですが，薬物療法の過程で生じ得る予測可能な問題がいくつかあります。それらは，薬物服用への両価性，薬物服用の意味についての歪んだ信念，服薬不履行あるいは乱用（誤用），薬物の副作用である。臨床家はこれらが治療上の問題の中心となる可能性があることを予期し，もしもそれらが生じた場合は直接的で中立的な態度で取り組むべきです。

　患者はADHDの症状に対する薬物の服用に関して，多かれ少なかれある程度のためらいをもつことが多いものです。この感情は「そうですね，何かに頼らずにやっていることに集中できれば本当はいいのですが」というようにはっきりと認める場合や，「残りの人生ずっと薬をのまなくてはいけないのですか」といったより間接的な質問をとる場合もあります。どのような形でそのためらいが表現されようとも，この両価的な感情は，薬物の服用を開始するにあたってきわめて正常な反応です。当分のあいだ薬を毎日服用し続けなければいけないとなれば，薬を服用したがるものなどほとんどいないでしょう。臨床家が患者の薬に対する両価的な感情を了解可能な反応ととらえて，患者が服薬に対してマイナスの反応をもっていないか継続的に確かめながらサポートしていくことができれば盤石といえるでしょう。薬に対する両価的な感情が強すぎて服薬に抵抗がある場合は，これを患者の能動的な選択として尊重するのが最良です。すでに服薬している場合には「薬を飲むことには意味がないという結論になったようですね。今が薬を中断してみるよい時期かもしれません。薬を再開しようと思えばいつでもできますし」といったような見直しになるでしょう（注：処方できない治療者の場合は患者が薬物の処方ができる臨床家と薬の調整について話し合うように促し，さらに患者の承認があればその臨床家と相談することをいとわずにするべきです）。

訳注）薬物について，日本での発売があるものについてはカタカナ表記，それ以外はアルファベット表記にしている。詳細は後述付録4を参照のこと。

患者の中には服用している薬物の効果に失望するものも多くいます。服薬してもADHDの症状の改善が生活を変えるほどではないかもしれませんし，耐えられない副作用が出現するかもしれません。薬への反応がないかわずかな場合，あるいは重篤な副作用が出現した場合は，患者に担当の臨床家と相談するようにアドバイスするのが最良です。薬を調整することで効果が改善され，あるいは副作用が軽減されるかもしれません。薬の効果と副作用は「十人十色」ということを心に留めておくことは重要です。効果的で副作用のない処方となるまでに，何度か薬物の調整が必要なこともあります。

　薬はADHDを「治す」特効薬であるという非現実的な希望をもつことはADHDをもつ成人では珍しいことではありません。成人になるまでADHDという障害のために生活に支障を来し，奮闘努力を重ねてきた患者が，これまでの苦難をすぐに取り除いてほしいという強い願いを心に抱くようになることは理解可能なことです。そしてほとんどの場合，これは叶わぬ願いであると悟って，軽い失望の段階を乗り越えて，薬物療法から得ることができる恩恵についてより現実的な評価に移行していくものです。

　しかし，ときには失望が深すぎて，相も変わらず困難な状況および最新の薬物がなんの症状の軽減をもたらさなかった事実に辛い思いをする患者もいます。このような場合は『薬の効果がないのはあなたにとっては辛いことでしょう。ADHDを「治せる」薬があればよいのですが，今のところは万能ではありません。現行の薬物でやっていくしかないのです』と気づかいと共感をこめた言葉で援助することが有用です。患者に喪失感を嘆いてもらうことで，より現実的な枠組みでADHDに関する問題への取り組みを新たにすることができるようになります。

　一方で薬の効果があった場合に，「本当に自分がうまくやれているのか，それともただ単に薬がうまくやっているのかよくわからない」のように反応する患者も珍しくありません。このような反応は，しばしばADHDの診断の正当性およびADHDに対する薬物療法への半信半疑の態度が現れたものです。さらに，これはこの国（アメリカ）のフェアプレーの精神に根差す道徳的感情を反映しています。つまり，服薬することで万事がうまくい

くなら，それは悪いことだ，なぜなら不正行為だから，というわけです。例えば大学生における中枢刺激薬の使用が増加していることに関する論争の多くは中枢刺激薬を「認知ステロイド」としてつよい非難を喚起しています。スポーツにおけるパフォーマンス増強剤（ステロイド）の使用にADHDの薬物療法をなぞらえることでADHDのための薬物の服用が本当に必要であり，その恩恵にあずかれる患者に過度の罪悪感を抱かせることになってしまいます。このような反応への最も効果的な対処としては，まずはこういった非難はADHDに関するステレオタイプな文化的偏見を反映していることを指摘することです。さらにADHDはまぎれもなく治療が必要な障害であることを，患者が自分なりに受け入れていかねばならないことを伝えておくことも有効です。

　また，服薬を眼鏡をかけることにたとえてみるのは有益です。眼鏡で視力が改善されますが，読書や作文の大変さまで取り除いてくれるわけではありません。同様に，薬物は集中力を改善しますが，大変な仕事までしてくれるわけではありません。そのうちにほとんどの患者は，この問題をより偏らない見方でみることができるようになっていきます。

　服薬不履行は臨床的にきわめてよくみられることです。薬物の効果を実感していると報告するような患者ですら，薬を抜いたり，長期間服薬を止めてしまうことがしばしばあります。この問題に対処するには，服薬不履行に関連する生活状況を点検することが重要です。患者がうっかり服薬を忘れるだけなら，服薬を思い出させてくれるリマインダーを導入してその後にアドヒアランスが改善したかどうか確かめます。薬の副作用のために不快な思いをしている場合は，この影響を最小限に抑える方法について話し合うことが重要です。

　時には患者が「より自分らしくありたい」ために薬を抜くことがあります。これは薬によって自分の個性が抑えられていると感じている，あるいは服薬しているとアルコール飲料や気晴らしのための物質（薬物）の効きが悪いと感じている若年成人によくあるケースです。このような場合は患者の自らの意思での決断を促し，処方医と薬物の服用の仕方について話し合うように提案するのがよいでしょう。

中枢刺激薬の誤用としては，夜更かしする，試験の一夜漬けをする，食欲を抑えるなどの本来的でない目的で不適切な量あるいは不適切な時間に服用してしまうということが挙げられます。乱用というのは（多幸感を得るために）気晴らしで中枢刺激薬を使用することであり，経鼻吸入によるものが多いです。誤用にしても乱用にしても患者の健康に重大な危険をもたらすため，真っ向から問題に向き合って対処しなければいけません。

　最後になりますが，ADHD治療薬の副作用の出現に関しては，薬物の使用パターンと患者が体験している不快な作用の頻度，重篤さ，与える影響力を念入りに点検することが必要となります。中枢刺激薬による副作用の多くは基本的に軽度で一過性のものであり数週後には弱まるものです。しかしながら，不整脈，呼吸困難，重篤なめまい，ふらつき，気分動揺や不随意運動といった重大な副作用が報告された場合はすぐに処方医に知らせるべきです。中枢刺激薬の服用後になんらかの重大な懸念事項が生じた場合はすぐに服用を中止するのが安全です。中枢刺激薬以外の薬物の場合は漸減が必要となります。アトモキセチンやbupropionの場合は比較的短期間（2, 3日）で中止してもかまいませんが，SSRIやSNRIの場合はより長い時間をかけて薬物を漸減中止する必要があり，断薬症候群を避けるように細心の注意を払わなければいけません。

成人期のADHD患者への専門家の反応

　これまでにみてきたように，成人になってからの生活上の責務は多くのADHDをもつ成人にとって要求度が高すぎます。日常的な責務をこなしながら，毎日きちんと服薬する，CBTのセッションに定期的に参加する，新しい対処スキルを取り入れるといった治療的義務をはたすことも要求が多すぎます。患者への配慮を適切にしながら，患者が自身の認知，感情，行動パターンの影響を認識することを援助していく過程で，臨床家が自身の患者への影響力の大きさを認識することは重要です。なぜなら臨床家の患

者への反応が治療経過にマイナスの影響を与え得るからです。

　後から振り返ってみると，その治療者に特有の心理学的な問題が原因となって，治療者の反応が治療に悪影響を与えていたことがわかることがあります。このような逆転移の問題は患者に対する治療者からの歪んだ反応を反映しています。例えば年長の男性患者に接すると，支配的だった父親との確執を思い起こして，治療者が苛立つというようなケースです。時には治療の質を保つために専門家の同僚からスーパーヴィジョンを受けながら，このような図式に気づき，患者への振舞いを調節するのは治療者の責任といえるでしょう。

　これは必ずしも治療者の深層にある心理的問題から生じているとは限りませんが，ADHDをもつ患者がこれまでの生活のなかで親や教師などの影響力の大きい人たちから受けてきた屈辱や見限られた体験を，治療者の反応が再現する危険性もあります。つまり「この患者はよくなりたいと思っていないだけだ」とか「この1カ月間，先延ばしについて話し合ってきたが，何の進展もみていない」というように治療者が考えてしまう場合です。これは治療者の不満の現れであり，ひいては成人期のADHDを変化させるのは困難だといった誤った結論に至ってしまいます。ADHDをもつ患者に対して不満や退屈を感じるときも，治療者が患者へマイナスの思考を抱いていることの危険信号です。治療者が自らの患者に対する反応を概念化して見直しを図り次回のセッションへのアクションプラン（次回の計画）をたてるのは有益です。このようにして治療者の反応を治療への参考資料を与え，治療を改善させるものとして利用していくのです。

　例えば，職探しに苦労していて，やっと採用になった複数の職のどちらを選択するかの最終決断に臨んでいるADHDをもつ若年成人とのセッションを退屈なものになりそうだと，ある治療者が予期しているとします。治療者は「こんなことをこれまで何百回も繰り返してきたよ。とにかく自分でどちらかを選ぶべきだ」と考えます。治療者は自身の誇張と歪んだ「べき」思考に気づきます。さらに治療者は，ケースの概念化に時間を割いて患者が職探し中に体験するであろう困難さに共感します。そして治療者は，最近のセッションでは職探しの話題に多くの時間を費やしてきたことを患

者に告げて次のセッションに入ります。治療者が職探しを今後も最優先事項としていくか，それとも他の話題で治療計画上ふさわしいものはあるだろうか，と疑問を口にしたところ，患者はどの話題を取り上げるかについて見直すのは有益だと思うが，仕事の選択がガールフレンドとの関係にどのような影響を及ぼすかも心配だと話しました。こうして退屈になり得るセッションが，職探しのもたらしうるものという少し違った視点を導入することで活き活きとしたものに生まれ変わります。このような例は，臨床家が自身の自動思考と信念に意識的であるべきであり，最終的には治療の質を高められるように自身の自動思考と信念を吟味し，診察に建設的に活かしていかなければいけないことを思い出させてくれます。

重篤な障害

　ADHDの症状は実行機能のスペクトラムの末端に位置しているといえるでしょう。同様にADHDと診断された者たちの中にも障害の重篤さのスペクトラムがあり，全般的によく機能しているが軽度の限局された問題（たとえば職務遂行能力の問題）があるケースから生活のほとんどの面にわたる重篤な障害があるケースまで幅広い範囲にわたっています。

　成人期のADHDの治療を専門とする精神療法家は，ADHDの症状が治療の効果を最大限にするのを阻害する可能性があるため，ADHD向けの特別な治療的戦略をとらなければならないことを知っています（例としてRamsay & Rostain, 2005a）。またADHDの症状が重篤すぎて，治療に取り組む能力を大きく阻害するような状態の患者もいます。例えば重篤な系統立ての問題や併存する学習障害があって，治療上必要な書字を要する課題を遂行する，推薦された本を読む，あるいは重要な書類や次の予約の記録をつけるといった日常の基本的な系統立ての課題をやりくりすることすらできない場合もあります。ADHDをもつ患者では聞いて，理解して，治療で得られた洞察を適用するのを妨げる聴覚的な情報処理の問題を抱えてい

ることもあります。感情コントロールの困難さにより，セッションの間の情報に関心を向ける能力をさらに低下させてしまうこともあります。いうまでもなくこれらの困難さの多くは，患者の人生に危機をもたらすような生活上の機能的な問題をさらに悪化させます。そのために治療はADHDの症状に対処していくという方向性よりも，危機への対処に向けたものになってしまいがちです。

　治療を困難にする要因としての重篤な障害についてここまで述べてきましたが，決してそれは何をやっても効果のない絶望的なケースがある，あるいは臨床家は困難なケースは放棄すべきだということを意味しているわけではありません。むしろ，臨床家と患者が協働して現実的な治療ゴールを設定し，治療的介入を患者の現在の状況に適合させていくことを奨励します。特に複雑な多くの問題を抱えている場合はなおさらそうです。

　治療の開始にあたって，患者の生活上のさまざまな面における固有の問題点を同定しておくことは重要です。患者が提示する問題を個々の項目別に分けておけば各人の治療的な問題を整理することができ，そうすることで問題全体に対処するよりも扱いやすくなり，また対処しなければならない問題に圧倒されることが少なくなるでしょう。ここで，問題は深刻ではないと言いたいわけではありません。ただ，問題を具体化し行動的に捉え直すことで，問題に対処するためにとるべき具体的な行動の手順についての話し合いの道が開けることが多いのです。

　離婚，失業，破産の見通しや極端なケースではホームレスになるといった複数の厳しい，ストレスのかかる状況に直面しているケースもあります。このようなケースではCBTで無理なく取り組める問題の優先順位をつけて，他の分野の専門家への照会の適応があるかどうか（例えば医師やソーシャル・ワーカー）決定するのが大切です。優先順位の高い臨床的な問題について最初に考えなくてはいけないことは，患者の安全と人間の基本的なニーズを満たしているかどうかであり，これにはシェルター（居住環境），健康問題，そして生活状態に直接影響を与え得るその他の問題が含まれます。したがって自殺念慮がある，未治療の物質依存が併存している，住居や仕事の喪失が差し迫っているといった場合は緊急の介入が必要となります。

患者がこういった重要な問題に対処する上での必要な手順に最後まで従っていけるように臨床家は導いていくべきです。これはしばしば精神科医やソーシャル・ワーカーなどの他の分野の専門家との協力を経てなされることです。生活の基本的なニーズが満たされている比較的安定した生活状況にいる患者の場合ですら，失業，離婚，居住空間の劣悪さなどの重大な生活上のストレスを抱えている可能性があります。そのような場合には，患者とのあいだで，治療での優先事項を一つか二つ確認しておくと有益です。短期間で達成できるような影響の大きい課題（例えば「また電気を止められることがないように月々の電力会社からの請求書を整理したい」）に焦点を当てるために，部分的にしか個人が制御することができないような長期的な目標（例えば「恋人が欲しい」）は保留しておいたほうがよいという進言をここで追加しておきます。このように優先順位づけをすることは他の重要な目標を諦めろということではなくて，喫緊の問題に取り組みの焦点を当てることを意味していることに留意すべきです。この短期で片づく問題に取り組む過程で得たスキルが長期的な目標を達成する上で役立つというのが狙いの一つです。

　介入の論理的な根拠づけや生じ得る面倒な事態を予測するなど，治療のペースと患者の治療への期待感を適切に調整することで患者が誤って治療を失敗と解釈する蓋然性を減らすことができます。変化の段階モデルによってモチベーションの問題をモニターすることで，治療が最も必要な時期である治療早期のドロップアウトを避けるのに役立ちます。最後に，すでに述べたように，患者との間に心理的な距離ができてしまい，治療がもたらす利益を患者が断念してしまうことがないように，重篤な障害に四苦八苦している患者への反応を臨床家自身がモニターすることも大切です。失敗しても諦めない不屈の態度と問題を解決する術を積極的に探していく姿勢をとることで，治療が機能の改善に貢献する可能性が増すのです。

ソーシャル・スキルと人間関係の問題

　ADHD の症状が社会的な機能に与える悪影響に注目が集まってきています。どのようなソーシャル・スキルに欠陥があるのか特定するにはさらなる研究が必要ですが，児童の ADHD の研究によると，彼らは同級生や兄弟との人間関係の問題を抱えるリスクが高く，成人になっても対人関係の問題が存在し続けるといいます（Charman, Carroll, & Sturge, 2001 ; Friedman et al., 2003 ; Greene et al., 2001 ; Paulson, Buermeyer, & Nelson-Gray, 2005）。

　成人期の ADHD では離婚率が高く，友人，同僚，雇用主とうまくやっていくのが困難であることが知られています（Weiss & Hechtman, 1993）。一方のみが ADHD と診断された夫婦の場合に，ADHD の症状が結婚生活に悪影響を与えており，お互いが問題と捉えている点は夫婦間で一致をみているとする研究があります（Robin & Payson, 2002）。われわれの臨床経験では，ADHD に典型的にみられる衝動性，注意の転導性，不注意，記憶の問題が，重要な情報を聞き逃す，あるいは忘れる，順番を守らずに話し出す，他者が不快に感じるような衝動的で不適切なコメントをするなどの会話における問題を引き起こしているようです。このような言動をすると，この人は自分に興味を持っていないのだと ADHD ではない人に誤解を与えてしまいかねません。ADHD の症状が社会的な面に与える影響に加えて，成人期の ADHD では過去の社交上の失敗体験に基づいた補償戦略を発達させている可能性があります。そして，その戦略は長期的にみると自滅的なものであり，結果として対人関係で拒絶された感覚を増幅させるものでしかありません。例えば，ラリーはしばしば約束を守れず，また妻が彼に話しかけているのに聞いていないようにみえるという理由で自分が妻を悩ませていると考えていました。ラリーは彼のもつ多くの欠点のために妻が苛立って，離婚を考えているのではないかと心配していました。そこで，妻から頼みごとをされるたびに彼は埋め合わせをしようと焦りを感じて，できもしないことを約束していました。当然のことながら，ほとんどの約束を守ることができず，妻はこれをラリーの彼女への愛情が欠けているた

めであると解釈しました。ラリーは自分の過ちを，彼が本当に頼りにならない人間で，離婚に向かって事態が進んでいる証拠であると受け取っていました。幸いにもラリーはADHDであると的確に診断され，薬物療法と併用してCBTのセッションに入ることができました。結婚生活上の問題の大きさを考慮して，ラリーの妻は夫婦関係の改善に焦点を当てた夫婦のセッションに何度か参加することに同意しました。

　ADHDに関する心理教育により，ラリーの妻はラリーの多くの行動は意図的なものではなく情報処理の問題を示していることに気づくことができました。一方，自分の裏切り行為の代償として妻に返済すべき負債が増え続けているというように夫婦関係を捉えていることに，ラリーは気づくことができました。ラリーはできもしない約束をすることで負債を帳消しにしようと努力しましたが，結局は失敗に終わり負債が増えただけだったのです。夫婦の相互作用のパターンをお互いに理解しあうことで，ラリーの妻はラリーへの愛情を無条件に肯定することができました。もちろんラリーもその愛情に応えるように促されました。一方で，ラリーは自分をはっきりと主張し，自分の能力の限界と折り合いをつけることを覚えた結果，（完全とはいえなくても）信頼に足る行動が以前より増えるようになりました。またラリーは妻に援助を求めることも覚え，自分の症状がいかに日常生活に悪影響を与えているかを妻と話す時間が増し，この告白により夫婦仲は以前より親密なものとなりました。

　薬物は注意力を改善し，衝動性を減らすので患者は人の話を聴けるようになります。その上で，ADHDの重篤な症状のために，あるいは社会的に引きこもった結果として獲得できなかった適切な社会的行動に関するさらなるカウンセリングや指導が必要となります。

組織内での問題

　ADHDをもつ人は世間から離れて孤立して生きているわけではありません。ここまで自己認識，自己受容，そしてADHDをもつ人が生きやすくなるような環境の再調整を奨励してきました。しかしながら，ADHDをもつ成人が特別な環境や社会システムの規範に適応を強いられるような状況も多いのです。学校や職場での駆け引きやルールに対応していくのは成人のADHDにとって困難を伴いますし，この問題がさらにADHDをもつ成人の雇用や生活の質（QOL）に影響を及ぼします。大学，大学院，専門学校で実行機能にかかる負担はADHDをもつ成人にとって苦難の種となり得ますが，適切な便宜さえ図ってもらえれば，入学資格を満たしますし，学位をとることもできます。働いている成人期のADHDに対しても，生産性と創造性を十分に発揮することを妨げるさまざまな障害物を取り除く便宜が，学校と同じように職場でも図れるでしょう。

　例えばADHDをもつ大学生の場合は，障害の性質に応じた学業上の適切な便宜を図ってもらうことが許されます。注意の転導性があり認知処理速度が緩序な学生なら，授業中に試験の問題文を読んで問いを理解することが困難であろうことから，テスト時間を30分延長してもらえます。

　われわれの知る限りでは，ADHDに対する特別な学業上の便宜に関するガイドラインはありません。実のところ，静かな，集中を妨げるものがない部屋で単独で試験を受けるといった便宜も，何ら効果がないか，むしろかえって注意が散漫になってしまうADHDをもつ学生すらいるのです。さらに，課題提出の締め切りを延長する，最終成績が決定する前に保留になっていた単位の再試験を受けるという便宜は，結果として回避の一様式となるだけかもしれません。多くの生徒が現在の学期の課題に遅れずについていこうと試みている最中に前学期でやり残した課題を遂行しなければならないということは重荷になってしまう可能性もあります。われわれは学業上の便宜（あるいは住居の便宜，つまりルームメイトのいない一人部屋）が特別な障害への当然の補償としてADHDの学生に付与されるのを心底か

ら賛成します。とはいえ，より経験則に基づいたガイドラインができるまでは，特別な便宜の選択は個人に合わせたものであるべきでしょう。

　職場は便宜を図るにはより柔軟性のある場所であることが多いでしょう。雇用主は雇用者の生産性を上げるためなら投資をするし，学校での成績争いのようなことに雇用者が気を遣う必要もないからです。専門的職業についているわれわれの患者の中には，上司に自分がADHDであることを公開することでプラスの経験をしたと伝えてくれたものもいます。診断を伝えることで適切な職場環境の修正をすることができ，結果として仕事の能率と仕事の満足度が上がったのです。

　しかしながら，大多数のADHDのある被雇用者（労働者）は職場環境を変えるためのアクションを起こすことを難しいと感じています。この躊躇の理由の一つとして，多くのADHDをもつ被雇用者がADHDの診断を公開していいものなのかどうか自信をもてないというのがあります。そうすることでかえって職場で不利なことになるのではないかという恐れ，あるいは個人のプライバシーを公にすることについての無理からぬ不安があるのです。上司と非公式に交渉することで，診断を公開することなしに相互に納得できる便宜が図られる場合もあるでしょう。例えば，朝9時までに職場に着くのが困難で，昼近くから午後にかけて生産性が最大になるADHDをもつ被雇用者の場合は，就業の時間を遅らせるように交渉して，そのかわり遅くまで仕事をすることに同意すればよいのです。これを3カ月試みて，実際に遅刻が減り仕事の効率が上がったかをみてみるのです。これは状況としては，被雇用者が育児のためにフレックス制を要求するのと何ら変わったところはないでしょう。そのような調整をすることで雇用者，被雇用者，双方にとって利益があると考えるなら，その便宜は採用される可能性が高いと思われます。

　まれには，上司にADHDが仕事に与える影響について伝え，職場での仕事ぶりを改善できるように援助してほしいと患者から臨床家が依頼されることもあります。すべてのケースにこのようなアプローチを勧めはしませんが，数少ない事例の経験では，ADHDではない人の配偶者にADHDに関連する言動を明確にしていく時と同じようにコンサルティングすることで，上司がADHDをもつ者への誤解を晴らすのに役立ってきました。すば

らしいことに，上司はADHDをもつ被雇用者が職務をよりよくこなせるようにと，こちらが提案した戦略と便宜を快く試してくれました（例えば，プロジェクトの内容を要約した電子メールをADHDをもつ被雇用者に送る，あるいはプロジェクトの進行状況をより頻回にチェックするなど）。

しかしながら，成人期のADHDでは頻回の転職，訓練や学歴の不足，その他の理由によって，選択できる職種の幅が狭い場合が少なくありません。そのようなケースでは，レストランの接客係，小売店の販売員，あるいは新入社員として働いているといった具合に，便宜を図ってもらうには柔軟性の少ない職に就いています。これでは職場に適応する重荷がADHDをもつ被雇用者にのしかかってきてしまいます。このような職場での対処行動の問題はCBTで臨床家と，あるいは職場で生じる問題に熟知したADHDのジョブ・コーチと協働することで対処することができます。

その他にもADHDをもつ患者がかかわりをもつ可能性のある組織や公的機関があります。例えば内国歳入局（国税庁），大学，大学院，専門職プログラムへの入学に必要な標準テストを施行する機関，そして不幸なケースでは法的機関などです（Hurley & Eme, 2004）。一般に，われわれはADHDをもつ患者が自分の行動を手なずけ，社会的な義務を果たせるように，自身に特有のADHDのプロフィールを理解するよう促しています。それでも多くのケースでは，ADHDであることを示した時の組織や機関の反応がどういうものか予測しがたいものはあるのですが，適切な臨床的評価でADHDであると診断され，それを支持する書類もあることを示して，適当な便宜を追求することが望ましいといえます。

精神保健に従事する者はさまざまな機関と折衝する際には，ADHDをもつ成人と協働して，ケース・バイ・ケースでADHDであることを公表するかどうかを決定しなければいけません。具体的には，時間管理や系統立て困難の結果として収入税の支払いが遅延したことに対する国税庁からの罰金への嘆願書を提出する場合などです。臨床家は二次疾病利得や稀ではあるが詐病の可能性についても留意しておくべきです。包括的な治療的サポートではなくて，特別な介助を確保するためにADHDの評価に訪れたケースでは特にこの注意が必要です。

要　約

　成人期のADHDの中核的な症状に起因する多くの困難により患者と臨床家にとって厄介な問題が生じてきます。さらなる治療を困難にする要因がADHDの評価と治療の過程で生じて患者と臨床家双方にとって困難さが増していきます。援助に携わる専門家が，事態を困難にする要因を同定し，個々の患者のケースの概念化においてそれらに取り組むことができるように，われわれが臨床の中で経験したそれらの要因をいくつか取り上げました。われわれの経験からいえば，それらの要因はほとんどの場合，患者と臨床家が治療の効果を最大限にするために協働的かつ効果的に取り組めるものです。これがうまくいけば，CBTの焦点は次章のテーマである治療効果を維持することに向けられることになります。

第6章
治療の継続とフォローアップ

ADHDを根治する手立てはありません。ADHDは発達障害であり，実行機能不全，感情コントロール困難，衝動的行動への対処を継続する必要があります。そのためADHD（そしてその他の発達障害）を概念化し治療する上で目標となるのは，各人の機能に適合し，各人の機能を最大化できるような対処行動を意識することなく確実にできるようになることであり，これはハビリテーション・モデルということができるでしょう（Solanto et al., 2008参照）。このハビリテーション・モデルは，うつ病や不安障害などのほとんどの精神障害で用いられている感情面での機能を以前の状態に回復させるという目標をもつリハビリテーションモデルとは異なるアプローチとなります。

　例えば，うつ病の治療では抑うつ症状の寛解をもって終結します。しかし発達障害では，その慢性的で広汎にわたる特徴のために，いつ治療を終結するかを決定するのは難しい決断となります。ADHDの症状に患者が効果的に対処できるようになったとしても，その治療効果を維持する必要があります。シェークスピアは「治療できたとしてその程度は」（オセロ）と語っています。

　CBTと薬物療法では，患者が自分で症状に対処し生活をコントロールする術を身につけるまでには，いくつかの段階を経て治療が進行します。

　成人期のADHDへのCBTは定期的で頻回の面接により，患者特有の機能障害を特定し，解決法を見つけ，ADHDと併存症の相互作用を理解することから開始します。患者が新しい対処方略を使用することに自信をつけ生活機能に改善がみられると，面接の間隔を長めにとり，2週間や3週間に一度程度にセッション数を減らします。最終的には定期的なブースターセッションに移行し，面接の終結に向かいます。前述したように，CBTのゴールは患者自身が自分の治療者となることです。

　成人期のADHDに対する薬物療法の初期段階では，実行機能不全と併存症の症状に焦点を当てた投薬計画を作り上げます。薬物への患者の最初の反応に合わせて，それに続く診察では薬物療法への反応を継続してモニターします。薬物療法の最初のフォローアップ面接では，適切な服用量を定め，最初の薬剤で症状の改善がみられなかったり副作用に耐えることができなかったりする場合には薬剤の変更を行います。薬剤の効果的な用量が定まれば，処方医との面接は間隔を開けてフォローアップを行いながら

治療反応を観察します。フォローアップ面接では薬物療法の効果が持続しているかの評定と，副作用の有無を確認して処方を変更する必要があるかを評価できればよいでしょう。特定の薬剤を使用している患者や既往歴がある患者の場合は追加の検査をして，心臓や肝機能やその他の特定の健康状態についての薬物療法の副作用がでていないかを調べます。

　治療が常にうまく進展しスムーズに終結するとは限りません。成人期のADHDでは対処しきれない生活上の新しい問題に取り組むためにCBTに戻ってくることもあります。同様に，薬物療法を中断したり医師との面接を中止した後でADHDの症状に苦しむこともあります。この章では，成人期のADHDへの治療をいつ終結するか，どのように定期的な面接を終結した後でも治療効果を維持できるような工夫をするかについて検討することが目的となります。CBTと薬物療法では，それぞれの治療を終結するという決断が別の観点からなされるべきであり，具体的にはどのように取り組んでいけばよいかをここで論じます。

治療の継続とフォローアップ：CBT

　さまざまな精神障害への治療にCBTを用いることの利点として，治療終結後に治療効果が維持することが一貫して報告されています。うつ病でCBTは薬物療法と比較して，ある研究ではCBTの方がわずかに効果が高いと報告し，またある研究では抗うつ薬の方がわずかに効果が高いと報告しており，一般的にCBTと抗うつ薬を併用することでより効果が高いことが示唆されています（DeRubies et al., 2005 ; Goaguen et al., 1998）。

　これらの研究で重要なことは，薬物療法を中断すると症状が再発することが往々にしてあるということです。つまり，抗うつ薬などの薬物が身体から消えてしまうと，症状の再発のリスクが高まります。一方で，CBTを完遂したケースでは，個人の認知，行動，感情のパターンに気づき，それらに対処するための特有な方法を身につけるために，そのような再発率が低くなり

ます (Fava et al., 2004 ; Gloaguen et al., 1998 ; Hollon et al., 2005 ; Ludgate, 1995)。薬物療法の有効成分は薬物に含まれる化学物質であり，CBTの有効成分は自動的な認知的・行動的パターンを認識して修正する能力であるため，CBTの再発率が低いことは直感的に理解できます (Ramsay, 2007)。

うつ病治療の研究では，CBTと薬物療法はそれぞれ異なった機序で奏功する有効な治療法であることが示されています (Goldapple et al., 2004)。同様に，成人期のADHDへの治療に関してもCBTと薬物療法は重要な治療法とみなされています。また各人にとっての継続的で長期的な対処方法として，それぞれの治療法の役割を考えることが重要です。

先に述べたように，治療者と患者が治療目標に達したと合意する場合は別として，成人期のADHDに対するCBTの終結に決まった時期というものはありません。そのため，成人期のADHDに関する心理社会的治療の研究では，治療期間が異なります。研究で示されている適度な治療期間は約6カ月の間に4セッション (Wiggins et al., 1999) から16セッション (Rostain & Ramsay, 2006c) です。さらにCBTと薬物療法の治療記録を再検討した研究では治療回数は幅広く (10〜103セッション，平均36セッション)，治療期間はまちまち (3〜30カ月，平均12カ月) です (Wilens et al., 1999)。

一般的な成人期のADHDの臨床では，治療経過は患者と治療者が共同で特定の標的行動と臨床上の測定指標を観察することによって評価します。気分，不安，ADHDの症状も治療への反応の客観的臨床指標として用いられます。整理整頓を援助する道具や思考を観察するためのDTRの使用といった新しい対処法の習得，あるいは先延ばしの頻度と期間の減少や計画を立て優先順位をつけるために費やす時間の設定などの望ましい行動の変化は具体的な変容の例です。認知的側面では，自動思考や信念体系が活性化した時にそれをモニターする力を高め，別の解釈を捻出できるようになることも好ましい治療的変化となります。気分状態の改善や不安の減少のような併存症における変化も同様に治療上の変化の例といえます。これらの認知的・行動的変化については，フォローアップ時にADHDや気分および不安の症状を客観的指標によって測定します。初期評定と同様に，配偶者を面接に呼んで患者の機能を客観的に評定してもらうことはとても有

効です。成人期のADHDでは自分の生活上の改善を過小評価していることが時には見受けられます。

　臨床家は患者が自分の問題を否認する傾向に注意を払わなければなりませんし，物質乱用が継続している場合などでは，患者が上手くいっていると言明していても，それとは逆の可能性がある点にも注意が必要です。そのような場合，治療への両価的な態度や二次疾病利得に取り組む必要があるかもしれません。しかし，たいていの場合，認知面と行動面での明確な変化は，患者と治療者にとって分かりやすいものです。適度な機能改善が一定期間継続し，新たに取りかかるべき治療目的がなくなれば，CBT終結の準備に焦点を当てます。

CBTの終結

　そもそも成人期のADHDへの心理社会的治療の研究が少なく，成人期のADHDに対する心理社会的治療を終結後に，治療効果が維持されるかどうかの実証的知見はさらに少ない現況です。成人期のADHDへの心理社会的治療を行った患者のフォローアップ評価の研究結果は一定しておらず，ある指標では治療効果が維持され（例えば，系統立て，ADHDの症状），またある指標では維持されていません（例えば，怒り，自己評価；Stevenson et al., 2002, 2003）。

　治療効果の維持を目指す上で，CBTでは患者自身が自分の治療者になることを目標とします。つまりそれは自身の問題に対処する方法を見出すことを目的として，自己洞察と自己認識を深め，対処方略を使用することで自身の厄介な特質を認識し評価することができるようになることです。このように変化するのは実際には難しい場合もありますが，この状態を目指すという枠組みのおかげで，ある状況に対して何もせずにただ無力感を覚えるのではなくて，状況を理解し対処する上での手段が得られるのです。

　CBTの過程で，患者は次第にセッションの主導権を握り，問題解決の過程で主役となるように求められます。治療者は患者と積極的に協働し続

けますが，患者はCBTで培った経験と状況を概念化する能力を利用してその後の一連の活動を決定します。特に成人期のADHDの方にとって，この過程で大切な目標としては，問題やミスが生じる頻度を標準程度に減少させることが挙げられます。

ADHDの再発率は100％です。これは教科書通りのCBTと薬物療法を行ったとしても，非効率的な記憶，注意の転導性，衝動性，系統立て困難，先延ばし，あるいは効果的な対処法をし忘れることによって，必ずやなんらかの問題に出くわしてしまうということを示しています。このような避けることができない失敗を全か無か思考（例えば，「私は結局何の進展もしていない」）でとらえる代わりに，CBTでは問題解決アプローチを用いることを促します（例えば「この状況を引き起こした要因は何だろう。この状況に対処して問題を改善するために何ができるだろう」）。このような捉え方は，問題をADHDに必ず付きまとうものとしてではなく，対応可能なものと定義することができる点で有益です。

保険の適用範囲の変化，仕事のシフトの変化による来所の困難，単なる治療からの離脱など多くの治療外要因によってCBTが突然終結することもありますが，理想的には徐々にセッションが終わりに近づき，最後の数回のセッションはCBTの終結といかに治療終結後に問題解決を持続させるかに費やして治療を終結できれば理想的です。

終結前の数セッションでは，治療で取り扱った患者自身が身につけるべき大事な点を振り返ります。その中で，最も活性化する可能性の高いスキーマと中核信念を特定します。過去の信念と対比して，修正した信念体系とその新しい信念体系をCBTの中で育んだ経験を振り返って強化します。また，有益で効果的であることが判明した特定の対処方略に焦点を当てて強調します。治療中に生じた困難な状況に患者がどう対応したかを振り返ることで，将来的に予想される困難の青写真を得て，役に立ちそうな対処法を事前に考えておくことができます。CBTから卒業するADHDをもつ成人への大切なメッセージは，問題から逃げるのではなく，向き合って効果的に対処する能力を彼らが獲得したことは治療の経過中に実証済みであるということです。これこそがCBTの援助を得て獲得することが望ま

れるレジリエンスの証明といえます。

　ここまで述べた終了への準備に加えて，定期的なCBTの終結後に治療効果を維持する蓋然性を高めるための特有の方略があります。

問題解決と意思決定

　CBTをすることで面接に持ち込まれた問題への対処が容易となるだけではなく，治療終結後に患者がその問題を繰り返した場合や新しいことに挑戦して問題が生じた場合に，その問題を理解して対処するための枠組みを作ることができます。ADHDに関して言えば，CBT終結後に患者が直面する問題の多くは，系統立て困難，先延ばし，衝動性などのおなじみのものです。ADHDの中核症状とその症状が関与する問題に対処するためには，それらがどのように影響するかを特定し，効果的な対処法を施し続けることが必要です。

　もちろん成人の生活には多様な面があり，生活の多くの領域が複雑に絡み合っています。結婚，転職，挙児などに関する決定は大きなストレスとなりますし，それに対処する能力が備わっているかどうかは懸念材料となり得ます。ADHDの成人は，昇進，勤務地の異動，家庭内でのルーティンの変更などの生活上の変化（たとえそれが肯定的な変化であっても）に対して敏感に反応することがあります。このような生活上の出来事には，問題解決と意思決定を正確に行って環境の変化に適応する能力が求められます。そのような新たな環境への適応は，規則性の確立，将来の予測，生活の構造化に多大な労力を要するADHDの成人には困難かもしれません。

　当面の問題や決定すべき事項を特定し，考えられ得る選択肢についての情報収集を行い（これには他者との話し合いを含む），それぞれの選択肢の長所と短所を検討し，その上で選択肢を選んで実行してその結果を評価するという問題解決の過程をCBTのセッションの中で練習します。また，すべての問題に対して必ずしも単純な解決法が得られるわけではありませんが，少なくとも問題に適切に取り組む方法を大抵は見つけられることを思い出

してもらいます。

　ADHDをもつ成人に生じる問題を解決する上で，生活の中での問題や失敗を不可避なものと捉えられる能力は重要となります。問題すなわち失敗ではなく，ADHDだろうがADHDでなかろうが問題は生じ得る出来事であり，よい学習の機会であるという認知的再体制化は全か無か思考の修正を可能にします。そして，このような問題は再発の証でも予防できることでもないため，われわれは**「再発予防」**という言葉をあえて用いません。そして，解決困難な問題に対処する上で，成人期のADHDでは以下に示すようなある種の環境調整を行う必要性が生じる場合もあります。

環境への働きかけ

　ADHD向きに環境調整をすることや整理整頓の補助グッズを用いることで，ADHDの症状への対処を効果的に継続することができます。周囲の環境から集中を妨げる物を特定して取り除き，効果的な対処方略を維持できるように環境を整えることがでるのならば，それは望ましいレベルで自己認識ができており，また問題解決ができるということを意味しています。

　ADHDをもつ成人が環境要因の影響に意識的になることで，自分のスタイルからみてどのような対処が効果的かを見抜くセンスを磨くことができるようになります。ADHDをもつ成人はこれまで長いこと他の人と同じようなことを試み続けてきたが，結局，それらが他の人には効果的でも自分には効果的ではないことがわかり落胆したと話してくれます。CBTの終結後にはまたそのようなパターンに戻ってしまい，不平等さに関する否定的な自動思考が再活性されやすくなります（例えば，「ルームメイトはテレビを見ながら課題をこなせるのに，私は静かな環境でないと勉強できないなんて不公平だ」）。歪んだ思考の認識といった認知的修正方略により，ADHDの成人が集中を妨げる物の影響を認識し修正するのを容易にするなど，困難な状況を変容することが容易になることでしょう。

セルフ・アドボカシーと援助要請

　先に述べた提案では，CBT の終結後に ADHD をもつ成人が困難な状況を特定し対処するための方法を捻出する必要があります。このような方法では，困難な状況に対処するという責任の大部分を自分で抱え込んでしまうかもしれません。実際，われわれは ADHD をもつ成人の生活のあらゆる領域に ADHD の症状が著しい影響を及ぼし得ることを認識しながらも，本人に責任を持たせて，自分自身の生活の管理を引き受け，行動面での問題に取り組んでもらうようにしています。ですが，このアプローチではどのようなサービス，補助器具，他人からの援助が必要かを特定し要請する能力を高めることも要求されます。われわれは援助を要請することも個人の責任の一部であり，また効果的な問題解決の一側面として捉えています。

　セルフ・アドボカシーは特に学生や社会人の場合に用いられます。ADHD の学生は教授や学習カウンセラーから特別なサポートを受けたり，適切な学業面での便宜を図ってもらえるように正規の手続きを踏んで申請する必要があることもあります。これまで学業面でそのような要請をした経験がなく，「もう少しがんばれば自分自身でなんとかできるはずだ」と考えてしまうために，そのようなことを要求するのは気が引けてしまう学生もいるでしょう。しかし，困難の原因はその学生の努力不足ではなく ADHD の症状であり，そういう場合にはセルフ・アドボカシーはとても重要です。

　ADHD をもつ成人は，職場でさらに困難な状況に直面することがあります。どのように個人情報である ADHD という障害を扱えばよいか確信が持てなければ，それを雇用主に伝えることをためらうことは想像するに難くないことです。さらに，従業員が ADHD をもっていることが分かった時の対応の柔軟性やその従業員に合わせて仕事のやり方に便宜を図ろうとする姿勢が雇用主によって異なります。成人期の ADHD についての知識が普及して，ADHD をもつ成人にとってはこれまでのような伝統的な職場のあり方では仕事の生産性にネガティブな影響を与えるということを雇用主が理

解し，ADHDをもつ成人の長所が発揮されるような柔軟な対応を行って欲しいものですが，場合によってはADHDの診断を雇用主に伝えない方が良いこともあるようです。そのような場合でも，ADHDのコーチングを要請したり，スーパーバイザーと職場の環境に関する問題解決を行うことで，頻繁に起こる問題に対処することはできるでしょう。

ブースターセッション

　仮に上述した自助方略で個人の問題に効果的な対処ができなければ，追加のCBTセッション（ブースターセッション）を行います。問題の再発に対処し，新しい状況に対処する方法を理解する場を設けるのは理にかなったオプションといえるでしょう。職場での業務の先延ばしを助長する自動思考や回避行動に対抗するスキルを再確認するなど，一つの事柄に対処するためには1回のブースターセッションで十分な効果があることもあります。またある時には，気分障害や不安障害の症状の再燃への対処や，転職などの重要な決定について話し合うために，数回のブースターセッションが必要となることもあります。さらに，結婚についての問題，新しい仕事への適応，気分障害や不安障害の症状の悪化などに取り組むために定期的なセッションの再開を要することもあります。

　前の節ではADHDとは直接かかわりのない問題が多くあることを指摘しました。多くの場合は対人関係や仕事上の問題を抱えており，それらの問題についてカウンセリングを再開することもあります。ADHDの影響は生活上の広範囲にわたっており，たとえ一旦治療が上手く終了したとしてもADHDの慢性的な症状がそれらには関連しています。したがって，われわれは直接的にはADHDとは関連しないこれらの点についての取り組みも継続的なADHDの治療の一環として捉えています。

　ADHDをもつ成人が治療終結後に注意すべきことは，生活上の困難が生じることをあらかじめ予測して，それを正常のこととしてとらえること，さらにその困難に対して自分の対処法のレパートリーを忘れずに使用することです。

継続的な問題解決法としては，これまで有効だった対処法を地道に使用すること，健康的な習慣から逸脱した場合にそれを修正すること，さらには環境調整が挙げられます。ADHDをもつ成人の維持的な治療で多くの場合に重要となるのは薬物療法です。次節では薬物療法について検討します。

薬物療法の継続とフォローアップ 訳注)

　患者はそれぞれ薬物療法に対する独自の考えをもち，それが薬物療法を開始するかどうかに影響を与えます。同様に薬物療法を継続することについても各人がさまざまな考えを持っていますので，特に治療後に一定期間安定した良好な状態で生活できている場合には，患者の薬物の継続についての考えを評価していくことが重要となります。薬物療法を開始するにあたって「薬はどれくらいの期間，服用する必要があるのでしょうか」という質問をうけることが多いです。薬物療法をすでに始めている場合には「この先どれくらいの期間，服用を続ける必要がありますか」といった質問になるでしょう。

　この質問に対する答えは一様ではなく，患者の薬物を服用する目的と薬物療法に対する考え方によるでしょう。患者が神経生物学的な障害そのものを薬物によって修復するといった非現実的な期待を抱くようならば，ADHDという障害は生来的な変化しにくいものであり，薬物は障害の根底にある神経のメカニズムを改善するだけであるという概念を強化しておくことが重要です。CBT，環境調整，問題解決スキル，社会的サポートの利用により患者のQOLは向上しますが，ADHDをもつ患者の脳は多かれ少なかれ障害されたままなのです。このことを患者が感情レベルで受け止めることは大変困難ですが，これは（神経）発達障害全般にいえることであり，長期間薬物療法を継続することについて患者が適切な判断をするうえ

訳注）薬物について，日本での発売があるものについてはカタカナ表記，それ以外はアルファベット表記にしている。詳細は後述付録4を参照のこと。

で知っておかなければならないことです。他の慢性の障害と同様に，薬物療法の継続に関しての損益分析をしたうえでこの判断をしなければいけません。つまり薬物療法を続けた場合と中止した場合のリスクや（経済的，医学的，心理学的）負担に加えて，どんな利益があるかを検討するのです。これらの問いに患者と臨床家は長い期間，直面していかなければなりません。

　この問いへの答えを患者が見つけられるように，ADHDと高血圧などの身体疾患のたとえ話を引用するのは有益なようです。健康的な食生活をして，体重を落とし，定期的に身体を動かして，積極的な心構えを維持してさえ，多くの人は異常な心血管系の生理機能の結果として高血圧に苦しめられています。高血圧の薬を服用する場合と服用しない場合のリスクやコストと利益はいかほどだろうか。日常的に何百人ものアメリカ人がこのような類の判断に直面しています。血圧を低下させれば脳卒中や心臓発作，さらには高血圧の合併症による早すぎる死の可能性を減少させるという効果は確立されています。しかし多くの高血圧の人は処方された薬を服用しないこともよく知られています。高血圧とADHDが違うのは明らかですが，このたとえ話は説得力があります。なぜならばこのたとえ話は患者にこの決断には明確な正解も不正解もないことを強調してくれるからです。

　多くの人が「問題がないなら変更する必要はない」と考えて，安定した効果的な薬物計画を維持することに満足しています。そうかと思うと「自力でやっていく時期が来た」と言って薬を止めようとするものもいます。たいていの場合は薬物療法を継続するのが望ましいのですが，定期的に薬物を中断してみてどうなるか結果をみるのも悪くはないでしょう。この方法は患者自身が薬物についての最終決定権をもっているという感覚を強化する働きをします。さらにこの方法により，本当に薬物によって生活上の機能が改善されているのかどうかを患者が測定してみることができます。薬物療法を中断するという決定がなされた場合は常に，患者が注意深く十分に考えた上で臨床家と協働して意思決定をしているのが最善と言えます。薬物の漸減あるいは中断する場合は減量による副作用を最小限に抑えるようにします。患者は集中力，気分，行動を薬物中止の前と直後に自己モニターすべきです。この場合，望むらくは薬物反応記録用紙や薬物が標的とする症状の標準化された質

問紙を利用してほしいところです。そして，薬物中断の約1カ月後に診察の予約を入れてもらい，患者の様子と薬物の中断がADHDと併存障害にどのような影響を与えているかを臨床家が再評価します。

　特に大学生の場合は，たとえ薬物の効果を認めていても，薬物の使用を継続するべきか悩んでいます。われわれの経験では，この年頃の患者が示す薬物に対する両価的な感情に対して柔軟な構えで応じるのが最良のようです。若年成人では薬物とアルコール，マリファナ，その他のレクリエーション・ドラッグを組み合わせて使用するかで特に悩んでいます。このような場合は，どのようにして自らの治療ゴールに最も適すように薬物を調整するかを学ぶのは患者次第であることをわれわれは指摘します。さらに日常生活のあらゆる面において節度を保つことの価値をわれわれは強調します。時には薬物への長期間の依存を心配するケースもあります。最終決定権は患者側にあることを再確認し，薬物を継続するか否かの選択は大学を卒業して新たな生活がはじまれば容易にできるようになるだろうと伝えることでこのような問題に対処します。

要　　約

　ADHDの影響への対処は長期間継続する課題といえましょう。ADHDは日常生活上の機能に影響をおよぼす慢性的な神経発達症候群であり，毎日それに対処することが必要となります。薬物療法と精神療法の統合的アプローチをする間，レジリエンスの必要性についてわれわれは繰り返し言及してきました。つまり治療中であれ治療後であれ，患者が困難や後退を経験するのは正常といえます。成人期のADHDへ効果的な対処ができているというのは，何も問題がないことを意味するのではなく，ADHDの特性を理解し対応できていることを意味しています。われわれが全ての患者に持ってほしいと切望するレジリエンスの概念はある大学の運動選手の次の言葉に端的に示されています。「何年かかるかわからないけれど，必ず卒業してみせる」。

付録1

成人期のADHDに関する
情報を得るためのリソース

成人期のADHDに関する
オンライン上のリソースと関連機関

- Attention Deficit Disorder Association (ADDA): www.add.org (Largest organization solely dedicated to ADHD issues faced by adults)
- Children and Adults with Attention Deficit Disorder (CHADD): www.chadd.org
- National Resource Center for ADHD: www.help4add.org (CHADD-sponsored Web site providing information about ADHD across the life span)
- ADDISS: www.addiss.co.uk (British organization providing information about ADHD across the life span)
- University of Pennsylvania's Adult ADHD Treatment and Research Program: www.med.upenn.edu/add/ (Drs. Ramsay and Rostain's Adult ADHD Clinic)

成人期のADHDに関する
推薦図書（一般向け）

Adler, L. A., & Florence, M. (2006). *Scattered minds: Hope and help for adults with attention deficit hyperactivity disorder.* New York: Putnam.

Hallowell, E. M., & Ratey, J. J. (1994). Driven to distraction. New York: Touchstone.

Kelly, K. M., & Ramundo, P. (1993). *You mean I'm not lazy, stupid, or crazy?* Cincinnati, OH: Tyrell and Jerem Press.

Murphy, K. R., & LeVert, S. (1995). *Out of the fog: Treatment options and coping strategies for adult attention deficit disorder.* New York: Hyperion.

Novotni, M., & Whiteman, T. A. (2003). *Adult AD/HD: A reader-friendly guide to identifying, understanding, and treating adult attention deficit/hyperactivity disorder* (Rev. ed.). New York: Pinion.

Ratey, J. J. (2001). *A user's guided to the brain: Perception, attention, and the four theaters of the brain.* New York: Vintage.

Safren, S. A., Sprich, S., Pearlman, C. A., & Otto, M. W. (2005). *Mastering your adult ADHD — Client workbook.* Oxford: Oxford University Press.

成人期のADHDに関する
推薦図書（専門家向け）

Barkley, R. A. (1997). *ADHD and the nature of self-control.* New York: Guilford.

Barkley, R. A. (Ed.). (2006). *Attention-deficit hyperactivity disorder: A handbook for diagnosis and treatment* (3rd ed.). New York: Guilford.

Brown, T. E. (Ed.). (2000). *Attention deficit disorders and comorbidities in children, adolescents, and adults.* Washington, DC: American Psychiatric Press.

Brown, T. E. (2005). *Attention deficit disorder: The unfocused mind in children and adults.* New Haven, CT: Yale University Press.

Goldstein, S., & Ellison, A. T. (Eds.). (2002). *Clinician's guide to adult ADHD: Assessment and intervention.* San Diego: Academic Press.

Nadeau, K. G. (Ed.). (1995). *A comprehensive guide to attention deficit disorder in adults: Research, diagnosis, and treatment.* New York: Brunner/Mazel.

Nigg, J. T. (2006). *What causes ADHD?: Understanding what goes wrong and why.* New York: Guilford.

Pliszka, S. (2003). *Neuroscience for the mental health clinician.* New York: Guilford.

Resnick, R. J. (2000). ADHD: *The hidden disorder.* Washington, D.C.: American Psychological Association.

Safren, S. A., Perlman, C. A., Sprich, S., & Otto, M. W. (2005). *Mastering your adult ADHD — Therapist manual.* Oxford: Oxford University Press.

Solanto, M. V., Arnsten, A. F. T., & Castellanos, F. X. (Eds.) (2001). *Stimulant drugs and ADHD: Basic and clinical neuroscience.* New York: Oxford University Press.

Weiss, G., & Hechtman, L. T. (1993). *Hyperactive children grown up* (2nd ed.). New York: Guilford.

Weiss, M., Hechtman, L. T., & Weiss, G. (1999). *ADHD in adulthood: A guide to current theory, diagnosis, and treatment.* Baltimore: Johns Hopkins University Press.

Wender, P. H. (1995). *Attention-deficit hyperactivity disorder in adults.* New York: Oxford University Press.

Wender, P. H. (2000). ADHD: *Attention-deficit hyperactivity disorder in children, adolescents, and adults.* New York: Oxford University Press.

付録2

典型的な成人期のADHDに対するCBTセッションの構成

・チェック事項：症状の確認（例えば，ADHDの症状，気分，服薬状況）
・アジェンダの設定：ホームワークとこれまでのセッションの問題点の復習を含む
・ホームワーク課題の復習：問題点に対処する
・アジェンダで設定した項目：そのセッションの課題に取りかかる
・まとめとホームワークの設定：セッションのまとめとクライエントに合わせた課題を設定する

付録3

20回コースの成人期の ADHDに対するCBTの概要

セッション1：介入開始

・治療目標を立てて定義づける（小さく始める）
・特に問題となっている領域を導き出す（例えば，思考，感情，行動）
・改善へのレディネスと動機づけを高める
・初めてのホームワーク課題を課す（問題となりうることを予想する）

セッション2：介入開始（続き）

・初めてのホームワーク課題の振り返りと評価，問題点に取りかかる
・その他のアジェンダ課題と治療目標の優先順位をつける（動機づけを高める）
・まとめとホームワーク

セッション3からセッション6：初期

・ホームワークとアジェンダ課題を振り返ってケースの概念化を進める
・AD/HDに関連する困難に対するスキルを養う介入に焦点を当てる
・併存する問題とAD/HDの相互作用を取り扱う

セッション7からセッション15：中期

・対処スキルに焦点を当て続け，介入の過程で生じた問題点に対応する
・併存症を取り扱う
・信念と補償方略の修正を目標としたケースの概念化を行う
・セッションの間隔を広げ始める

セッション16からセッション20：後期

・患者が獲得した新しい能力への信頼感を支える
・問題点を改善し，問題解決的態度を植えつける（例えば，再発予防）
・治療で得たことを般化させる

・修正した信念を振り返る
・全般的機能を評価する
・長期的な対処計画を立てる
・ブースターセッション（必要であれば）
・これまでのセッションで獲得した対処スキルの問題に取り組む
・ADHDの症状がどのようにライフイベントに影響を与えるかを予測する（例えば，新しい仕事，子育てなど）
・なかなか消えない不適応的な補償方略に焦点を当てる
・スキーマを修正する
・有効だった治療構成要素に焦点を当て続ける

付録4

成人期のADHDの治療でよく使用される薬物

表 D.1　成人期のADHDの治療に使用される中枢刺激薬

一般名（商品名）	服用回数	一日の服用量
メチルフェニデート		
短時間作用型 （リタリン*，Metadate, Ritadex）	一日2回から4回	10から40mg
中間作用型（Ritalin SR, Metadate SR）	一日1回から2回	20から60mg
徐放剤 （コンサータ，Ritalin LA, Metadate CD）	一日1回から2回	18から108mg（コンサータ） 20から40mg（Ritalin LA, Metadate CD）
Transdermal patch（Daytrana）	9時間の効果	10から40mg
Dextromethylphenidate		
短時間作用型（Focalin）	一日2回から4回	5から20mg
長時間作用型（Focalin XR）	一日1回から2回	10から20mg
Dextroamphetamine		
短時間作用型（Dexedrine）	一日2回から3回	10から30mg
中間作用型 （Dexedrine spansules）	一日1回から2回	10から30mg
Mixed salts of amphetamine		
中間作用型（Adderall）	一日1回から2回	10から30mg
徐放剤（ADDerall XR）	一日1回から2回	10から40mg

訳者注；カタカナ表記は日本での発売があるもの
＊日本での適応はナルコレプシーのみ

表 D.2　成人期の ADHD の治療に使用される非中枢刺激薬

一般名（商品名）	服用回数	一日の服用量
アトモキセチン（ストラテラ）	一日1回から2回	60から100mg
Bupropion（Wellbutrin regular, SR, XL）	一日1回から2回（regular）；一日2回（SR）；一日1回（XL）	100から450mg
三環系抗うつ薬		
Desipramine（Norpramine）＊	一日1回就寝前	100から200mg
ノルトリプチリン（Pamelor）＊＊	一日1回就寝前	50から150mg
アドレナリンα2受容体作動薬		
クロニジン（カタプレス）＊＊＊	一日2回から3回	0.1mg
Guanfacine（Tenex）	一日1回から2回	1mg
モダフィニル（Provigil）＊＊＊＊	一日1回から2回	100から400mg

＊日本では販売中止
＊＊日本での商品名はノリトレンで適応はうつ病のみ
＊＊＊日本での適応は高血圧のみ
＊＊＊＊日本での商品名はモディオダールで適応はナルコレプシー

参考文献

Acosta, M. T., Arcos-Burgos, M., & Muenke, M. (2004). Attention deficit/hyperactivity disorder (ADHD): Complex phenotype, simple genotype? *Genetics in Medicine, 6*, 1-15.

Adler, L. A., & Chua, H. C. (2002). Management of ADHD in adults. *Journal of Clinical Psychiatry, 63*(Suppl. 12), 29-35.

Adler, L. A., Reingold, L. S., Morrill, M.S., & Wilens, T. E. (2006). Combination pharmacotherapy for adult ADHD. *Current Psychiatry Reports, 8*, 409-415.

Allsopp, D. H., Minskoff, E. H., & Bolt, L. (2005). Individualized course-specific strategy instruction for college students with learning disabilities and ADHD: Lessons learned from a model demonstration program. *Learning Disabilities Research & Practice, 20*, 103-118.

Alpert, J. E., Maddocks, A., Nierenberg, A. A., O'Sullivan, R., Pava, J. A., Worthington III, J. J., et al. (1996). Attention deficit hyperactivity disorder in childhood among adults with major depression. *Psychiatry Research, 62*, 213-219.

American Academy of Child and Adolescent Psychiatry. (1997). Practice parameters for the assessment and treatment of children, adolescents, and adults with attention-deficit/hyperactivity disorder. *Journal of the American Academy of Child and Adolescent Psychiatry, 36*(Suppl. 10), 85S-121S.

American Academy of Child and Adolescent Psychiatry. (2002). Practice parameters for the use of stimulant medications in the treatment of children, adolescents, and adults. *Journal of the American Academy of Child and Adolescent Psychiatry, 41*(Suppl. 2), 26S-49S.

American Psychiatric Association. (1980). *Diagnostic and statistical manual of mental disorders* (3rd ed.). Washington, DC: Author.

American Psychiatric Association. (1987). *Diagnostic and statistical manual of mental disorders* (3rd ed., rev.). Washington, DC: Author.

American Psychiatric Association. (1994). *Diagnostic and statistical manual of mental disorders* (4th ed.). Washington, DC: Author.

American Psychiatric Association. (2000). *Diagnostic and statistical manual of mental disorders* (4th ed., text rev.). Washington, DC: Author.

Angold, A., Costello, E. J., & Erkanli, A. (1999). Comorbidity. *Journal of Child and Adolescent Psychiatry, 40*, 57-87.

Arnsten, A.F.T., & Li,B.M.(2005). Neurobiology of executive functions: Catecholamine influences on prefrontal cortical functions. *Biological Psychiatry, 57*, 1377-1384.

Attention Deficit Disorder Association. (2006). *Guiding principles for the diagnosis and treatment of attention deficit/hyperactivity disorder*. Pottstown, PA: Author.

Aviram, R.B., Rhum, M., & Levin, F.R.(2001). Psychotherapy of adults with comorbid attention-deficit/hyperactivity disorder and psychoactive substance use disorder. *Journal of Psychotherapy Practice and Research, 10*, 179-186.

Barkley, R. A. (1997a). *ADHD and the nature of self-control.* New York: Guilford.

Barkley, R. A. (1997b). Behavioral inhibition, sustained attention, and executive functions: Constructing a unifying theory of ADHD. *Psychological Bulletin, 121,* 65-94.

Barkley, R. A. (2001). The executive functions and self-regulation: An evolutionary neuropsychological perspective. *Neuropsychology Review, 11,* 1-29.

Barkley, R. A. (2002). Major life activity and health outcomes associated with attention-deficit/hyperactivity disorder. *Journal of Clinical Psychiatry, 63* (Suppl. 12), 10-15.

Barkley, R. A. (Ed.). (2006a). *Attention-deficit hyperactivity disorder: A handbook for diagnosis and treatment* (3rd ed.). New York: Guilford.

Barkley, R. A. (2006b). Driving risks in adults with ADHD: Yet more evidence and a personal story. *The ADHD Report, 14*(5), 1-9.

Barkley, R. A., & Fischer, M. (2005). Suicidality in children with ADHD, grown up. *The ADHD Report, 13*(6), 1-6.

Barkley, R. A., Fischer, M., Smallish, L., & Fletcher, K. (2002). The persistence of attention-deficit/hyperactivity disorder into young adulthood as a function of reporting source and definition of disorder. *Journal of Abnormal Psychology, 111,* 279-289.

Barkley, R. A., Fischer,M., Smallish, L, & Fletcher, K. (2006). Young adult outcome of hyperactive children: Adaptive functioning in major life areas. *Journal of the American Academy of Child and Adolescent Psychiatry, 45,* 192-202.

Barkley, R. A., & Murphy, K. R. (2006a). *Attention-deficit hyperactivity disorder: A clinical workbook* (3rd ed.). New York: Guilford.

Barkley, R. A., & Murphy, K. R. (2006b). Identifying new symptoms for diagnosing ADHD in adulthood. *The ADHD Report, 14*(4), 7-11.

Barkley, R. A., Murphy, K. R., & Bush, T. (2001). Time perception and reproduction in young adults with attention deficit hyperactivity disorder. *Neuropsychology, 15,* 351-360.

Barkley, R. A., Murphy, K. R., Du Paul, G. J., & Bush,T. (2002). Driving in young adults with attention deficit hyperactivity disorder; Knowledge, performance, adverse outcomes, and the role of executive functioning. *Journal of the International Neuropsycliological Society, 8,* 655-672.

Barkley, R. A., Murphy, K. R., & Kwasnik, D. (1996a). Motor vehicle driving competencies and risks in teens and young adults with attention deficit hyperactivity disorder. *Pediatrics, 98,* 1089-1095.

Barkley, R. A., Murphy, K. R., & Kwasnik, D. (1996b). Psychological adjustment and adaptive impairments in young adults with ADHD. *Journal of Attention Disorders, 1,* 41-54.

Beck, A. T. (1967). *Depression: Causes and treatments.* Philadelphia: University of Pennsylvania Press.

Beck, A. T. (1976). *Cognitive therapy and the emotional disorders.* New York: Meridian.

Beck, A. T. (2005). The current state of cognitive therapy: A 40-year retrospective.

Archives of General Psychiatry, 62, 953-959.

Beck, A. T., Freeman, A., & Associates. (1990). *Cognitive therapy of personality disorders.* New York: Guilford.

Beck, A. T., Rush, A. J., Shaw, B. F., & Emery, G. (1979). *Cognitive therapy of depression.* New York: Guilford.

Beck, A. T., & Steer, R. A. (1987). *Manual for the revised Beck Depression Inventory.* San Antonio, TX: The Psychological Corporation.

Beck, A. T., & Steer, R. A. (1989). *Manual for the Beck Hopelessness scale.* San Antonio, TX: The Psychological Corporation.

Beck, A. T., & Steer, R. A. (1990). *Beck Anxiety Inventory manual.* San Antonio, TX: The Psychological Corporation.

Beck, A. T., Steer, R. A., & Brown, G. K. (1996). *Beck Depression Inventory-Second edition manual.* San Antonio, TX: The Psychological Corporation.

Beck, A. T., Wright, F. D., Newman, C. F., & Liese, B. S. (1993). *Cognitive therapy of substance abuse.* New York: Guilford.

Beck, J. S. (1995). *Cognitive therapy: Basics and beyond.* New York: Guilford.

Bemporad, J., & Zambenedetti, M. (1996). Psychotherapy of adults with attention-deficit disorder. *Journal of Psychotherapy Practice and Research, 5,* 228-237.

Bemporad, J. R. (2001). Aspects of psychotherapy with adults with attention deficit disorder. *Annals of the New York Academy of Sciences, 931,* 302-309.

Biederman, J. (1998). A 55-year-old man with attention-deficit/hyperactivity disorder. *Journal of the American Medical Association, 280,* 1086-1092.

Biederman, J. (2004). Impact of comorbidity in adults with attention-deficit/hyperactivity disorder. *Journal of Clinical Psychiatry, 65*(Suppl. 3), 3-7.

Biederman, J. (2005). Attention-deficit/hyperactivity disorder: A selective overview. *Biological Psychiatry, 57,* 1215-1220.

Biederman, J., & Faraone, S. V. (2004). Attention deficit hyperactivity disorder: A worldwide concern. *The Journal of Nervous and Mental Disease, 192,* 453-454.

Biederman, J., & Faraone, S. V. (2005, October). *Economic impact of adult ADHD.* Poster session presented at the 17th CHADD Annual International Conference, Dallas, TX.

Biederman, J., Faraone, S. V., Mick, E., Williamson, S., Wilens, T. E., Spencer, T. J., et al. (1999). Clinical correlates of ADHD in females: Findings from a large group of girls ascertained from pediatric and psychiatric referral sources. *Journal of the American Academy of Child and Adolescent Psychiatry, 38,* 966-975.

Biederman, J., Faraone, S. V., Spencer, T. J., Mick, E., Monuteaux, M. C., & Aleardi, M. (2006). Functional impairments in adults with self-reports of diagnosed ADHD: A controlled study of 1001 adults in the community. *Journal of Clinical Psychiatry, 67,* 524-540.

Biederman, J., Faraone, S. V., Spencer, T., Wilens, T., Norman, D., Lapey, K. A., et al. (1993). Patterns of comorbidity, cognitions, and psychosocial functioning in adults with attention deficit hyperactivity disorder. *American Journal of Psychiatry, 150,* 1792-1798.

Biederman, J., Kwon, A., Aleardi, M., Chouinard, V. A., Marino, T., Cole, H., et al. (2005). Absence of gender effects on attention deficit hyperactivity disorder: Findings in nonreferred subjects. *American Journal of Psychiatry, 162*, 1083-1089.

Biederman, J., Mick, E., & Faraone, S. V. (2000). Age-dependent decline of symptoms of attention deficit hyperactivity disorder: Impact of remission definition and symptom type. *American Journal of Psychiatry, 157*, 816-818.

Biederman, J., Mick, E., Faraone, S. V., Braaten, E., Doyle, A., Spencer, T., et al. (2002). Influence of gender on attention deficit hyperactivity disorder in children referred to a psychiatric clinic. *American Journal of Psychiatry, 159*, 36-42.

Biederman, J., Monteaux, M. C., Doyle, A. E., Seidman, L. J., Wilens, T. E., Ferrero, F., et al. (2004). Impact of executive function deficits and attention-deficit/hyperactivity disorder (ADHD) on academic outcomes in children. *Journal of Consulting and Clinical Psychology, 72*, 757-766.

Biederman, J., Wilens, T., Mick, E., Faraone, S. V., & Spencer, T. (1998). Does attention-deficit hyperactivity disorder impact the developmental course of drug and alcohol dependence? *Biological Psychiatry, 44*, 269-273.

Biederman, J., Wilens, T., Mick, E., Spencer, T., & Faraone, S. V. (1999). Pharmacotherapy of attention-deficit hyperactivity disorder reduces risk for substance abuse disorder. *Pediatrics, 104*, e20-e25.

Brown, T. E. (1996). *Brown Attention Deficit Disorder scales.* San Antonio, TX: The Psychological Corporation.

Brown, T. E. (2005). *Attention deficit disorder: The unfocused mind in children and adults.* New Haven, CT: Yale University Press.

Brown, T. E. (2006). Executive functions and attention deficit hyperactivity disorder: Implications of two conflicting views. *International Journal of Disability, Development and Education, 53*, 35-46.

Brown, T. E., Patterson, C., & Quinlan, D. M. (2003, October). *Cognitive strengths and impairments in 126 high-IQ patients with ADHD.* Poster session presented at the 15th CHADD Annual International Conference, Denver, CO.

Burns, D. D. (1980). *Feeling good.* New York: Signet.

Buschke, H. (1973). Selective reminding for analysis of memory and learning. *Journal of Verbal Learning and Verbal Behavior, 12*, 543-550.

Bush, G., Frazier, J. A., Rauch, S. L., Seidman, L. J., Whalen, P. J., Jenike, M. A., et al. (1999). Anterior cingulate cortex dysfunction in attention-deficit/hyperactivity disorder revealed by fMRI and the Counting Stroop. *Biological Psychiatry, 45*, 1542-1552.

Bush, G., Valera, E. M., & Seidman, L. J. (2005). Functional neuroimaging of attention-deficit/hyperactivity disorder: A review and suggested future directions. *Biological Psychiatry, 57*, 1273-1284.

Carlson, C. L., & Mann, M. (2002). Sluggish cognitive tempo predicts a different pattern of impairment in the attention deficit hyperactivity disorder, predominantly inattentive type. *Journal of Clinical Child and Adolescent Psychology, 31*, 123-129.

Castellanos, F. X., Giedd, J. N., Berquin, P. C., Walter, J. M., Sharp, W., Tran, T., et al. (2001). Quantitative brain magnetic resonance imaging in girls with attention-deficit/hyperactivity disorder. *Archives of General Psychiatry, 58*, 289-295.

Castellanos, F. X., Giedd, J. N., Eckburg, P., Marsh, W. L., Vaituzis, C., Kaysen, D., et al. (1994). Quantitative morphology of the caudate nucleus in attention deficit hyperactivity disorder. *American Journal of Psychiatry, 151*, 1791-1796.

Castellanos, F. X., Giedd, J. N., Marsh, W. L., Hamburger, S. D., Vaituzis, D. P., Dickstein, S. E., Ct al. (1996). Quantitative brain magnetic resonance imaging in attention-deficit hyperactivity disorder. *Archives of General Psychiatry, 53*, 607-616.

Cephalon, Inc. (2006). *Cephalon reports no benefit from Provigil in a study of adults with ADHD.* Retrieved November 30, 2006, from http://phx.corporate-ir.net/phoenix.zhtml?c= 81709&p=irol-newsArticle&ID=18727&highlight=adhd.

Charman, T., Carroll, F., & Sturge, C. (2001). Theory of mind, executive function and social competence in boys with ADHD. *Emotional and Behavioural Difficulties, 6*, 31-49.

Cohen, J. (1992). A power primer. *Psychological Bulletin, 112*, 155-159.

Conners, C. K. (2004). *The Conners' Continuous Performance Test-II.* North Tonawanda, NY: Multi-Health Systems.

Conners, C. K., Erhardt, D., & Sparrow, E. (1999). *Conners' adult ADHD rating scales.* North Tonawanda, NY: Multi-Health Systems.

Conners, C. K., March, J. S., Frances, A., Wells, K. C., & Ross, R. (2001). Treatment of attention-deficit/hyperactivity disorder: Expert consensus guidelines. *Journal of Attention Disorders, 4*(Suppl. 1), S7-S128.

Coolidge, F. L., Thede, L. L., & Young, S. E. (2000). Heritability and the comorbidity of attention deficit hyperactivity disorder with behavioral disorders and executive function deficits: A preliminary investigation. *Developmental Neuropsychology, 17*, 273-287.

Denckla, M. B. (1991). Foreword. In B. F. Pennington (Ed.), *Diagnosing learning disorder: A neuropsychological framework* (pp. vii-x). New York: Guilford.

DeRubeis, R. J., Hollon, S. D., Amsterdam, J. D., Shelton, R. C., Young, P. R., Salomon, R. M., et al. (2005). Cognitive therapy vs medications in the treatment of moderate to severe depression. *Archives of General Psychiatry, 62*, 409-416.

Dodson, W. W. (2005). Pharmacotherapy of adult ADHD. *Journal of Clinical Psychology, 61*, 589-606.

DuPaul, G. J., Schaughency, E. A., Weyandt, L. L., Tripp, G., Kiesner, J., Ota, K.; et al. (2001). Self-report of ADHD symptoms in university students: Cross-gender and cross-national prevalence. *Journal of Learning Disabilities, 34*, 370-379.

Faraone, S. V. (2005). The scientific foundation for understanding attention-deficit/hyperactivity disorder as a valid psychiatric disorder. *European Child and Adolescent Psychiatry, 14*, 1-10.

Faraone, S. V. (2006, May). ADHD "Not otherwise specified:" Conceptual issues. In T. Wilens (Chair), *Understanding and managing the transition of ADHD from adolescence to young adulthood: The maturation of the disorder.* Industry-supported symposium, 159th Annual Meeting of the American Psychiatric Association, Toronto, Canada.

Faraone, S. V., & Biederman, J. (2005, October). *Adolescent predictors of functional outcome in adult ADHD: A population survey.* Poster session presented at the 17th CHADD Annual International Conference, Dallas, TX.

Faraone, S. V., Biederman, J., Spencer, T., Wilens, T., Seidman, L. J., Mick, E., et al. (2000). Attention-deficit/hyperactivity disorder in adults:An overview. *Biological Psychiatry, 48,* 9-20.

Faraone, S. V., & Khan, S. A. (2006). Candidate gene studies of attention-deficit/hyperactivity disorder. *Journal of Clinical Psychiatry, 67*(Suppl. 8), 13-20.

Faraone, S. V., Perlis, R. H., Doyle, A. E., Smoller, J. E., Goralnick, J. J., Holmgren, M. A., et al. (2005). Molecular genetics of attention deficit hyperactivity disorder. *Biological Psychiatry, 57,* 1313-1323.

Faraone, S. V., Sergeant, J., Gillberg, C., & Biederman, J. (2003). The worldwide prevalence of ADHD: Is it an American condition? *World Psychiatry, 2,* 104-113.

Faraone, S. V., Tsuang, M. T., & Tsuang, D. W. (1999). *Genetics of mental disorders: A guide for students, clinicians, and researchers.* New York: Guilford.

Fava, G. A., Ruini, C., Rafanelli, C., Finos, L., Conti, S., & Grandi, S. (2004). Six-year outcome of cognitive behavior therapy for prevention of recurrent depression. *American Journal of Psychiatry, 161,* 1872-1876.

Ferrari, J. R., Johnson, J. L., & McCown, W. G. (Eds.). (1995). *Procrastination and task avoidance: Theory, research, and treatment.* New York: Plenum.

Filipek, P. A., Semrud-Clikeman, M., Steingard, R. J., Renshaw, P. F., Kennedy, D. N., & Biederman, J. (1997). Volumetric MRI analysis comparing subjects having attention-deficit hyperactivity disorder with normal controls. *Neurology, 48,* 589-601.

First, M. B., Spitzer, R. L., Gibbon, M., & Williams, J. B. W. (1997). *User's guide for the structured clinical interview for DSM-IV Axis I disorders.* Washington, DC: American Psychiatric Press.

Fischer, M., Barkley, R. A., Smallish, L., & Fletcher, K. (2002). Young adult follow-up of hyperactive children: Self-reported psychiatric disorders, comorbidity, and the role of childhood conduct problems and teen CD. *Journal of Abnormal Child Psychology, 30,* 463-475.

Freeman, A. (1993). A psychosocial approach for conceptualizing schematic development for cognitive therapy. In K. T. Kuehiwein & H. Rosen (Eds.), *Cognitive therapies in action: Evolving innovative practice* (pp. 54-87). San Francisco: Jossey-Bass.

Friedman, S. R., Rapport, L. J., Lumley, M., Tzelepis, A., VanVoorhis, A., Stettner, L., et al. (2003). Aspects of social and emotional competence in adult attention-deficit/hyperactivity disorder. *Neuropsychology, 17,* 50-58.

Gallagher, R., & Blader, J. (2001). The diagnosis and neuropsychological assessment of adult attention deficit/hyperactivity disorder: Scientific study and practical guidelines. *Annals of the New York Academy of Sciences, 931,* 148-171.

Gaub, M., & Carlson, C. L. (1997). Gender differences in ADHD: A meta-analysis and critical review. *Journal of the American Academy of Child & Adolescent Psychiatry,*

36, 1036-1045.

Gilger, J. W., Pennington, B. F., & DeFries, J. C. (1992). A twin study of the etiology of comorbidity: Attention-deficit hyperactivity disorder and dyslexia. *Journal of the American Academy of Child and Adolescent Psychiatry, 31*, 343-348.

Gingerich, K. J., Turnock, P., Litfin, J. K., & Rosén, L. A. (1998). Diversity and attention deficit hyperactivity disorder. *Journal of Clinical Psychology, 54*, 415-426.

Glahn, D. C., Cannon, T. D., Gur, R. E., Ragland, J. D., & Gur, R. C. (2000). Working memory constrains abstraction in schizophrenia. *Biological Psychiatry, 47*, 34-42.

Gloaguen, V., Cottraux, J., Cucherat, M., & Blackburn, I. -M. (1998). A meta-analysis of the effects of cognitive therapy in depressed patients. *Journal of Affective Disorders, 49*, 59-72.

Goldapple, K., Segal, Z., Garson, C., Lau, M., Bieling, P., Kennedy, S., et al. (2004). Modulation of cortical-limbic pathways in major depression: Treatment-specific effects of cognitive behavior therapy. *Archives of General Psychiatry, 61*, 34-41.

Goldstein, S. (2005). Coaching as a treatment for ADHD. *Journal of Attention Disorders, 9*, 379-381.

Gollwitzer, P. M. (1999). Implementation intentions: Strong effects of simple plans. *American Psychologist, 54*, 493-503.

Gollwitzer, P. M., & Schaal, B. (1998). Metacognition in action: The importance of implementation intentions. *Personality and Social Psychology Review, 2*, 124-136.

Greene, R. W., Biederman, J., Faraone, S. V., Monuteaux, M. C., Mick, E., DuPre, E., et al. (2001). Social impairment in girls with ADHD: Patterns, gender comparisons, and correlates. *Journal of the American Academy of Child and Adolescent Psychiatry, 40*, 704-710.

Greenhill, L. L., Abikoff, H. B., Arnold, L. E., & Cantwell, D. P. (1996). Medication treatment strategies in the MTA study: Relevance to clinicians and researchers. *Journal of the American Academy of Child & Adolescent Psychiatry, 35*, 1304-1313.

Gur, R. C., Ragland, J. D., Moberg, P. J., Bilker, W. B., Kohler, C., Siegel, S. J., et al. (2001). Computerized neurocognitive scanning: II. The profile of schizophrenia. *Neuropsychopharmacology, 25*, 777-788.

Hallowell, E. M. (1995). Psychotherapy of adult attention deficit disorder. In K. G. Nadeau (Ed.), *A comprehensive guide to attention deficit disorder in adults: Research, diagnosis, and treatment* (pp. 146-167). New York: Brunner/Mazel.

Hallowell, E. M., & Ratey, J. J. (1994). *Driven to distraction.* New York: Touchstone.

Hammen, C., & Zupan, B. A. (1984). Self-schemas, depression, and the processing of personal information in children. *Journal of Experimental Child Psychology, 37*, 598-608.

Hart, E. L., Lahey, B. B., Loeber, R., Applegate, B., & Frick, P. J. (1995). Developmental change in attention-deficit hyperactivity disorder in boys: A four-year longitudinal study. *Journal of Abnormal Child Psychology, 23*, 729-749.

Hartman, C. A., Willcutt, E. G., Rhee, S. H., & Pennington, B. F. (2004). The relation between sluggish cognitive tempo and DSM- Ⅳ ADHD. *Journal of Abnormal Child Psychology, 32*, 491-503.

Heiligenstein, E., Conyers, L. M., Berns, A. R., & Smith, M. A. (1998). Preliminary normative data on *DSM-IV* attention deficit hyperactivity disorder in college students. *Journal of American College Health, 46*, 185-188.

Hervey, A. S., Epstein, J. N., & Curry, J. F. (2004). Neuropsychology of adults with attention-deficit/hyperactivity disorder: A meta-analytic review. *Neuropsychology, 18*, 485-503.

Hesslinger, B., van Elst, L. T., Nyberg, E., Dykierek, P., Richter, H., Berner, M., et al. (2002). Psychotherapy of attention deficit hyperactivity disorder in adults: A pilot study using a structured skills training program. *European Archives of Psychiatry and Clinical Neuroscience, 252*, 177-184.

Hill, J. C., & Schoener, E. P. (1996). Age-dependent decline of attention deficit hyperactivity disorder. *American Journal of Psychiatry, 153*, 1143-1146.

Hinshaw, S. P. (2001). Is the inattentive type of ADHD a separate disorder? *Clinical Psychology: Science and Practice, 8*, 498-501.

Hollon, S. D., DeRubeis, R. J., Shelton, R. C., Amsterdam, J. D., Salomon, R. M., O'Reardon, J. P., et al. (2005). Prevention of relapse following cognitive therapy vs medications in moderate to severe depression. *Archives of General Psychiatry, 62*, 417-422.

Hornig-Rohan, M., & Amsterdam, J. D. (2002). Venlafaxine versus stimulant therapy in patients with dual diagnosis ADD and depression. *Progress in Neuro-psychopharmacology & Biological Psychiatry, 53*, 112-120.

Horvath, A. O. (2001). The alliance. *Psychotherapy: Theory, Research, Practice, Training, 38*, 365-372.

Hurley, P. J., & Eme, R. (2004). *ADHD and the criminal justice system: Spinning out of control*. Charleston, SC: Book Surge.

Hynd, G. W., Semrud-Clikeman, M., Lorys, A. R., Novey, E. S., & Eliopulos, D. (1990). Brain morphology in developmental dyslexia and attention deficit disorder/hyperactivity. *Archives of Neurology, 47*, 919-926.

James, A., Lai, F. H., & Dahl, C. (2004). Attention deficit hyperactivity disorder and suicide: A review of possible associations. *Acta Psychiatrica Scandinavica, 110*, 408-415.

Kessler, R. C., Adler, L. A., Ames, M., Barkley, R. A., Birnbaum, H., Greenberg, P., et al. (2005). The prevalence and effects of adult attention deficit/hyperactivity disorder on work performance in a nationally representative sample of workers. *Journal of Occupational and Environmental Medicine, 47*, 565-572.

Kessler, R. C., Adler, L. A., Barkley, R. A., Biederman, J., Conners, C. K., Demler, O., et al.(2006). The prevalence and correlates of adult ADHD in the United States: Results from the national comorbidity survey replication. *American Journal of Psychiatry, 163*, 716-723.

Kessler, R. C., Adler, L. A., Barkley, R. A., Biederman, J., Conners, C. K., Faraone, S. V., et al. (2005). Patterns and predictors of attention-deficit/hyperactivity disorder persistence into adulthood: Results from the national comorbidity survey replication. *Biological Psychiatry, 57*, 1442-1451.

Khantzian, E. J. (1985). The self-medication hypothesis of addictive disorders: Focus on heroin and cocaine dependence. *American Journal of Psychiatry, 142*, 1259-1264.

Klein, R., & Mannuzza, S. (1991). Long-term outcome of hyperactive children: A review. *Journal of the American Academy of Child and Adolescent Psychiatry, 30*, 383-387.

Kolberg, J., & Nadeau, K. (2002). *ADD-friendly ways to organize your life.* New York: Brunner-Routledge.

Krause, K. H., Dresel, S. H., Krause, J., la Fougere, C., & Ackenheil M. (2003). The dopamine transporter and neuroimaging in attention deficit hyperactivity disorder. *Neuroscience and Behavioral Reviews, 27*, 605-613.

Krause, J., Krause, K. H., Dresel, S. H., la Fougere, C., & Ackenheil, M. (2006). ADHD in adolescence and adulthood, with a special focus on the dopamine transporter and nicotine. *Dialogues in Clinical Neuroscience, 8*, 29-36.

Lahey, B. B. (2001). Should the combined and predominantly inattentive subtypes of ADHD be considered distinct and unrelated disorders? Not now, at least. *Clinical Psychology: Science and Practice, 8*, 494-497.

Lambert, M. J., & Barley, D. E. (2001). Research summary on the therapeutic relationship and psychotherapy outcome. *Psychotherapy: Theory, Research, Practice, Training, 38*, 357-361.

Layden, M. A., Newman, C. F., Freeman, A., & Morse, S. B. (1993). *Cognitive therapy of borderline personality disorder.* Boston: Allyn & Bacon.

Levy, F., Hay, D. A., McStephen, M., Wood, C., & Waldman, I. (1997). Attention-deficit hyperactivity disorder: A category or a continuum? Genetic analysis of a large-scale twin study. *Journal of the American Academy of Child and Adolescent Psychiatry, 36*, 737-744.

Linehan, M. M. (1993). *Cognitive-behavioral treatment of borderline personality disorder.* New York: Guilford.

Ludgate, J. W. (1995). *Maximizing psychotherapeutic gains and preventing relapse in emotionally distressed clients.* Sarasota, FL: Professional Resource Press.

Mannuzza, S., & Klein, R. G. (1999). Adolescent and adult outcome in attention-deficit hyperactivity disorder. In H. C. Quay & A. E. Hogan (Eds.), *Handbook of disruptive behavior disorders* (pp. 279-294). New York: Kluwer.

Mannuzza, S., Klein, R. G., Bessler, A., Malloy, P., & LaPadula, M. (1993). Adult outcome of hyperactive boys: Educational achievement, occupational rank, and psychiatric status. *Archives of General Psychiatry, 50*, 565-576.

Mannuzza, S., Klein, R. G., Bessler, A., Malloy, P., & LaPadula, M. (1998). Adult psychiatric status of hyperactive boys grown up. *American Journal of Psychiatry, 155*, 493-498.

McDermott, S. P. (2000) Cognitive therapy for adults with attention-deficit/hyperactivity disorder. In T. E. Brown (Ed.), *Attention deficit disorders and comorbidities in children, adolescents, and adults* (pp. 569-606). Washington, DC: American Psychiatric Press.

McGough, J. J., & Barkley, R. A. (2004). Diagnostic controversies in adult attention deficit hyperactivity disorder. *American Journal of Psychiatry, 161*, 1948-1956.

McGough, J. J., Smalley, S. L., McCracken, J. T., Yang, M., Del'Homme, M., Lynn, D. E., et al. (2005). Psychiatric comorbidity in adult attention deficit hyperactivity disorder: Findings from multiplex families. *American Journal of Psychiatry, 162*, 1621-1627.

McGuffin, P., Riley, B., & Plomin, R. (2001, February 16). Toward behavioral genomics. *Science, 291*, 1232-1233.

Michelson, D., Adler, L., & Spencer, T. (2003). Atomoxetine in adults: Two randomized, placebo-controlled studies. *Biological Psychiatry, 58*, 125-131.

Mick, E., Faraone, S. V., & Biederman, J. (2004). Age-dependent expression of attention-deficit/hyperactivity disorder symptoms. *Psychiatric Clinics of North America, 27*, 215-224.

Milich, R., Balentine, A., & Lynam, D. (2001). ADHD combined type and ADHD predominantly inattentive type are distinct and unrelated disorders. *Clinical Psychology: Science and Practice, 8*, 463-488.

Miller, W. R., & Rollnick, S. (1991). *Motivational interviewing: Preparing people to change addictive behavior*. New York: Guilford.

Milistein, R. B., Wilens, T. E., Biederman, J., & Spencer, T. J. (1997). Presenting ADHD symptoms and subtypes in clinically referred adults with ADHD. *Journal of Attention Disorders, 2*, 159-166.

Mostofsky, S. H., Reiss, A. L., Lockhart, P., & Denckla, M. B. (1998). Evaluation of cerebellar size in attention-deficit hyperactivity disorder. *Journal of Child Neurology, 13*, 434-439.

Murphy, K. R. (2005). Psychosocial treatments for ADHD in teens and adults: A practice-friendly review. *Journal of Clinical Psychology: In Session, 61*, 607-619.

Murphy, K. R., & Barkley, R. A. (1996a). Attention deficit hyperactivity disorder adults: Comorbidities and adaptive impairments. *Compre-hensive Psychiatry, 37*, 393-401.

Murphy, K. R., & Barkley, R. A. (1996b). Prevalence of DSM-IV symptoms of ADHD in adult licensed drivers: Implications for clinical diagnosis. *Journal of Attention Disorders, 1*, 147-161.

Murphy, K. R., & Gordon, M. (2006). Assessment of adults with ADHD. In R. A. Barkley (Ed.), *Attention-deficit hyperactivity disorder: A handbook for diagnosis and treatment* (3rd ed., pp. 425-450). New York: Guilford.

Murphy, K. R., & LeVert, S. (1995). *Out of the fog: Treatment options and coping strategies for adult attention deficit disorder*. New York: Hyperion.

Newman, C. F., Leahy, R. L., Beck, A. T., Reilly-Harrington, N. A., & Gyulai, L. (2002). *Bipolar disorder: A cognitive therapy approach*. Washington, DC: American Psychological Association.

Nierenberg, A. A., Miyahara, S., Spencer, T., Wisniewski, S. R., Otto, M. W., Simon, N., et al. (2005). Clinical and diagnostic implications of lifetime attention-deficit/hyperactivity disorder comorbidity in adults with bipolar disorder: Data from the first 1000 STEP-BD participants. *Biological Psychiatry, 57*, 1467-1473.

Nigg, J. T. (2006). *What causes ADHD?: Understanding what goes wrong and why*. New York: Guilford.

Paulson, J. R., Buermeyer, C., & Nelson-Gray, R. O. (2005). Social rejection and ADHD in young adults: An analogue experiment. *Journal of Attention Disorders, 8*, 127-135.

Persons, J. B. (1989). *Cognitive therapy in practice: A case formulation approach*. New York: Norton.

Persons, J. B. (2006). Case formulation-driven psychotherapy. *Clinical Psychology: Science and Practice, 13*, 167-170.

Pinker, S. (1997). *How the mind works*. New York: Norton.

Pliszka, S. R. (2002). Neuroimaging and ADHD: Recent progress. *The ADHD Report, 10*(3), 1-6.

Pliszka, S. R. (2003). *Neuroscience for the mental health clinician*. New York: Guilford.

Pliszka, S. R. (2005). Recent developments in the neuroimaging of ADHD. *The ADHD Report, 13*(2), 1-5.

Pomerleau, O. F., Downey, K. K., Stelson, F. W., & Pomerleau, C. S. (1995). Cigarette smoking in adult patients diagnosed with attention deficit hyperactivity disorder. *Journal of Substance Abuse, 7*, 373-378.

Prochaska, J. O., DiClemente, C. C., & Norcross, J. C. (1992). In search of how people change: Applications to addictive behaviors. *American Psychologist, 47*, 1102-1114.

Prochaska, J. O., & Norcross, J. C. (2001). Stages of change. *Psychotherapy, 38*, 443-448.

Ramsay, J. R. (2002). A cognitive therapy approach for treating chronic procrastination and avoidance: Behavioral activation interventions. *Journal of Group Psychotherapy, Psychodrama, & Sociometry, 55*, 79-92.

Ramsay, J. R. (2005a). Cognitive behavioral therapy: The invisible ropes of adult ADHD. *Focus Magazine*, Spring 12.

Ramsay, J. R. (2005b). Managing time and getting organized—Again! *Focus Magazine*, Winter, 4-5.

Ramsay, J. R. (2005c). Masks of adult ADHD. *Focus Magazine*, Summer, 10-11.

Ramsay, J. R. (in press). Current status of cognitive behavioral therapy as a psychosocial treatment for adult attention-deficit/hyperactivity disorder. *Current Psychiatry Reports*.

Ramsay, J. R., & Rostain, A. L. (2003). A cognitive therapy approach for adult attention-deficit/hyperactivity disorder. *Journal of Cognitive Psychotherapy: An International Quarterly, 17*, 319-334.

Ramsay, J. R., & Rostain, A. L. (2004). Cognitive therapy: A psychosocial treatment for ADHD in adults. *The ADHD Report, 12*(1), 1-5.

Ramsay, J. R., & Rostain, A. L. (2005a). Adapting psychotherapy to meet the needs of adults with attention-deficit/hyperactivity disorder. *Psychotherapy: Theory, Research, Practice, Training, 42*, 72-84.

Ramsay, J. R., & Rostain, A. L. (2005b). CBT for adult ADHD. In A. Freeman (Ed.), *Encyclopedia of cognitive behavior therapy* (pp. 52-54). New York: Springer.

Ramsay, J. R., & Rostain, A. L. (2005c). Cognitive therapy for adult ADHD. In L. Vandecreek (Ed.), *Innovations in clinical practice* (pp. 53-63). Sarasota, FL: Professional Resource Press.

Ramsay, J. R., & Rostain, A. L. (2005d). Girl, repeatedly interrupted: The case of a young adult woman with ADHD. *Clinical Case Studies, 4*, 329-346.

Ramsay, J. R., & Rostain, A. L. (2006a). Issues in ADHD in adults. *The ADHD Report, 14*(6), 5-8.

Ramsay, J. R., & Rostain, A. L. (2006b). Cognitive behavior therapy for college students with attention-deficit/hyperactivity disorder. *Journal of College Student Psychotherapy, 21*(1), 3-20.

Ramsay, J. R., & Rostain, A. L. (in press). Psychosocial treatments for attention-deficit/hyperactivity disorder in adults: Current evidence and future directions. *Professional Psychology: Research and Practice*.

Rasmussen, P., & Gillberg, C. (2000). Natural outcome of ADHD with developmental coordination disorder at age 22 years: A controlled, longitudinal, community-based sample. *Journal of the American Academy of Child and Adolescent Psychiatry, 39*, 1424-1431.

Ratey, J. J., Greenberg, M. S., Bemporad, J. R., & Lindem, K. J. (1992). Unrecognized attention-deficit hyperactivity disorder in adults presenting for outpatient psychotherapy. *Journal of Child and Adolescent Psychopharmacology, 2*, 267-275.

Ratey, J. J., & Johnson, C. (1997). *Shadow syndromes*. New York: Pantheon.

Ratey, N. A. (2002). Life coaching for adult ADHD. In S. Goldstein & A. T. Ellison (Eds.), *Clinician's guide to adult ADHD: Assessment and intervention* (pp. 261-277). San Diego: Academic Press.

Reimherr, F. W., Marchant, B. K., Strong, R. E., Hedges, D. W., Adler, L, Spencer, T. J., et al. (2005). Emotional dysregulation in adult ADHD and response to atomoxetine. *Biological Psychiatry, 58*, 125-131.

Rhee, S. H., Waldman, I. D., Hay, D. A., & Levy, F. (1999). Sex differences in genetic and environmental influences on DSM-III-R attention-deficit hyperactivity disorder. *Journal of Abnormal Psychology, 108*, 24-41.

Riccio, C. A., Wolfe, M., Davis, B., Romine, C., George, C., & Lee, D. (2005). Attention deficit hyperactivity disorder: manifestation in adulthood. *Archives of Clinical Neuropsychology, 20*, 249-269.

Robin, A. L. (1998). *ADHD in adolescents*. New York: Guilford.

Robin, A. L., & Payson, E. (2002). The impact of ADHD on marriage. *The ADHD Report, 10*(3), 9-11, 14.

Rostain, A. L., & Ramsay, J. R. (2006a). Adult with ADHD? Try medication + psychotherapy. *Current Psychiatry, 5*(2), 13-16, 21-24, 27.

Rostain, A. L., & Ramsay, J. R. (2006b). College and high school students with attention-deficit/hyperactivity disorder: New directions in assessment and treatment. In American College Health Association (Ed.), *Use and misuse of stimulants: A guide for school health professionals.* Englishtown, NJ: Princeton Media Associates.

Rostain, A. L., & Ramsay, J. R. (2006c). A combined treatment approach for adults with attention-deficit/hyperactivity disorder: Results of an open study of 43 patients. *Journal of Attention Disorders, 10*, 150-159.

Rucklidge, J. J., & Kaplan, B. J. (1997). Psychological functioning of women identified in adulthood with attention-deficit/hyperactivity disorder. *Journal of Attention Disorders, 2*, 167-176.

Safran, J. D., & Segal, Z. V. (1990). *Interpersonal process in cognitive therapy.* New York: Guilford.

Safren, S. A. (2006). Cognitive-behavioral approaches to ADHD treatment in adulthood. *Journal of Clinical Psychiatry, 67*(Suppl. 8), 46-50.

Safren, S. A., Lanka, G. D., Otto, M. W., & Pollack, M. H. (2001). Prevalence of childhood ADHD among patients with generalized anxiety disorder and a comparison condition, social phobia. *Depression and Anxiety, 13*, 190-191.

Safren, S. A., Otto, M. W., Sprich, S., Winett, C. L., Wilens, T. E., & Biederman, J. (2005). Cognitive-behavior therapy for ADHD in medication-treated adults with continued symptoms. *Behaviour Research and Therapy, 43*, 831-842.

Safren, S. A., Pearlman, C. A., Sprich, S., & Otto, M. W. (2005). *Mastering your adult ADHD: A cognitive-behavioral treatment program—Therapist guide.* Oxford: Oxford University Press.

Safren, S. A., Sprich, S., Pearlman, C. A., & Otto, M. W. (2005). *Mastering your adult ADHD: A cognitive-behavioral treatment program—Client workbook.* Oxford: Oxford University Press.

Satterfield, J. H., & Schell, A. (1997). A prospective study of hyperactive boys with conduct problems and normal boys: Adolescent and adult criminality. *Journal of the American Academy of Child & Adolescent Psychiatry, 36*, 1726-1735.

Scahill, L., Chappell, P. B., Kim, Y. S., Schultz, R. T., Katsovich, L., Shepherd, E., et al. (2001). A placebo-controlled study of guanfacine in the treatment of children with tic disorders and attention deficit hyperactivity disorder. *American Journal of Psychiatry, 158*, 1067-1074.

Schatz, D. B., & Rostain, A. L. (2006). ADHD with comorbid anxiety: A review of the current literature. *Journal of Attention Disorders, 10*, 141-149.

Schulz, K. P., Fan, J., Tang, C. Y., Newcorn, J. H., Buchsbaum, M. S., Cheung, A. M., et al. (2004). Response inhibition in adolescents diagnosed with attention deficit hyperactivity disorder during childhood: An event-related fMRI study. *American Journal of Psychiatry, 161*, 1650-1657.

Seligman, M. E. P. (1991). *Learned optimism.* New York: Knopf.

Semrud-Clikeman, M., Steingard, R., Filipek, P. A., Biederman, J., Bekken, K., & Renshaw, P. F. (2000). Using MRI to examine brain-behavior relationships in males with attention deficit disorder with hyperactivity. *Journal of the American Academy of Child and Adolescent Psychiatry, 39*, 477-484.

Shekim, W., Asarnow, R. F., Hess, E., Zaucha, K., & Wheeler, N. (1990). An evaluation of attention deficit disorder-residual type. *Comprehensive Psychiatry, 31*(5), 416-425.

Shire Pharmaceutical. (2006). *Shire announces study results with once-daily guanfacine extended release (GXR) in ADHD patients aged 6-17*. Retrieved December 1, 2006, from http://www.investorrelations.co.uk/shire/uploads/press/shire/1SPD503_2006_USPMHC_Releaseuti_161106.pdf.

Simpson, D., & Plosker, G. L. (2004). Atomoxetine: A review of its use in adults with attention deficit hyperactivity disorder. *Drugs, 64*, 205-222.

Singer, H., Brown, J., Quaskey, S., Rosenberg, L., Mellits, E., & Denckla, M. (1995). The treatment of attention-deficit hyperactivity disorder in Tourette's syndrome: A double-blind placebo controlled study with clonidine and desipramine. *Pediatrics, 95*, 74-81.

Solanto, M. V., Etefia, K., & Marks, D. J. (2004). The utility of self-report measures and the continuous performance test in the diagnosis of ADHD in adults. *CNS Spectrums, 9*, 649-659.

Solanto, M. V., Marks, D. J., Mitchell, K. J., Wasserstein, J., & Kofman, M.D. (2008). Development of a new psychosocial treatment for adults with AD/HD. *Journal of Attention Disorders, 11*, 728-736.

Solden, S. (1995). *Women with attention deficit disorder*. Grass Valley, CA: Underwood Books.

Spencer, T., Biederman, J., & Wilens, T. (2004a). Nonstimulant treatment of adult attention-deficit/hyperactivity disorder. *Psychiatric Clinics of North America, 27*, 373-384.

Spencer, T., Biederman, J., & Wilens, T. (2004b). Stimulant treatment of adult attention-deficit/hyperactivity disorder. *Psychiatric Clinics of North America, 27*, 361-372.

Spencer, T., Biederman, J., Wilens, T., & Faraone, S. V. (2002). Overview and neurobiology of attention-deficit/hyperactivity disorder. *Journal of Clinical Psychiatry, 63*(Suppl. 12), 3-9.

Spencer, T. J., Biederman, J., Wilens, T., Harding, M., O'Donnell, D., & Griffin, S. (1996). Pharmacotherapy of attention deficit hyper-activity disorder across the lifecycle: A literature review. *Journal of the American Academy of Child and Adolescent Psychiatry, 35*, 409-432.

Spreen, O., & Strauss, E. (1991). *A compendium of neuropsychological tests: Administration, norms, and commentary*. New York: Oxford University Press.

Sprich, S., Biederman, J., Crawford, M. H., Mundy, E., & Faraone, S. V. (2000). Adoptive and biological families of children and adolescents with ADHD. *Journal of the American Academy of Child and Adolescent Psychiatry, 39*, 1432-1437.

Stevenson, C. S., Stevenson, R. J., & Whitmont, S. (2003). A self-directed psychosocial intervention with minimal therapist contact for adults with attention deficit hyperactivity disorder. *Clinical Psychology and Psychotherapy, 10*, 93-101.

Stevenson, C. S., Whitmont, S., Bornholt, L., Livesey, D., & Stevenson, R. J. (2002). A cognitive remediation programme for adults with attention deficit hyperactivity disorder. *Australian and New Zealand Journal of Psychiatry, 36*, 610-616.

Still, G. F. (1902/2006). Some abnormal psychical conditions in children: Excerpts from three lectures. *Journal of Attention Disorders, 10*, 126-136.

Swanson, J. M., Oosterlaan, J., Murias, M., Schuck, S., Flodman, P., Spence, M. A., et al. (2000). Attention deficit/hyperactivity disorder children with a 7-repeat allele of the dopamine receptor D4 gene have extreme behavior but normal performance on critical neuropsychological tests of attention. *Proceedings of the National Academy of Science, 97*, 4754-4759.

Swartz, S. L., Prevatt, F., & Proctor, B. E. (2005). A coaching intervention for college students with attention deficit/hyperactivity disorder. *Psychology in the Schools, 46*, 647-656.

Tannock, R. (2000). Attention-deficit/hyperactivity disorder with anxiety disorders. In T. E. Brown (Ed.), *Attention-deficit disorders and comorbidities in children, adolescents, and adults* (pp. 125-170). Washington, DC: American Psychiatric Press.

Taylor, F. R., & Russo, J. (2000). Efficacy of modafinil compared to dextroamphetamine for the treatment of attention deficit hyperactivity disorder in adults. *Journal of Child and Adolescent Psychopharmacology, 10*, 311-320.

Taylor F. B., & Russo, J. (2001). Comparing guanfacine and dextroamphetamine for the treatment of adult attention-deficit hyperactivity disorder. *Journal Clinical Psychopharmacology, 21*, 223-228.

Taylor, L. A., & Ingram, R. E. (1999). Cognitive reactivity and depressotypic information processing in children of depressed mothers. *Journal of Abnormal Psychology, 108*, 202-210.

Thapar, A., Hervas, A., & McGuffin, P. (1995). Childhood hyperactivity scores are highly heritable and show sibling competition effects: Twin study evidence. *Behavior Genetics, 25*, 537-544.

Thapar, A., Holmes, J., Poulton, K., & Harrington, R. (1999). Genetic basis of attention deficit and hyperactivity. *British Journal of Psychiatry, 174*, 105-111.

The MTA Cooperative Group. (1999). A 14-month randomized clinical trial of treatment strategies for attention-deficit/hyperactivity disorder. Multimodal treatment study of children with ADHD. *Archives of General Psychiatry, 56*, 1073-1086.

The Tourette's Syndrome Study Group. (2002). Treatment of ADHD in children with tics: A randomized controlled trial. *Neurology, 58*, 527-536.

Turner, D. C., Clark, L., Dowson, J., Robbins, T. W., & Sahakian, B. J. (2004). Modafinil improves cognition and response inhibition in adult attention-deficit/hyperactivity disorder. *Biological Psychiatry, 55*, 1031-1040.

Tzelepis, A., Schubiner, H., & Warbasse III, L. H. (1995). Differential diagnosis and psychiatric comorbidity patterns in adult attention deficit disorder. In K. G. Nadeau (Ed.), *A comprehensive guide to attention deficit disorders in adults: Research, diagnosis, and treatment* (pp. 35-57). New York: Brunner/Mazel.

Ward, M. F., Wender, P. H., & Reimherr, F. W. (1993). The Wender Utah rating scale: An aid in the retrospective diagnosis of childhood attention deficit hyperactivity disorder. *American Journal of Psychiatry, 150*, 885-890.

Wechsler, D. (1997). *Wechsler Adult Intelligence Scale (3rd ed.): Administration and scoring manual.* San Antonio, TX: The Psychological Corporation.

Weinstein, C. E., Palmer, D. R., & Schulte, A. C. (2002). *The learning and study strategies inventory.* Clearwater, FL: H&H Publishing Co.

Weiss, G., & Hechtman, L. T. (1993). *Hyperactive children grown up* (2nd ed.). New York: Guilford.

Weiss, M., Hechtman, L. T., & the Adult ADHD Research Group. (2006). A randomized double-blind trial of paroxetine and/or dextroamphetamine and problem-focused therapy for attention-deficit/hyperactivity disorder in adults. *Journal of Clinical Psychiatry, 67*, 611-619.

Weiss, M., Hechtman, L. T., & Weiss, G. (1999). *ADHD in adulthood: A guide to current theory, diagnosis, and treatment.* Baltimore, MD: Johns Hopkins University Press.

Weiss, M., & Murray, C. (2003). Assessment and management of attention-deficit hyperactivity disorder in adults. *Canadian Medical Association Journal; 168*, 715-722.

Weiss, M., Murray, C., & Weiss, G. (2002). Adults with attention-deficit/hyperactivity disorder: Current concepts. *Journal of Psychiatric Practice, 8*, 99-111.

Wender, P. H. (1995). *Attention-deficit hyperactivity disorder in adults.* New York: Oxford University Press.

Wender, P. H. (2000). *Attention-deficit hyperactivity disorder in children, adolescents, and adults.* New York: Oxford University Press.

Whalen, C. K., Jamner, L. D., Henker, B., Gehricke, J. G., & King, P. S. (2003). Is there a link between adolescent cigarette smoking and pharmacotherapy for ADHD? *Psychology of Addictive Behaviors, 17*, 332-335.

Wiggins, D., Singh, K., Getz, H. G., & Hutchins, D. E. (1999). Effects of brief group intervention for adults with attention deficit/hyperactivity disorder. *Journal of Mental Health Counseling, 21*, 82-92.

Wilens, T. E. (2003). Drug therapy for adults with attention-deficit/hyperactivity disorder. *Drugs, 63*, 2395-2411.

Wilens, T. E. (2004). Attention-deficit/hyperactivity disorder and the substance use disorders: The nature of the relationship, who is at risk, and treatment issues. *Primary Psychiatry, 11*(7), 63-70.

Wilens, T. E., Biederman, J., Mick, F., Faraone, S. V., & Spencer, T. (1997). Attention deficit hyperactivity disorder (ADHD) is associated with early onset substance use disorders. *The Journal of Nervous and Mental Disease, 185*(8), 475-482.

Wilens, T. E., Biederman, J., Mick, E., & Spencer, T. J. (1995). A systematic assessment of tricyclic antidepressants in the treatment of adult attention deficit/hyperactivity disorder. *Journal of Nervous and Mental Disorders, 183*, 48-50.

Wilens, T. E., Biederman, J., Prince, J., Spencer, T. J., Faraone, S. V., Warburton, R., et al. (1996). Six-week, double-blind, placebo-controlled study of desipramine for adult attention deficit hyperactivity disorder. *American Journal of Psychiatry, 159*, 1147-1153.

Wilens, T. E., Biederman, J., & Spencer, T. J. (2002). Attention deficit/hyperactivity disorder across the lifespan. *Annual Review of Medicine, 53*, 113-131.

Wilens, T. E., Haight, B. R., Horrigan, J. P., Hudziak, J. J., Rosenthal, N. E., Connor, D. F., et al. (2005). Buprorion XL in adults with attention-deficit/hyperactivity disorder: A randomized, placebo-controlled study. *Biological Psychiatry, 57*, 793-801.

Wilens, T. E., McDermott, S. P., Biederman, J., Abrantes, A., Hahesy, A., & Spencer, T. (1999). Cognitive therapy in the treatment of adults with ADHD: A systematic chart review of 26 cases. *Journal of Cognitive Psychotherapy: An International Quarterly, 13*, 215-226.

Wilens, T. E., Spencer, T. J., & Biederman, J. (2000). Pharmacotherapy of attention-deficit/hyperactivity disorder. In T. E. Brown (Ed.), *Attention deficit disorders and comorbidities in children, adolescents, and adults* (pp. 509-535). Washington, DC: American Psychiatric Press.

Wilens, T. E., Spencer, T. J., & Biederman, J. (2001). A controlled clinical trial of bupropion for attention-deficit/hyperactivity disorder in adults. *American Journal of Psychiatry, 158*, 282-288.

Willcutt, E. G., Doyle, A. E., Nigg, J. T., Faraone, S. V., & Pennington, B. F. (2005). Validity of the executive function theory of attention-deficit/hyperactivity disorder: A meta-analytic review. *Biological Psychiatry, 57*, 1336-1346.

World Health Organization. (1993). The lCD-ID classification of mental and behavioral disorders: Diagnostic criteria for research. Geneva, Switzerland: Author.

Young, J. E. (1999). *Cognitive therapy for personality disorders: A schema-focused approach* (3rd ed.). Sarasota, FL: Professional Resource Press.

Young, J. E., Klosko, J. S., & Weishaar, M. E. (2003). *Schema therapy: A practitioner's guide*. New York: Guilford.

Zametkin, A. J., Nordahl, T. E., Gross, M., King, A C., Semple, W. E., Rumsey, J., et al. (1990). Cerebral glucose metabolism in adults with hyperactivity of childhood onset. *New England Journal of Medicine, 323*, 1361-1366.

監訳者あとがき

　2009年にニューヨークで行われた第57回アメリカ児童青年期精神医学会のシンポジウム『成人期のADHDにおける診断および治療上の課題』で司会を務めたマギル大学のLily Hechtmanは「一昔前，成人期のADHDについて人々は非常に懐疑的な態度をとっていましたが，現在では一般に認知され，多くの人々がどのようにこの障害を診断し治療するかを知りたがっています」と冒頭で述べました。ニューヨーク大学のRachel KleinやMary Solanto，ブリティッシュ・コロンビア大学のMargaret Weissなど成人期のADHDの診断・治療において錚々たるメンバーが集ったこのシンポジウムで最後に指定討論者として指名されたのが本書の著者の一人であるペンシルバニア大学のAnthony Rostainです。
　「まさかADHDセンター立ち上げの当時から関わっている患者を20年後の今も診ることになるとは想像だにしませんでした。……（中略）……ADHDなどの発達障害に関わるわれわれは生涯発達神経精神科医（lifelong neurodevelopmental psychiatrist）といえるでしょう」と同シンポジウムで宣言して聴衆の喝采を浴びたRostainはペンシルバニア大学の精神科の教授でレジデントの教育係も務めており超がつくほど多忙な身です。フィラデルフィア留学中に幸運にも私はRostainと何度か面会し，診察の見学をする機会に恵まれました。私が彼に斯く斯く然々の研究をしたいと相談するたびに「それなら，この論文は知っていた方がいい」とたちどころに的確なアドバイスをくれる非常に学識豊かな研究者であり，加えて，人なつこい笑顔をもち，患者とのラポール作りも巧みであり，精神療法に造詣が深いすぐれた臨床家でもあります。小児科，精神科，および児童精神科の専門医（トリプル・ボード）でもあり，彼ほど成人期の発達障害の臨床・研究にうってつけの人はいないといえるでしょう。
　Rostainのよきパートナーである Russell Ramsayは臨床心理士でペンシル

バニア大学精神科の准教授です。ジョーク好きで，サッカーをこよなく愛することは著者のあとがきからもうかがい知れるところでしょう。昨夏フィラデルフィアを訪れ再会した時の第一声が"なでしこジャパン"のワールドカップ優勝への「おめでとう。日本はつよかった」でした。おそらくテレビを食い入るように観ながらアメリカ・チームを応援していたのは間違いないところです。このような彼のスポーツマンシップはサッカーにとどまらずあらゆる面で垣間みることができます。いわゆるCBTセラピストと彼を呼んでいいのかもしれませんが，自閉症スペクトラムに関する精神療法に関する論文を書いたり，成人期のADHDに対する非薬物療法の総説的な本を著したりと，その守備範囲はCBTにとどまらず心理社会的なアプローチ全体に及んでいます。

　このような理想的なコンビの著した本書では，この二人の共著という性格を活かして，副題や章立てからも分かるように成人期のADHDへの精神医学（診断，薬物療法）および心理社会的（CBT）統合アプローチが展開されています。成人期のADHDのCBTというとSteven Safrenと最近出版されたMary Solantoによる著作が代表的なものといえるでしょう。これらはセッション毎のマニュアルがあってセッションの構成がイメージしやすく使い勝手が非常によいのですが，残念ながら本書にはそのような記載がありません。しかし，コーチング的な要素以外の"狭義の"CBTについては詳細な記述があり，ケースの描写も豊富なところが本書の最大の特徴といえるでしょう。

　冒頭のHechtmanの発言に比して，まだまだ日本では社会においてのみならず医療・心理・福祉・教育の関係者のあいだですら成人期のADHDの認知が進んだとは言い難く，当然の帰結として援助の体制も整っていない状況です。本書が日本にも相当数存在すると思われるADHDの症状で苦しんでいる成人への支援の一助となることを切に望みます。

　フィラデルフィア留学中にお世話になり，著者たちと知り合う機会をつくってくれたペンシルバニア大学ADHDセンターのJosephine Eliaとドレクセル大学児童精神科教授Paul Ambrosini夫妻に感謝します。著者たちを直接知っていることで，翻訳の作業も大変楽になりました。

フィラデルフィア・オステオパシー医科大学の鈴木貴子先生を通じて，北海道医療大学の坂野雄二先生および金澤潤一郎先生を翻訳のパートナーとして紹介頂いたのは幸運でした（ちなみにこの二人が中心となって前述のSafrenの著作が翻訳されております）。坂野先生については日本のCBTの第一人者であり，この本を手に取るような方に私が何か申す必要はないと思います。本書では特にCBTに関する部分の訳で貴重なご指摘を数々いただきました。金澤先生は修士課程の頃から成人期のADHDのCBTに集中してこられ，同テーマで学術振興会の研究も行ってきたCBT界のホープといえる方です。2004年に神戸で開催された国際CBT学会でRamsay & Rostainのコンビによる『成人期のADHDのCBT』の教育講演にも参加するなど積極的に内外の学会に参加・発表をされている方で，キャリアの年数の割には十分な学術的および臨床的な経験・能力を有しており，本書の翻訳を通じて研究と臨床においてバランスのとれた若い才能と"協働"できたことは嬉しい限りです。

博士論文の指導教官であった東京大学医学部精神神経科の前教授加藤進昌先生（現昭和大学教授）や論文作成の際にアドバイスをいただいた現教授の笠井清登先生に感謝します。また東京大学医学部保健学科名誉教授の栗田廣先生には私の最初の論文から大変お世話になりました。これらの論文作成の過程を通して学問の厳しさにふれ，ひいては英語の論文をきっちりと訳し，自分で書くことができる能力を鍛えていただきました。本書により少しでもお世話になった先生達の学恩に応えられたらと願っています。

龍谷大学心理臨床センター長の吉川悟先生をはじめとした龍谷大学文学部臨床心理学科の教官の方々，および龍谷大学保健管理センター所長の須賀英道先生，さらに最初の読者となって草稿に目を通してくれた大学院生の吉田愛理さんら龍谷大学の学生たちに感謝します。2年前に教官に就任してから，龍谷大学の方たちからは非常に有益な刺激を受け続けています。

編集者としてかかわっていただいた金剛出版の中村さんには辛抱強く原稿が仕上がるのを待って頂きました。翻訳作業がもたついているうちに編集者が何度も入れ替わってしまい，申し送りが大変だったと想像します。ここに改めてお礼申し上げます。

この場をかりて私をいつも支えてくれている家族に感謝します。私には周

りを顧慮せずにその場の勢いであらぬ方向に突っ走ってしまう性向があるため家族には迷惑のかけっぱなしです。どうしても翻訳作業はプライベートな時間に食い込むことも多く，家族団らんの時間を犠牲にしてしまうこともありました。

　最後に私の決断をいつも後押ししてくれた両親に感謝の念を捧げます。

2012年4月5日　朝日に輝く琵琶湖畔にて

監訳者　武田俊信

[監訳者略歴]
武田　俊信
（たけだ・としのぶ）

1995年，東北大学医学部卒業。
東京大学医学部・大学院医学系研究科脳神経医学専攻，
フィラデルフィア小児病院留学を経て，
現在，龍谷大学文学部臨床心理学科教授。

坂野　雄二
（さかの・ゆうじ）

1973年，神戸大学教育学部教育心理学科卒業。
1980年，筑波大学大学院博士課程心理学研究科心理学専攻修了。
千葉大学教育学部助教授，早稲田大学人間科学部教授を経て，
現在，北海道医療大学心理科学部教授，心理臨床発達支援センター長。

[訳者略歴]
金澤　潤一郎
（かなざわ・じゅんいちろう）

1999年，久留米大学法学部法律学科卒業。
2006年，北海道医療大学心理科学部臨床心理学科卒業。
2008年，北海道医療大学大学院心理科学研究科修士課程修了。
現在，札幌はな発達クリニック心理士，北海道医療大学心理科学部助教。

成人のADHDに対する
認知行動療法

2012年7月20日　印刷
2012年7月30日　発行

著　者　ラッセル・ラムゼイ，アンソニー・ロスタイン
監訳者　武田　俊信，坂野　雄二
訳　者　武田　俊信，金澤　潤一郎

発行者　立石　正信

装丁　臼井　新太郎
装画　なかむら　葉子
印刷・製本　音羽印刷

発行所　株式会社　金剛出版
　　　　〒112-0005　東京都文京区水道1-5-16
　　　　電話 03-3815-6661
振　替　00120-6-34848

ISBN978-4-7724-1259-9 C3011　　　　　　　　　Printed in Japan©2012

認知行動療法の基礎

坂野雄二 著

A5判　184頁　定価2,940円

認知行動療法では，クライエントさんが抱える問題を，①どのような環境の中で，②どのように振る舞い，③どのように考え，④どのような動機づけを持ち，⑤どのような感情や情緒の問題を持ち，⑥どのような身体の変化が出ているのか，を構造化して整理し，治療戦略を立てていく。著者は，認知行動療法を，上記の考え方に沿って，人に頼らなくても自立して問題解決をすることのできる「武器」として生活の中で身につけてもらうことを目指す。

モティベーションをまなぶ12の理論

ゼロからわかる「やる気の心理学」入門！

鹿毛雅治 編

四六判　384頁　定価3,360円

ビジネスから学習，友人関係から家族関係までストレスひしめく現代社会を生き延びるため，自由意志神話と精神論に支えられてきたモティベーション論を最新心理学理論で刷新し，内発的動機づけ，自己決定理論，接近・回避動機づけ，他者志向的動機，自動動機，フロー理論，達成目標理論，自己認知，セルフ・エフィカシー，自己制御学習，学習性無気力などのセオリーから、パーソナル・モティベーションセオリーを選び取るための12レッスン！

ヒルガードの心理学　第15版

内田一成 監訳

B5判　1188頁　定価23,100円

第14版翻訳刊行から約7年。ついに15版の翻訳完成！
本書は，半世紀前に初版が出版されて以来，8カ国語に翻訳され，いまでも改訂を重ねる心理学領域随一の世界的なベストセラーである。
心理学の知識を幅広く知りたいと思っている方，大学院入試を目指している方，読み物としてもお勧めできる1冊である。

価格は消費税込み（5％）です